本书为中国科学技术协会科学技术普及部资助项目

中国科协科普部资助项目

中国享寿工程

关注老年期痴呆

国际老年痴呆协会中国委员会
北京老年痴呆防治协会　　　　　编著
享寿科技（北京）有限公司
海滢英利国际文化传媒（北京）有限公司

河南大学出版社
HENAN UNIVERSITY PRESS
·开封·

高级学术顾问
（排名不分先后）

钱信忠　彭珮云　阎明复　刘　涌　高占祥　王济生
腾进贤　王定国　翟俊杰　朱培康　陈传书　田小平
刘大为　王陇德　朱庆生　贺慧玲　桑国卫　顾方舟
沈渔邨　陈可冀　唐希灿　王永炎　张伯礼　饶子和
刘耕陶　洪　涛　王新德　汤洪川　盛树力

本书编委会

名誉主编　顾方舟
主　　编　许贤豪　王　军　盛树力
执行主编　王　军　王虹峥
编　　委　（以下按姓氏笔画为序）

于　康　马　辛　马小泉　王　军　王昌恩　王志稳
王建枝　王虹峥　邓钰蕾　田金洲　许贤豪　孙　靖
刘　青　刘序坤　刘　宇　刘继红　朱　红　宋鲁平
张　斌　张　通　杨　莘　肖顺贞　陈生弟　陈　伟
周江宁　赵裕民　徐　燕　顾方舟　钱采韵　黄启福
黄　倩　盛树力　梁英南　蒋朱明　鲍　枫　蔡焯基

绘　　画　王　健　张婷婷　孙　鹏

写在前面的话

按世界卫生组织规定,发展中国家60岁以上,发达国家65岁以上为"老年"。进入老年以后的时期为"老年期"。老年期发生的痴呆为"老年期痴呆"。老年期痴呆中主要包括老年性痴呆、血管性痴呆、路易体痴呆、额颞性痴呆等。

国内"老年性痴呆"的命名较多,有"老年痴呆","老年痴呆症","老年痴呆病","阿尔茨海默病",港、台又称"失智症"等。为提高本书科普读物的可读性,暂统一用"老年性痴呆"。最后的命名以国家名词委的定名为准。

本书稿虽已征求多方意见,并经多次修改,但难免仍有不尽人意之处。我们本着"既是不断革命论者,又是革命发展阶段论者"的精神,又迫于形势需求,只能暂以此稿出版。欢迎同道和读者多提宝贵意见,作为我们以后再版时的修改依据。

许贤豪

2009年7月14日

目 录

序 一 ··· 钱信忠（1）
序 二 ··· 王陇德（3）
序 三 ··· 阎明复（5）
前 言 ··· 顾方舟（7）

总 论 ··· 王 军（1）
  一、什么是老年性痴呆 ·· （1）
  二、老年性痴呆（阿尔茨海默病）是怎么发现的 ································ （3）
  三、老年性痴呆（阿尔茨海默病）的病程 ·· （4）
  四、当前老年性痴呆（阿尔茨海默病）患者为什么如此多 ···················· （5）
  五、老年性痴呆（阿尔茨海默病）研究的进展 ···································· （7）
  六、老年性痴呆与长寿的关系 ··· （8）

第一章 脑老化及衰老 ······················· 盛树力 黄 倩 朱 红 周江宁（10）
  第一节 认识我们的脑 ·· （10）
    一、脑的基本结构 ··· （10）
    二、脑的高级功能 ··· （11）
  第二节 衰老与脑功能衰退 ·· （13）
    一、老年的脑功能衰退 ·· （13）

二、脑的老化 …………………………………………………………… (16)
　第三节　神经信息的传递和脑的衰老 ………………………………………… (17)
　　一、突触:神经细胞的通信工具 ………………………………………… (17)
　　二、突触传递:通过"接口"的信息传递 ………………………………… (18)
　　三、突触的形成和丢失 …………………………………………………… (19)
　　四、突触的可塑性 ………………………………………………………… (20)
　第四节　神经递质:突触传递的化学信号 ……………………………………… (21)
　　一、认识神经递质 ………………………………………………………… (21)
　　二、脑内递质和受体的改变与人的衰老 ………………………………… (22)
　第五节　了解老年人的感官世界 ……………………………………………… (23)
　　一、老花眼 ………………………………………………………………… (23)
　　二、不一定都是耳朵的错 ………………………………………………… (24)
　　三、坚强的鼻子 …………………………………………………………… (25)
　　四、味觉失调的天下第一名厨 …………………………………………… (25)
　　五、"步履蹒跚"的背影 …………………………………………………… (25)
　第六节　衰老的学说:我们为什么会变老 …………………………………… (26)
　　一、神经内分泌学说 ……………………………………………………… (26)
　　二、自由基学说 …………………………………………………………… (28)
　　三、基因突变学说 ………………………………………………………… (29)
　第七节　智慧的悖论:姜还是老的辣 ………………………………………… (29)

第二章　老年期痴呆的危险因素 …………………………………… 田金洲(31)
　第一节　发生痴呆的危险因素 ………………………………………………… (31)
　　一、危险因素分类 ………………………………………………………… (31)
　　二、了解危险因素的意义 ………………………………………………… (32)
　　三、常见的危险因素 ……………………………………………………… (33)
　第二节　轻度认知障碍 ………………………………………………………… (41)
　　一、记忆减退 ……………………………………………………………… (42)

二、认知障碍 ……………………………………………… (43)

　　三、海马萎缩 ……………………………………………… (44)

第三章　老年性痴呆的临床表现及诊断 ……………… 陈生弟　邓钰蕾(46)

第一节　临床表现 …………………………………………… (46)

　　一、记忆障碍 ……………………………………………… (46)

　　二、语言障碍 ……………………………………………… (47)

　　三、视空间技能障碍 ……………………………………… (48)

　　四、书写困难 ……………………………………………… (48)

　　五、失认和失用 …………………………………………… (49)

　　六、计算障碍 ……………………………………………… (49)

　　七、判断力差,注意力分散 ……………………………… (50)

　　八、精神障碍 ……………………………………………… (50)

　　九、性格改变 ……………………………………………… (51)

　　十、行为改变,运动障碍 ………………………………… (51)

第二节　老年性痴呆各期的临床特点 ……………………… (52)

　　一、老年性痴呆早期 ……………………………………… (52)

　　二、老年性痴呆中期 ……………………………………… (53)

　　三、老年性痴呆晚期 ……………………………………… (54)

第三节　老年性痴呆的诊断要点 …………………………… (54)

　　一、临床诊断 ……………………………………………… (55)

　　二、神经影像学诊断 ……………………………………… (55)

　　三、电生理诊断 …………………………………………… (57)

　　四、实验室诊断 …………………………………………… (57)

　　五、病理诊断 ……………………………………………… (57)

　　六、神经功能检查量表 …………………………………… (58)

　　七、关于老年性痴呆的国际疾病诊断标准 …………… (59)

第四节　老年期痴呆的鉴别诊断 …………………………… (60)

一、脑变性疾病引起的痴呆 ……………………………………… (60)
二、血管性痴呆 …………………………………………………… (62)
三、混合性痴呆 …………………………………………………… (63)
四、脑外伤所致痴呆 ……………………………………………… (64)
五、内分泌疾患及营养代谢障碍所致痴呆 …………………… (64)
六、感染所致痴呆 ………………………………………………… (64)
七、药物及其他物质中毒所致痴呆 …………………………… (65)
八、占位病灶所致痴呆 …………………………………………… (65)
九、其他原因所致痴呆 …………………………………………… (65)
十、有别于老年性痴呆的其他老年非器质性疾病 …………… (65)

第四章 老年性痴呆的治疗 …………………………… 许贤豪(70)

第一节 针对胆碱能途径药物 ………………………………… (71)
一、恢复脑内乙酰胆碱能功能的两种常用治疗方法 ………… (71)
二、胆碱能治疗方法的局限性 ………………………………… (71)

第二节 胆碱酯酶抑制剂 ……………………………………… (72)
一、适应症 ………………………………………………………… (72)
二、作用机制 ……………………………………………………… (72)
三、疗效 …………………………………………………………… (72)
四、存在的问题 …………………………………………………… (73)
五、用于临床的必备条件 ………………………………………… (73)
六、安全性和副作用 ……………………………………………… (73)

第三节 临床应用的胆碱酯酶抑制剂 ………………………… (74)
一、安理申(多奈哌齐) …………………………………………… (74)
二、艾斯能(卡巴拉汀、重酒石酸卡巴拉汀、利乏斯的格敏) … (74)
三、加兰他敏(庚基毒扁豆碱) ………………………………… (75)
四、石杉碱甲 ……………………………………………………… (75)
五、各种胆碱酯酶抑制剂的比较 ……………………………… (75)

第四节　胆碱能激动剂 ………………………………………… (77)
  一、定义 ………………………………………………………… (77)
  二、毒蕈碱样激动剂 …………………………………………… (77)
  三、氨甲酰胆碱 ………………………………………………… (78)

第五节　兴奋性氨基酸抑制剂 ………………………………… (78)
  一、兴奋性氨基酸的作用 ……………………………………… (78)
  二、兴奋性谷氨酸的毒性 ……………………………………… (78)
  三、药物"美金刚"的作用机制 ………………………………… (78)

第六节　β淀粉样肽（Aβ） …………………………………… (80)
  一、β淀粉样肽是老年性痴呆治疗的靶子之一 ……………… (80)
  二、β淀粉样肽的生成 ………………………………………… (80)
  三、淀粉样前体蛋白的产物及其作用 ………………………… (80)
  四、β淀粉样肽的毒性作用 …………………………………… (80)
  五、针对β淀粉样肽的治疗 …………………………………… (81)
  六、β淀粉样肽抗体降低β淀粉样肽毒性 …………………… (84)
  七、转运金属离子螯合物 ……………………………………… (84)

第七节　针对Tau蛋白的治疗 ………………………………… (85)
  一、tau蛋白与老年性痴呆治疗 ……………………………… (85)
  二、神经原纤维缠结 …………………………………………… (85)
  三、糖原合成酶激酶 …………………………………………… (85)

第八节　针对早老蛋白的治疗 ………………………………… (85)
  一、早老蛋白-1与细胞凋亡 ………………………………… (85)
  二、早老蛋白-1依赖性途径可以降低β淀粉样肽1-42 …… (86)
  三、针对早老蛋白-1的其他措施 …………………………… (86)

第九节　针对其他神经递质的治疗 …………………………… (86)
  一、目的 ………………………………………………………… (86)
  二、非胆碱能性神经递质 ……………………………………… (86)
  三、选择性血清素再摄取抑制剂是抗抑郁药 ………………… (86)

四、单胺氧化酶系统 …………………………………………………… (87)
第十节 可供选择的治疗药物 ………………………………………… (87)
　一、定义 ……………………………………………………………… (87)
　二、银杏制剂（EGb761） …………………………………………… (87)
第十一节 针对炎症的治疗 …………………………………………… (89)
　一、抗炎治疗的提出 ………………………………………………… (89)
　二、胶质细胞及其抗激活药物 ……………………………………… (89)
　三、抗炎类药物 ……………………………………………………… (90)
　四、非甾体抗炎类药物 ……………………………………………… (90)
　五、内源性细胞调节剂——腺苷 …………………………………… (90)
　六、己酮可可碱 ……………………………………………………… (90)
　七、丙戊茶碱 ………………………………………………………… (91)
　八、可能的作用机制 ………………………………………………… (91)
　九、安定类药物 ……………………………………………………… (92)
　十、流行病学和治疗学研究结果相矛盾的可能解释 ……………… (92)
　十一、神经细胞的循环、代谢和脑细胞代谢的赋活剂 …………… (92)
　十二、钙离子拮抗剂 ………………………………………………… (93)
　十三、亲神经因子 …………………………………………………… (93)
　十四、抗毒性途径 …………………………………………………… (93)
　十五、雌激素替代治疗 ……………………………………………… (93)
　十六、基因治疗 ……………………………………………………… (93)
　十七、精神行为异常 ………………………………………………… (93)

第五章 对痴呆患者的护理 ……………………… 肖顺贞　刘　宇　王志稳 (95)
　第一节 概述 ………………………………………………………… (95)
　　一、护理痴呆患者的基本要求 …………………………………… (95)
　　二、居家痴呆患者护理的注意事项 ……………………………… (97)
　　三、做好痴呆患者疾病进程的评估 ……………………………… (99)

四、护理痴呆患者的某些理论框架 …………………………………… (102)
　第二节　老年期痴呆患者的护理方法 …………………………………… (104)
　　一、认知功能障碍的护理 ………………………………………………… (104)
　　二、日常生活方面的护理 ………………………………………………… (108)
　　三、精神行为症状及应对方法 …………………………………………… (114)
　　四、精神行为症状的预防 ………………………………………………… (119)

第六章　痴呆患者的心灵抚慰 ……………………………… 马　辛　鲍　枫(121)
　第一节　如何理解心理治疗 ……………………………………………… (121)
　　一、什么是心理治疗 …………………………………………………… (121)
　　二、正常老年人的心理特点 …………………………………………… (123)
　　三、老年期痴呆患者的心理特点 ……………………………………… (124)
　第二节　照料与治疗 ……………………………………………………… (125)
　　一、谁是治疗师 ………………………………………………………… (125)
　　二、从评估开始 ………………………………………………………… (125)
　　三、痴呆患者的心理治疗原则 ………………………………………… (129)
　　四、对痴呆患者常见精神、行为症状的疏导 …………………………… (131)
　　五、老年期痴呆的预防 ………………………………………………… (132)
　第三节　谈谈"治疗师" …………………………………………………… (133)

第七章　对痴呆患者的认知训练方法 …………………………………… 杨　莘(136)
　第一节　Reisberg(总体衰退量表)对认知障碍的评估 ………………… (136)
　　一、第一级:无认知功能障碍 …………………………………………… (136)
　　二、第二级:非常轻微的认知功能障碍 ………………………………… (136)
　　三、第三级:轻度认知功能障碍 ………………………………………… (137)
　　四、第四级:中度认知功能障碍 ………………………………………… (137)
　　五、第五级:重度认知功能障碍 ………………………………………… (138)
　　六、第六级:严重认知功能障碍 ………………………………………… (138)

七、第七级：极严重认知功能障碍 …………………………………… (139)

第二节　认知训练基本模式 ………………………………………………… (139)

一、训练过程评估 …………………………………………………… (139)

二、训练的分析 ……………………………………………………… (139)

三、训练的方式 ……………………………………………………… (140)

四、效果的评定 ……………………………………………………… (140)

第三节　认知训练基本方法 ………………………………………………… (140)

一、注意力评估及训练 ……………………………………………… (140)

二、记忆评估及训练 ………………………………………………… (142)

三、失认、失用评估及训练 ………………………………………… (143)

四、抽象思维能力的评估及训练 …………………………………… (146)

五、社会功能训练 …………………………………………………… (147)

六、回忆及生活回顾训练 …………………………………………… (148)

七、现实定向训练 …………………………………………………… (149)

第四节　认知训练注意事项 ………………………………………………… (150)

第八章　音乐治疗——防治老年性痴呆的好方法

………………………………… 徐　燕　赵裕民　刘继红(151)

第一节　认识音乐治疗 ……………………………………………………… (151)

一、音乐治疗的历史 ………………………………………………… (151)

二、音乐治疗的常用方法 …………………………………………… (155)

第二节　音乐治疗与老年性痴呆 …………………………………………… (159)

一、音乐治疗对老年性痴呆的可能作用 …………………………… (160)

二、音乐治疗老年性痴呆的临床应用 ……………………………… (161)

三、音乐治疗是延缓衰老的有益形式 ……………………………… (164)

四、用音乐和音乐疗法来自我保健 ………………………………… (164)

第三节　治疗音乐的分类与作用 …………………………………………… (165)

一、治疗音乐的选取原则和注意事项 ……………………………… (166)

二、治疗音乐的分类 ……………………………………………………（167）

第九章　老年期痴呆与有关的经口及非经口营养
………………………………………………蒋朱明　于　康　陈　伟（170）
第一节　营养与预防老年期痴呆的相关性 …………………………（171）
　一、胆碱与烟酰胺 …………………………………………………（171）
　二、叶酸与B族维生素 ……………………………………………（172）
　三、大豆及其制品 …………………………………………………（172）
　四、粗杂粮的健脑作用 ……………………………………………（173）
　五、鱼类、核桃等食品的作用 ……………………………………（173）
　六、适量的葡萄酒 …………………………………………………（174）
　七、对大脑记忆可能有损害的食品 ………………………………（175）
第二节　老年期痴呆患者的营养安排 ………………………………（176）
　一、原则 ……………………………………………………………（176）
　二、需要肠内营养支持的老年期痴呆患者 ………………………（178）
　三、老年期痴呆肠内营养制剂的选择 ……………………………（178）
　四、老年期痴呆肠内营养的实施和并发症的防治 ………………（179）
　五、老年期痴呆的肠外营养 ………………………………………（180）

第十章　家有痴呆患者怎么办 ……………………王虹峥　张　斌（182）
第一节　照料者存在的心理压力 ……………………………………（183）
　一、要意识到存在心理压力 ………………………………………（183）
　二、照料者出现的心理压力表现 …………………………………（184）
　三、心理压力和疾病的关系 ………………………………………（184）
　四、心理压力反应的三个阶段 ……………………………………（185）
第二节　对待心理压力的技巧和策略 ………………………………（185）
　一、策略 ……………………………………………………………（185）
　二、技巧 ……………………………………………………………（185）

三、方法 ………………………………………………………………（186）
　　四、任何一种能缓解压力的方法都值得一试 ………………………（186）
　第三节　对痴呆患者的照料 ……………………………………………（190）
　　一、正确对待亲人患老年期痴呆的诊断 ……………………………（190）
　　二、思想交流 …………………………………………………………（191）
　　三、洗澡 ………………………………………………………………（192）
　　四、穿衣 ………………………………………………………………（192）
　　五、饮食 ………………………………………………………………（193）
　　六、活动 ………………………………………………………………（193）
　　七、身体锻炼 …………………………………………………………（194）
　　八、大小便失禁 ………………………………………………………（194）
　　九、睡眠问题 …………………………………………………………（195）
　　十、异常行为和精神症状 ……………………………………………（196）
　　十一、漫游 ……………………………………………………………（196）
　　十二、家庭安全问题 …………………………………………………（197）
　　十三、驾驶 ……………………………………………………………（197）
　　十四、定期去医院 ……………………………………………………（198）
　　十五、节日假期 ………………………………………………………（198）
　　十六、探望痴呆患者 …………………………………………………（199）
　　十七、选择痴呆患者护理机构或养老院 ……………………………（200）

第十一章　痴呆患者的运动功能康复训练 ……………张　通　宋鲁平（202）
　第一节　痴呆患者的运动功能障碍 ……………………………………（202）
　　一、失用症 ……………………………………………………………（202）
　　二、日常生活能力下降 ………………………………………………（204）
　　三、协调运动功能障碍——共济失调 ………………………………（205）
　　四、姿势维持困难——平衡障碍 ……………………………………（205）
　　五、行走和移动困难——步行障碍 …………………………………（205）

六、肢体瘫痪 …………………………………………………………… (206)
第二节　运动功能评定 ………………………………………………… (206)
　一、失用症的评定 …………………………………………………… (206)
　二、日常生活活动能力评定 ………………………………………… (209)
　三、平衡能力评定 …………………………………………………… (209)
　四、运动协调性评定 ………………………………………………… (210)
第三节　痴呆患者运动康复训练的意义 ……………………………… (211)
　一、认知功能与运动功能的关系 …………………………………… (211)
　二、运动减少或受活动所限导致的废用综合征 …………………… (212)
　三、运动康复训练的作用 …………………………………………… (213)
第四节　痴呆患者运动康复训练方法 ………………………………… (214)
　一、运动疗法 ………………………………………………………… (214)
　二、作业疗法 ………………………………………………………… (215)
　三、日常生活能力训练 ……………………………………………… (215)
　四、有氧耐力训练 …………………………………………………… (217)
　五、卧床期的被动运动 ……………………………………………… (219)
　六、体育运动 ………………………………………………………… (219)
　七、太极拳 …………………………………………………………… (220)
　八、单侧健脑操 ……………………………………………………… (220)
　九、不对称运动游戏 ………………………………………………… (221)
　十、辅助具的选择与使用 …………………………………………… (222)
第五节　运动康复训练的注意事项 …………………………………… (223)
　一、禁忌症 …………………………………………………………… (223)
　二、注意事项 ………………………………………………………… (224)

第十二章　日本痴呆患者的照料体系 ……………… 刘序坤(225)
第一节　日本社会的老龄化及痴呆老人的现状 ……………………… (226)
　一、日本社会的老龄化 ……………………………………………… (226)

二、日本老年期痴呆患者的现状 …………………………………………（227）

第二节　痴呆老人照料政策的形成 ……………………………………（228）

一、照料政策形成前的政策走向 ………………………………………（228）

二、民间组织的推动 ……………………………………………………（229）

三、对痴呆老人照料形式的新探索 ……………………………………（229）

四、《照料保险法》的制定和修改 ………………………………………（231）

五、从"痴呆症"到"认知症"——名称及概念的转变 …………………（232）

第三节　痴呆老人照料体系的形成 ……………………………………（233）

一、照料的形式和内容 …………………………………………………（233）

二、照料服务的实施机构 ………………………………………………（234）

第四节　对我国的借鉴与参考 …………………………………………（236）

一、小规模、多功能 ……………………………………………………（237）

二、在社区之中 …………………………………………………………（237）

三、家庭生活化 …………………………………………………………（237）

四、收费较低 ……………………………………………………………（237）

五、为痴呆老人解除寂寞 ………………………………………………（238）

六、为从事照料的家庭成员减轻负担 …………………………………（238）

后　　记 ……………………………………………………… 许贤豪（239）

序 一

钱信忠

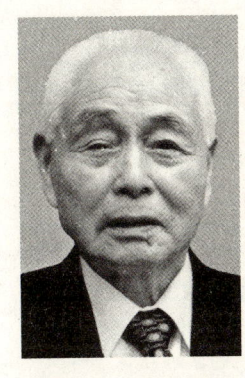

中国是一个有着五千年历史文化的国家，中国人民运用现代医学和传统医学知识，有效地保障了自身的健康，促进了社会的经济发展。

21世纪是生命科学的新世纪，生命科学继信息科学之后已经成为人类社会发展的主要推动力。自有史以来，人类所有实践活动无一不与生存有关，即与生命有关。要认识生命的重要性，首先需了解生命科学与人类社会生活的必然关系。

为此，国际老年痴呆协会中国委员会和北京老年痴呆防治协会邀请并组织了国内该领域里的著名专家，在可能的时间里积极关注此事。专家们在百忙中亲自挥毫，运用生动的描述、深入浅出的手法，将科学的奥秘揭示给读者。

本书以人为主线，用生动的语言、形象的图画，向读者们介绍了有效预防、早期诊断老年期痴呆和科学护理痴呆病人的科普常识，为广大读者特别是老年朋友提供了一本科学性、知识性、前瞻性、趣味性和可读性统一的科普读物。

本书重点强调预防为先，指导民众要在病患之前就做好预防保健，使宣传、推广、防治老年期痴呆工作家喻户晓，人人皆知，服务于社会，服务于人民。

本书撰写历时两年多，专家们认真切磋，反复修改，严谨审查，倾注了大量的心血和精力，现在终于与读者见面了。

这本科普读物，不仅对医务工作者具有引导和参考作用，同时也适合其他不同的群体和公众阅读，以拓展知识层面。

跨入 21 世纪的中华民族将面临重新崛起的机遇和挑战，我衷心地呼吁全社会，为了社会的发展，人类的进步，关爱生命，重视健康，珍惜生活，为我国的繁荣富强贡献出才智和力量。

2007 年 12 月

序 二

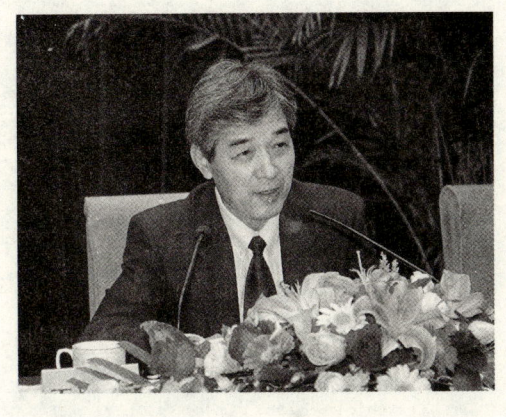

王陇德

随着科学技术在近代的蓬勃发展,新思想、新理念、新发现推动着新兴学科、交叉学科不断涌现。人类已跨进了新的千年,21世纪的曙光将揭开全球灿烂辉煌的新篇章。

一个国家的科技水平不仅体现在少数科学家的科技成果中,更重要的是体现在广大群众对科学技术的理解、掌握和应用之中。"科技先行,以人为本"有赖于公众科技文化素质整体水平的提高。

因此,弘扬科学精神,传播科学知识和科学方法,就成为科技工作者不可推卸的、任重而道远的职责。

由国际老年痴呆协会中国委员会顾方舟主席亲领、组织国内多位著名专家撰写的中国享寿工程——《关注老年期痴呆》是一个你需要读、需要想、需要做的指南,是针对我国老年痴呆的现状,为社会提供的带有预警性质的通俗的医学科普读本。群众可以通过阅读这本书,了解老年期痴呆的知识,熟悉、掌握预防和护理的基本技能,继而达到积极群防群治的目的。这也是撰写此书的初衷所在。

关爱生命,关爱老年朋友的健康是医学科普读物的主题。数据显示:我国阿尔茨海默病患者已达600万人以上,发病形势非常严峻,这是亟待解决的现实问题。

虽然我国科学技术取得了突飞猛进的发展,在许多科学领域已经接近和达到国际前沿水平，但是绝对不能忽视普及科学知识的重要性，只有把防治老年期痴呆的基本科学知识让人们广泛了解、吸纳和接受，并与先进的医学技术结合在一起，才能做到群防群治的最大化，取得良好的社会成果。为此国际老年痴呆协会中国委员会、北京老年痴呆防治协会的专家们对撰写本书付出了极大的热忱与劳动。

衷心希望这本科普读物能真正成为读者，特别是老年朋友们身体健康、晚年幸福的良师益友。让朋友们以健康的身体去体会党中央倡导的构建和谐社会给大家带来的幸福与快乐，这是我们最大的心愿！

2007 年 12 月

序 三

阎明复

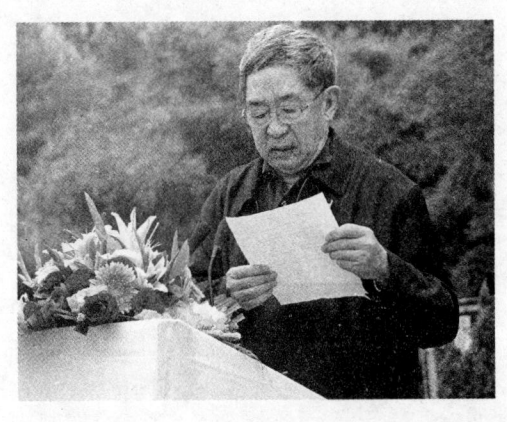

中国是世界上人口最多的国家,同时也是老龄人口最多的国家。我国在不到20年的时间进入了发达国家用近百年才进入的人口老龄化状态,成为老龄化速度最快的国家。

在国际老年痴呆协会中国委员会顾方舟主席的领导下,经过专家们共同的努力,推出了这本中国享寿工程《关注老年期痴呆》——一个你需要读、需要想、需要做的指南。在撰写的过程中,专家们全面地论述了我国老年期痴呆的概况以及早期危险信号、如何预防、怎样护理等。令人欣喜的是此书出版及时,科普常识贯穿全书,社会通读面之广、辐射范围之大、公众需求之积极主动也是空前的。

我们希望读者能从中吸取丰富的思想养料,密切关注社会发展的重大问题,树立正确的科学观,理智地对待科学,对待社会,对待人生。

2007年12月

前　言

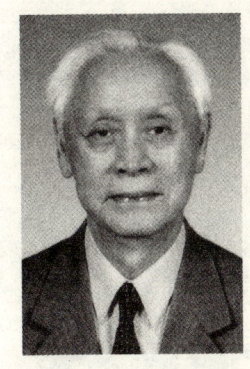

顾方舟

本书是中国科协的立项课题，是根据普及老年期痴呆防治知识、提倡科学生活方式的要求编写的。国际老年痴呆协会中国委员会和北京老年痴呆防治协会邀请了国内多个全国性学会和多家医院、科研院所共同参与了这本书的组织编写工作。

本书以许贤豪、盛树力、王军、张斌（美国）、蒋朱明、马辛、田金洲、肖顺贞、王虹峥、陈生弟、周江宁、张通、徐燕、杨莘、刘序坤（日本）、鲍枫、于康、宋鲁平、邓钰蕾、王志稳、刘宇、赵裕民、刘继红、陈伟、黄倩、朱红等专家为主撰写，并得到中国中西医结合学会、中国病理生理学会、中国心理卫生协会、中国药理学会、中国实验动物学会、中华医学会老年医学分会、中国免疫学会神经免疫分会、中国老年保健医学研究会、中国老年学会抗衰老科学委员会、北京老科协工作者协会的大力支持，获得中国科协科普部专项资助。

全书在总论后共设12章50节。其中包括概述、脑老化及衰老、发生老年期痴呆的危险因素、老年期痴呆的临床表现及诊断、护理、心理治疗等内容，涵盖了公众生活中所需的有关老年期痴呆疾病的方方面面的常识。在痴呆的认知训练、音乐治疗、经口及非经口营养、对痴呆病照料者的心理疏导和训练、运动功能康复训练、日本痴呆患者的照料体系等方面也做了重点阐述。

在编写过程中，专家们采用了"老年教育启迪心灵"的方法，以解决老年人日常健康问题为出发点，以维护老年人的最佳状态，达到"健康老龄化"为目标，在内容上坚持科普性、实用性、针对性、趣味性,选取了群众关注的防治老年期痴呆的热点问题,采用生动活泼、简单明了的撰写手法,使深邃的理论转化为通俗易懂的文字以飨读者。希望本书对广大读者有所帮助,并请提出宝贵意见。

2007 年 11 月

总　论

一、什么是老年性痴呆

长寿,是人类生命过程中所有欲望追求中的最美丽的愿望(图1)。自从人类历史文化出现以来,无数千歌万颂故事的优美结局就是能够健康地长寿,渐渐地变老而无灾无病,健健康康走到生命终点,自己无痛苦,家人不受累,唱好人生交响乐的最后篇章,这真是人生中最美的事!

但在人类众多疾病中,有一类疾病叫做神经退变性疾病,是人类长寿的重大障碍。在这一类疾病中有许多病可能会发展为老年期痴呆。老年期痴呆,多指65岁以上进入老年期或老年前期发生的痴呆,按病因分为:

1. 老年性痴呆(阿尔茨海默病 Alzheimer's disease)。

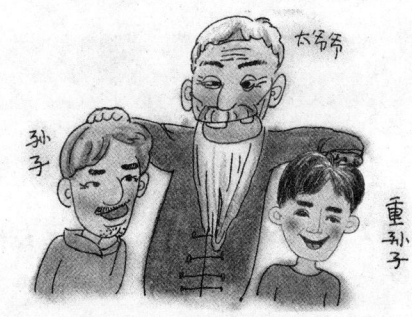

图1　长寿是人类生命过程中所有欲望追求中的最美丽的愿望

2. 其他痴呆。如:皮克病、路易体痴呆、帕金森病、额-颞叶痴呆/与17号染色体有关的帕金森综合征,亨廷顿病。其他疾病导致的痴呆,如感染性疾病-阮蛋白或病毒感染、酒精中毒、特定元素缺乏等等。

3. 血管性痴呆。

在所有的老年期痴呆中,老年性痴呆(阿尔茨海默病)是其中的一个大病种,约占全部老年期痴呆患者总数的60%以上。由于此病占老年期痴呆患者的多数,所以我们在本书中重点介绍。

老年性痴呆(阿尔茨海默病)是由多种因素造成的神经退变性疾病。其临床表现以进行性大脑认知功能障碍为特征,有明显记忆力降低并伴随个性和行为的改变;视觉空间功能、语言交流能力、抽象思维能力、学习和计算能力及日常生活工作能力持续下降,并严重到影响患者日常工作和社会活动的程度。这种退行性脑功能障碍持续发展,最终出现痴呆。

老年性痴呆(阿尔茨海默病)的病理特征是:在负责记忆和认知的大脑皮质区和海马区的神经细胞外形成大量的β淀粉样蛋白沉积,正像是在一个精密柔嫩网络中沉淀出大量难溶的斑块,切断了神经细胞之间千变万化的联系;在神经元细胞内重要结构蛋白(称作 tau 蛋白)形成了异常紊乱的结构——神经纤维缠结(图2),神经纤维缠结不具有细胞骨架的基本功能,细胞丧失了保证基本生命活动的结构基础;脑内还出现胶质细胞的炎症反应和大量神经细胞消失。因此在患者大脑可见有明显体积萎缩、沟回增宽、脑室扩大和重量减轻,神经组织结构和功能发生严重破坏。

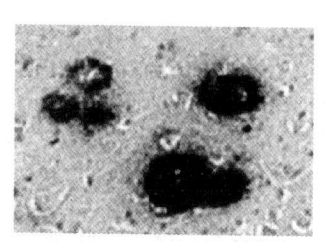 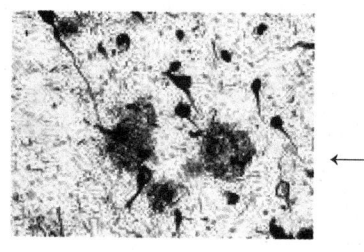

图2 患者大脑皮质和海马区神经细胞外形成大量的β淀粉样蛋白沉积(左图,黑褐色斑块),在神经元细胞内形成以 tau 蛋白为主要成分的神经纤维缠结(右图,箭头所指)

老年性痴呆(阿尔茨海默病)是老龄的必然结果,还是在一定年龄阶段上易于发生的疾病呢?在这方面,学术界曾经有激烈争论。一种观点认为老年性痴呆(阿尔茨海默病)是自然老化的必然过程,是人体老化后代谢、免疫等功能全面下降导致的自然结果,不然的话为什么年轻人患此病的极少?另一种观点认为,老年性痴呆(阿尔茨海默病)只是一种在一定年龄阶段易发的疾病,老年人并不一定均会患阿尔茨海默病。今后如果人类寿命正常延长后,再超过一定年龄阶段后可能就不易于发生阿尔茨海默病,但是更高龄的人可能会发生其他我们尚不知道的老年人疾病。老年性痴呆(阿尔茨海默病)发病的年龄高峰期是65~95岁。超过易发高峰期后患病率会怎样,需要今后有更多的活过100岁的群体数据来验证。

通过对流行病学的研究发现,老年性痴呆(阿尔茨海默病)的发病除了与年龄老化有密切的关系外,基因遗传是一个肯定的发病因素。据统计,5%~10%的患者有家族史,称为家族性阿尔茨海默病或遗传性阿尔茨海默病。家族性阿尔茨海默病的家族成员中有明确变异的基因遗传。而90%~95%阿尔茨海默病患者没有家族史,称为散发性阿尔茨海默病。另外,有的研究还发现痴呆的发病与脑外伤、病毒感染、铝污染、女性和受教育程度低等因素有关,确切的病因还在研究探索中。

二、老年性痴呆(阿尔茨海默病)是怎么发现的

1901年11月25日,德国医生阿尔茨海默(1864~1915)在德国法兰克福医院收治了一名51岁的名叫奥葛斯特·D的女性患者。该患者近记忆力减退,失语,定向力差,有听幻觉,妄想,偏执,并患有进展性的神经精神障碍。入院病历清楚地记载了患者的下列情况:

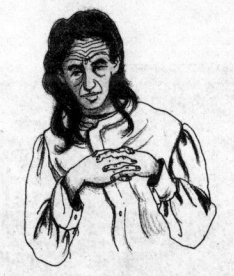 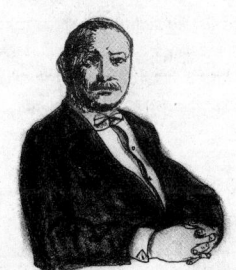

图3 51岁的患者奥葛斯特·D困惑地回答医生的问话　　**图4** 德国Alois Alzheimer医生100年前对阿尔茨海默病患者进行了系统的观察和报告

患者无助地坐在病床上,阿尔茨海默医生问:"你叫什么名字?"患者答:"奥葛斯特·D。"阿尔茨海默医生问:"你的丈夫叫什么名字?"患者很困惑地答:"……奥葛斯特·D,……我想吧。"(图3)

患者于1906年4月8日因连续数月发生褥疮,最后因高烧达40摄氏度,双下肺肺炎、败血症、肾炎、脑积水、感染而去世。

阿尔茨海默医生(图4)使用了当时较新的组织病理学技术——银染法,对患者大脑切片进行了检查,发现大脑皮层有很多异常脑神经纤维和栗粒状斑块。阿尔茨海默医生将此发现以摘要形式发表在1906年Tubingen会议上,又在1907年第37届西南德国神经科医生会议上较详细地报道了这一病例。虽然Fischer医生(1907)和Bonfiglio医生(1908)等人也分别发表了与阿尔茨海默类似的患者病例报告,但是当时有一个在神经和精神学界非常权威的专家叫Kraepelin的教授于1910年出版的第八版神经病学手册一书中,第一次称此病为阿尔茨海默病(目前通常称作老年性痴呆)。Kraepelin著作中"阿尔茨海默病(Alzheimer's disease,老年性痴呆)"的提法被沿用至今。

三、老年性痴呆(阿尔茨海默病)的病程

老年性痴呆(阿尔茨海默病)病程较长,可以从数年到数十年,大致分为三个阶段。

第一阶段,属于轻度病情阶段,患者在疾病初期表现为记忆力减退(图5),活力和自主能动性差,空间感觉差,情感、个性改变,判断能力差,日常家务处理时间延长,付款计算常出错。此时应当采取积极的治疗措施,阻止病情进一步发展。

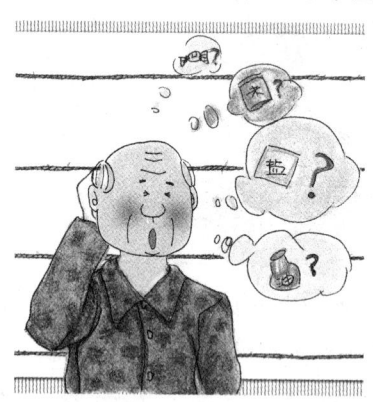

图5 患者在疾病初期记忆力减退,经常忘事

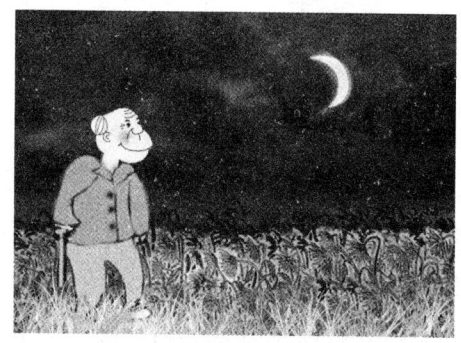

图6 患者在中度病情阶段易于激怒、抑郁,夜间活动增加

第二阶段,属于中度病情阶段。此时虽然仍可以独立地完成任务,但复杂任务需要帮助。患者语言、运动能力损害,近记忆力损害加重,对客观物体的辨认、家庭

成员和较好朋友的辨识有些困惑,易重复同样动作和话语;夜间活动增加(图6);常找不到正确词语来表达自己,爱编造故事,读写困难;买东西常忘记付款。当患者意识到此点时,更易于激怒、抑郁,经常地无故怀疑、疲劳和流泪。

第三阶段,属于重度病情阶段。此时患者体重减轻,生活很难自理,难于与人交流,大小便失控,抓握物品和吞咽困难,易于感染。目前对此阶段的治疗收效甚微。患者丧失行走、坐、微笑、抬头、咀嚼、吞咽能力,无辨人能力,大小便失禁,卧床不起(图7),常易于感染肺炎及其他疾病而死亡。患者由一个有鲜活个性的生命逐渐变成一个连至亲都不能辨认的僵化无助的病人,后果极为严重,令所有亲人和朋友痛心。

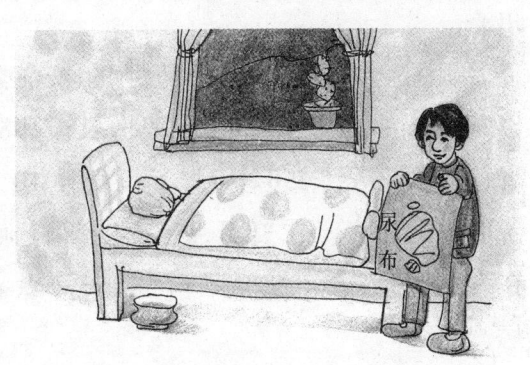

图7 患者在重度病情阶段丧失行走、坐、微笑、抬头、咀嚼、吞咽能力,无辨人能力,大小便失禁,卧床不起

四、当前老年性痴呆(阿尔茨海默病)患者为什么如此多

以前之所以没有听说许多人患有老年性痴呆(阿尔茨海默病),主要有两个原因。一是因为很多疾病发病的时间是有年龄特征的,只有当人类年龄到达一定阶段,其免疫、生命代谢功能活动发生了特定的改变才会出现。而以前人类平均寿命尚未达到患老年性痴呆(阿尔茨海默病)发病的特征年代。在约1000年前,人类平均寿命只有25岁;在20世纪30年代,人均寿命35岁;现在全世界平均寿命为60岁,中国人均寿命70余岁,美国77岁,日本81.5岁。前不久有美国科研机构预测:到2080年,美国人均寿命将达97岁,其中女性100岁,男性94岁。有报道称过去每100年人类平均寿命才增加1岁。但随着社会环境的改变、科学技术的发展,在人类正常寿命范围内,人类平均寿命可能增加得更快。这就是说,当人类社会的寿命正常地延长后,在一定年龄阶段出现的疾病就有可能在人间显现出来。老年性痴呆(阿尔茨海默病)多数发病正是随人类寿命正常的延长到60岁以后才

有机会显现出来。第二个原因是由于人类医学水平的提高,在解剖学、免疫学、生化学、影像学等技术发展后,才使人类得以将这个疾病与其他疾病区分开来,辨识出来。

目前全世界老年性痴呆(阿尔茨海默病)人数在增加。据统计,患者数量通常以每二十多年翻一番的速度增长。1980年,美国只有250多万阿尔茨海默病患者,2005年达到450多万,年死亡约10万人。全世界约有1700万～2500万阿尔茨海默病患者。在美国,老年性痴呆(阿尔茨海默病)已经成为第四位死亡原因。在发达国家,老年性痴呆(阿尔茨海默病)已成为最常见的原发性功能退化老年病。

老年性痴呆(阿尔茨海默病)患病率随着年龄的增长而成倍上升。在整个人群当中,老年性痴呆(阿尔茨海默病)的患病率为4.2%。年龄每增长5～10岁,患病率即增长一倍。在65岁以上的年龄段中,老年性痴呆(阿尔茨海默病)的患病率约为5%;超过85岁,患病率增加到25%以上;95岁以上的人群当中高达60%。也有人认为是相反,即95岁以上的人群患病率下降。由于95岁以上的人群数量较少,统计数据较少,尚不能形成结论。我国流行病学资料表明:我国南方地区65岁以上老年性痴呆(阿尔茨海默病)患病率为3.9%,北方地区为6.9%,其中,北京地区患病率为8.7%(北京地区第四次人口普查数字)。我国60～69岁人群中老年性痴呆(阿尔茨海默病)的患病率为2.3%,70～79岁为3.97%,80岁以上为20%～32%。我国目前老年性痴呆(阿尔茨海默病)患者已超过600万。

中国已进入老龄化社会。目前我国60岁以上人口为1.5亿,约占全国总人口的10%以上,且以每年3.3%的速度增长。预计2020年我国60岁以上人口为2.43亿,占全国总人口的17%。2030年我国60岁以上人口可能达到4亿,约占全国总人口的26%。老龄化高峰将于2030年到来,并持续20余年。届时中国每4人中即会有一位老年人。随着老龄人口的增多,中国老年性痴呆(阿尔茨海默病)患者将远比世界任何一个国家都多,问题更为突出。老年性痴呆(阿尔茨海默病)将给我们国家带来沉重的社会和经济负担。

五、老年性痴呆(阿尔茨海默病)研究的进展

自从德国医生阿尔茨海默于1906年报道阿尔茨海默病至今已经100年了。这一个世纪以来,人类从来没有停止过探索、攻克阿尔茨海默病的步伐。当美国前总统里根先生患此病被明确诊断之后,国际上对其危害和研究有了更迫切的认识,对阿尔茨海默病的研究取得了更多的进展。

研究的重点是紧紧围绕在为什么会患病的机理方面,因为机理的阐明是诊断、治疗和预防的重要突破点。早在20世纪80年代,通过分子生物学等实验手段对家族性患者及家庭成员进行基因检测,就发现患者的家族有基因异常。以此为重要线索进行深入探索,目前已经确定了产生β-淀粉样蛋白的一些重要相关蛋白及其基因在染色体上的定位,如前体蛋白APP(位于21号染色体)、早老蛋白1(位于14号染色体)、早老蛋白2(位于1号染色体)等基因。这些基因的突变和异常排列可促进β淀粉样蛋白沉积和神经元死亡。如β淀粉样前体蛋白基因突变可导致β淀粉样蛋白产生过多,沉积于脑组织,就像在一条高速公路上突然间持续不断地出现大量汽车,杂乱无序的拥堵及代谢废物污染可以对公路设施及运输能力产生毁灭性的影响一样;如早老蛋白1基因异常参与神经炎斑和神经纤维缠结的形成,亦促进β淀粉样蛋白沉积。等位基因载脂蛋白E4(ApoE4的缩写,位于19号染色体)是阿尔茨海默病遗传风险因子,携带载脂蛋白E4(ApoE4的缩写)等位基因的个体,在某种特定条件下其大脑清除β淀粉样蛋白能力下降,导致β淀粉样蛋白易于聚集,过多的蛋白聚集易导致黏集沉淀,大脑中形成更多不溶性斑块,进一步导致广泛的神经元和突触功能异常以及引起选择性的神经元死亡,神经介质丧失。所有这些病理表现就像冬天雪山上的大雪崩一样,一旦启动发生则互相链接,不断恶化,最终导致痴呆的发生。

近年来还发现有三种分泌酶——β、γ-和α-分泌酶,是负责β淀粉样蛋白产生的,它们在发病中起到非常重要的作用。因为在蛋白质的生物合成中,常常需要一些生物酶,像剪刀一样对蛋白进行剪裁,使蛋白能够成熟并获得活性,所以这些分泌酶本身的正常活动是很关键的。在研究中发现,当α分泌酶活性相对减弱而

β、γ-分泌酶活性相对增强时，β淀粉样蛋白产生过多。β淀粉样蛋白产生过多而对它们的降解和清除减弱时，大脑中的β淀粉样蛋白产生和清除的平衡就被打破，β淀粉样蛋白斑块就易于形成。目前，与药物研究有关的很多工作集中在以上几个方面，根据这些靶点，运用药物基因组学、基因治疗、免疫疫苗和干细胞等技术，在治疗阿尔茨海默病方面已有了广阔的应用前景。努力研究克服这一种疾病是每一个科学家的愿望和天职。

六、老年性痴呆与长寿的关系

在远古战乱时代，影响人类寿命的主要因素有自然灾害、战争和瘟疫，而凡是大灾之后必有大疫出现，在中外历史上，都出现过瘟疫之中死去数百万人甚至数千万人的灾难。这些摧残生命的疾病对人类正常寿命带来巨大破坏。太平盛世的和平时期影响人类寿命的主要因素是环境条件、生活方式和个人基因等。导致老年性痴呆（阿尔茨海默病）的病因虽然仍然不明确，但其发病的因素与上述因素有密切关系，且其发病时间段正处在大多数人退休之时，正当人们开始考虑用调整自己生活方式来获得长寿的时候，此病的发生严重地影响了人类的长寿计划。我们都理解，有了生命的开始就必然会有终结，这个过程的长度受到人类自身的生物代谢及程序化衰老的限制，也受到每个个体的神经—内分泌—免疫系统工作效率的影响，对此的探讨构成了对长寿和衰老研究的重要内容，也是老年性痴呆研究机理的重要内容。

老年性痴呆是一种对人民生活造成直接危害的非常棘手的疾病。由于病程较长，它不光影响被确诊的患者自己，不仅可以拖垮患者本身，还可以拖垮整个家庭，甚至牵连社会。美国联邦政府对老年性痴呆（阿尔茨海默病）在经济上的支出为1000亿美元/年，研究拨款为4亿美元/年，对患者看护和治疗的家庭费用支出为47000～213000美元/年。我国是发展中国家，有报道从1979～1989十年中我国对所有痴呆病的总投入，政府投入约17亿元人民币，社会投入约60亿元人民币。

老年性痴呆患者人数增加导致对看护人数需求的成倍增长，患者的发病对家庭成员从经济负担到心理健康带来巨大影响。除了要加紧研究开发针对老年性痴呆（阿尔茨海默病）的药物及早期诊断方法以外，必须重视对家属和看护人员的关爱和心理疏导，缓解他们的心理压力，对他们要进行培训，教他们如何正确地对待患者出现的病情及如何对患者进行康复训练。

五千年来中国人民寿命的延长，是我国人民与疾病顽强斗争的结果。在医学发展史上，一个新的疾病不可能贴好了标签突然出现在患者面前，疾病总是逐渐地出现，临床症状的显现和物理检查逐渐地积累和揭示，最终使人们认识到它是一种独特的疾病。人类对每一种新疾病的认识都经过了长期的探索、失败、再探索，才最终认识了某些致命疾病，并最终找到了控制的办法。我国历代许许多多科学家不断总结疾病表现，形成一套独特的中医诊疗体系，成为世界医学宝库中璀璨的明珠。在追求生命长寿的过程中，中国的医生和科学家发挥了巨大的智慧，探索了许多办法。尽管我国人均寿命已经大大延长，但与发达国家还有距离，因此我们要对影响人类长寿的重大疾病之一——老年性痴呆（阿尔茨海默病）有详实的了解，对该病的攻克肯定会给我们对长寿的追求带来巨大的贡献，这将是人类对自然界斗争的重大胜利。

本章作者

王　军　医学博士、神经退变性疾病博士后、教授、博士生导师、北京大学老龄化研究中心特聘研究员、国际老年痴呆协会中国委员会副主席、北京老年痴呆防治协会副理事长、全国健康医学名词委员会副会长。

第一章 脑老化及衰老

第一节 认识我们的脑

从古时候起,人类就已经认识到脑对人类活动的主宰作用。早在公元前4世纪末,古埃及亚历山大里亚城的医生、解剖学家希罗菲卢斯便指出脑是智慧的所在。我国古代中医理论也有"脑为元神之府,以统全身"的说法。然而,在很长的时间里,脑对于人类来说,就如同一个黑匣子一样神秘,它究竟怎样主导人的活动,人们无从知晓。随着近现代科学技术的发展,这个黑匣子终于被打开。现在人们已经对脑的复杂结构和它各部位的功能逐渐了解,它对人体的调控机理也越来越多地被揭示出来。

一、脑的基本结构

人脑分为大脑、小脑和脑干三部分,这三部分有着不同的功能。脑干联系着脊髓,是人的生命中枢,控制着呼吸、血压、心血管活动等最基本的身体功能;小脑主要与运动有关,维持着躯体平衡,协调运动;而大脑则是运动和感觉的高级中枢,它还控制着脑的高级功能,如学习、记忆、语言、情绪、意识等。

人脑的大脑包括表面的灰质和里面的白质。灰质大约厚 1~4 毫米,是神经细胞集中的地方,也称为"大脑皮层";白质主要由神经纤维组成,呈白色。很多人都知道,大脑的形状就像是核桃,其表面凹凸不平,充满皱褶。凹下去的部分称为"沟"或者"裂",突出来的部分称为"回"。最大的脑裂是位于大脑正中的"矢状裂",它将大脑分为左右两个半球。左右两个半球有相同的功能,同时也存在分工的不同。左半球侧重于分析具体的问题,如逻辑推理、计算等,而右半球则在分析图像、旋律节奏上占有优势。这两个半球之间通过一个叫做胼胝体的结构联系起来,进行信息的相互交换。除了矢状裂,另外还有三条较大的脑沟:中央沟、外侧沟和顶枕沟,它们将大脑分为四个叶:额叶、顶叶、枕叶和颞叶。下面就来谈谈大脑的功能。

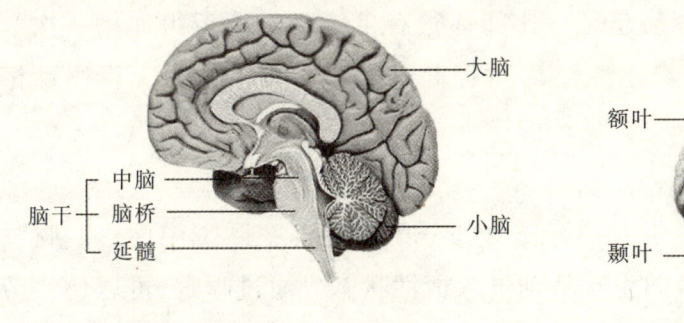
图1-1 人脑的基本结构

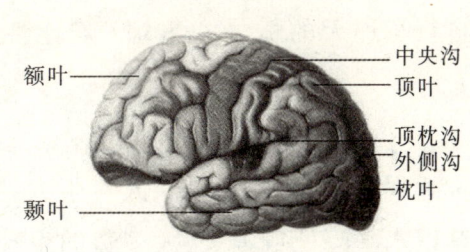
图1-2 脑叶及主要脑沟

二、脑的高级功能

(一)学习与记忆

学习和记忆是两个相互联系的过程。学习是获得外界环境信息的过程,而记忆是对获得的信息在脑内储存和提取的过程。

认知心理学家对记忆进行了广泛的研究,并对记忆进行了各种分类。根据记忆的时间长短,将记忆分为短时记忆和长时记忆。短时记忆一般只能存在几分钟,比如我们从通讯录上记下的一个电话号码,拨的电话号码在短时间里可以记住,拨完电话后就忘记了;而长时记忆是一个长期的更为"永久"的记忆。短时记忆可以通过加工成为长时记忆。

工作记忆是20世纪70年代提出来的一个名词,它的提出者将它定义为"在复杂的认知功能,如语言理解、学习、推理等过程中,对信息进行暂时的储存和加工的系统"。它和短时记忆类似,但是也有一些差异。工作记忆可以理解为"激活"状态中并正在被加工的短时记忆。比如说心算$1+2+3+4+5$,人们会把上一步计算结果储存在工作记忆中并把它带入下一步计算。

另一个分类方法是把记忆分为陈述性记忆和程序性记忆两类。陈述性记忆是指能够用语言表达或描述出来的记忆,例如我们记住"北京是中国的首都",或者记住我们第一次上学的情景。程序性记忆又称为技能记忆,是指我们对如何做某件事情或掌握某种技能的记忆,例如我们学骑自行车、学游泳等。这种记忆似乎是只可意会不能言传的,比如我们不能用语言很清楚地描述骑自行车时每个动作的协调过程。陈述性记忆和程序性记忆的一个区别在于,陈述性记忆比较容易遗忘,而程序性记忆一旦形成,就不容易忘记。比如你很有可能已经不记得你第一次学骑自行车那天的情景和事情(陈述性记忆),但是你仍然会骑自行车(程序性记忆)。

(二)睡眠

睡眠是人的生理需要,人一生大约有三分之一的时间都在睡眠中度过。睡眠时意识水平降低或消失,大多数的生理活动进入惰性状态。通过睡眠,可以使疲劳的神经细胞恢复正常的生理功能,精神和体力得到恢复。一般来说,成年人每天需要8小时睡眠,实际上人们对睡眠的需求具有很大的个体差异,有的人只需要4~5小时就够了,而有的人则需要10小时以上。

睡眠包含两种不同的状态:快眼动睡眠(REM睡眠)状态和非快眼动睡眠(非REM睡眠)状态。在REM睡眠期间眼睑闭合,而眼球时而快速地来回运动,脑电图看起来几乎与觉醒的脑没有区别,脑电波呈现快波,所以又称为快波睡眠。在这个期间被唤醒的人有90%~95%报告做了梦,也就是说,快波睡眠是做梦的睡眠。非REM睡眠的脑电波表现出慢波,所以又称为慢波睡眠。它又被由浅至深分为4个不同的时期:1期是睡眠最浅的阶段,常出现于睡眠开始;2期比1期稍深,但仍然是浅睡眠;3、4期是深睡眠状态,4期睡眠最深,一般认为4期慢波睡眠具有促进体力及精力恢复的作用。

在人的睡眠过程中,脑循环于上述两种睡眠状态。睡眠一开始一般进入快波睡眠,然后快波睡眠和慢波睡眠周期性地交替,平均90分钟一个循环。越接近睡眠后期,慢波睡眠的持续时间越长。

(三)情绪

每一个人都有喜、怒、哀、乐,这就是人的情绪,又称作情感活动。情绪是人对外界事物的一种态度的反映。外界事物的改变可以引发情绪的变化,例如听到一个好消息时会觉得高兴,遭遇危险时会觉得恐惧,被人挑衅时会觉得愤怒,亲人生病时会感到焦虑等。

情绪是脑的一项重要功能,它的产生也有着其神经基础。现在人们已经揭示出脑内存在一个与情绪体验有关的系统,称为边缘系统。边缘系统的主要部分环绕大脑两半球内侧形成一个闭合的环,它包括了大脑多个部位。科学家们用电刺激实验动物脑的不同结构,引起动物不同的情绪反应,有的引起快乐的情绪,有的引起愤怒攻击的行为,有的引起恐惧的表现等。此外,情绪的产生与体内的激素环境也有很大的关系。

第二节 衰老与脑功能衰退

一、老年的脑功能衰退

(一)衰老与认知功能

也许每个人都遇到过这样的事情:走进一间屋子,却忘记自己要进来做什么(图1-3);迎面走来一个熟人,却怎么都记不起他的名字……这种健忘的现象在各个年龄段都会出现。在生活中,我们常常能听到老年人抱怨说"年纪大了,记忆力不好了",而年轻人却很少在意自己的"健忘",因此大多数人会理所当然地认为,记忆力的衰退是老年人特有的生理现象。然而,事实上记忆力的衰退从年轻的时候就已经开始了。科学家们研究发现,从20多岁开始,记忆力和其他认知能力就已经开始逐渐减弱了,而且这种减弱的速度始终保持着一致。也就是说,一个人在他20岁和60岁的时候,记忆力

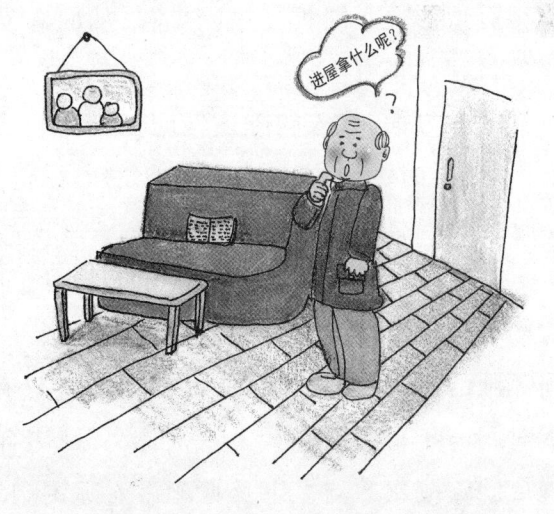

图1-3 健忘的现象在各个年龄段都会出现,但老年人一般对近期的事情比较健忘

和认知能力减弱的速度是一样的。这种衰退是一个累积的过程,年轻人一般不会意识到自己记忆力和认知能力的减弱,是因为这时候的减弱丝毫不会影响到正常生活。而到了60多岁的时候,认知功能渐渐减弱,并且在正常生活中感觉到健忘,人们便逐渐注意到自己学习和记忆力的变化了。

每个人记忆力的减退速度是不同的,它和人的基因、健康状况、受教育程度等因素有很大关系。一般看来,具有较好的健康状况和较高的文化水平的人记忆力减退较慢,而携带 ApoE4 型基因和有高血压的人记忆力减退速度则较快。另外,认知活动也对记忆力减退产生影响,脑子动得越多则记忆力减退越慢。现在国外已经有一些机构推出了针对老年人的认知训练计划,通过对老年人进行认知功能的训练以达到减缓其记忆力减退的作用。

前面已经提到,记忆分为多种类型。在衰老过程中,老年人并不是各种类型的记忆都会衰退。如果仔细观察身边的老年人,我们会发现,老年人一般对近期的事情比较健忘,比如他们会记不起前一天把东西放到了哪里,或者会忘记前几天才和朋友约好了一起出去郊游。但是当他们谈起往事时,却表现出很好的记忆,就连一些细节,比如穿着什么颜色的衣服,或者说了哪些话,他们都能很清晰地描绘出来。研究表明,老年人的工作记忆表现出较大的衰退,因此,对于近期的事情,老年人不能很好地形成长时记忆加以储存,从而容易忘记,而年轻时候已经形成的长时记忆仍然保存得很好。

另一方面,老人的陈述性记忆会有较大衰退,而程序性记忆几乎不受到影响,所以,年轻时掌握的技能,到老年的时候仍然会很好地使用。

(二)衰老与睡眠障碍

睡眠障碍是困扰着很多老年人的一个问题。一般来说,随着年龄的增长,睡眠时间和睡眠结构也会发生改变。老年人一般上床和起床时间都比年轻人提前,夜间睡眠的时间也明显缩短,大约每晚上只有6.5小时,而白天的小睡增多,总的睡眠时间与年轻人没有太大差别。另外,老年人睡眠质量有了很大下降,例如,会出现夜间觉醒次数增多以及觉醒后入睡困难等(图1-4)。

上述的这些表象反映了老年人睡眠结构的改变。老年人的睡眠结构与年轻人有很大的不同,主要表现为:(1)快波睡眠大大减少;(2)慢波睡眠1期明显增多,而深睡眠状态的3、4期明显减少,一般到了90岁以后,3、4期睡眠就已经完全消失了。

脑的老化使得对睡眠节律的调控减弱,除了自然衰老引起的外,其他一些因素也会影响老年人的睡眠,例如,某些疾病的伴随症状、药物的副作用、生活状况的突然改变等。对于老年人的睡眠障碍,可以通过药物治疗以及遵循良好的生活习惯而加以改善。

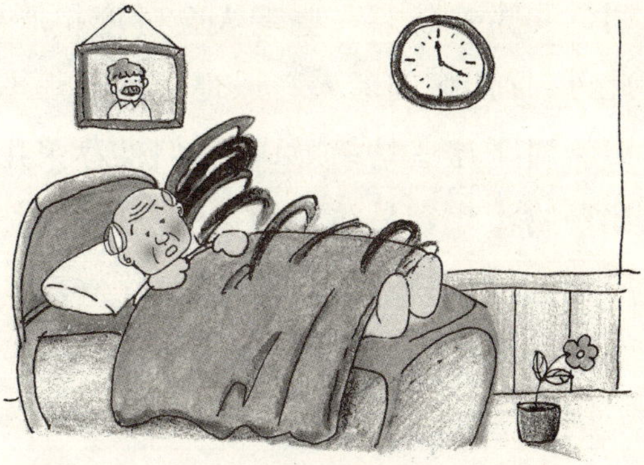

图1-4 脑的老化使得老年人对睡眠节律的调控减弱,老年人的睡眠结构和睡眠质量与年轻人相比有很大的不同

(三)衰老与情感障碍

也许很多人都听过这样一种说法:更年期之后,人的性情会发生很大的改变。的确,我们会注意到,很多曾经开朗爽快的人,老年之后变得郁郁寡欢;以前言语不多的人,现在变得啰嗦唠叨。事实上,这些变化从侧面反映了老年人心理上的改变。从逐渐进入老年期开始,人们的生活发生种种变化:退休、子女的离家独立,使得一些老人丧失生活重心;疾病、认知功能和体力的减退开始引起老人们的担忧……在这样的情况下,如果不能及时地调整心理状态,老人就很容易产生一些情绪障碍。

抑郁是老年人群中最常见的一种情绪障碍。据调查,美国社会65岁以上老人中有15%呈明显的抑郁症状。抑郁主要表现为心情抑郁,思维迟缓,活动减少等,而在老人,抑郁还常常表现为偏执古怪或者闹情绪。很多人会把这些当作"正常"衰老中出现的现象,同时抑郁症中出现的注意力不集中或者思维迟缓等又容易被人误认为是老年痴呆,因此很大比例的抑郁症老人没有得到应有的治疗或者被误诊,严重影响了老年人的生活质量。

另一种老年人群常见的情绪障碍是焦虑症。焦虑是一种正常的情绪反应,但是当这种情绪程度太强以至影响到正常生活时,便成为情绪障碍。焦虑症常常表现为过多的担心,对一些事物存在不切实际的恐惧,有时还有失眠、颤抖等症状。老年人的焦虑主要来自于一些生理疾病,例如心跳不规律或者呼吸不正常等,都会引起焦虑症状。一些老人会过度担心一些灾祸发生在自己或者自己的亲人身上。此外,抑郁症的老人一般也会出现焦虑情绪。

对于这些情绪障碍,我们推荐采用药物治疗的方法,但是一般来说,心理治疗比药物治疗容易被人们接受。因此对于有情绪障碍的老人,药物治疗辅以一定的心理引导,能够起到更好的治疗效果。

二、脑的老化

(一)脑结构的改变

与身体其他器官和组织一样,脑也会随着年龄的增长而逐渐老化。脑在老化过程中发生了什么样的变化,从而引起老年人表现出上述种种"不正常"的认知、心理和行为上的改变,这一直是很多人感到好奇的问题。很早以前科学家们就对此做过研究,他们通过对尸检结果分析发现,与年轻人脑相比,老年人的脑重量和脑体积都明显减小,脑沟变宽,脑回变窄,脑室扩大。脑的体积和重量与细胞数量密切相关,从20岁到90岁,脑重量大约减少5%~10%,而神经细胞大约减少10%。除了皮层外,白质的体积也有明显减小。

然而这些结果是对死亡后的脑解剖得到的,很多因素如死亡原因、疾病等也会对此产生影响,而人们更期望看到的是在"健康"的正常衰老过程中,大脑发生了什么样的改变。随着科技的进步,脑成像技术的产生使这一期望成为现实。

现在的人们对于"CT"、"磁共振成像"等字样已经不会感到陌生,作为常用的临床诊断手段,很多人都通过这些脑成像技术看到过自己大脑的形态。科学家们将这些技术用于基础研究,现在我们可以看到在衰老过程中我们的大脑的结构发生了怎样的变化。一项利用磁共振成像对70多名健康成年人的研究表明,成年以后,大脑半球的体积以每年0.23%的速度减小,额叶为0.55%,颞叶为0.28%,杏仁及海马复合体为0.3%。

(二)大脑里的老年斑

随着逐渐衰老,老年人的面部和手背等地方开始长出的褐色的斑块,被称为"老年斑"。其实除了皮肤之外,我们的大脑也会长出老年斑。皮肤上的老年斑或许可以通过某些小技巧得以消除,而大脑里的老年斑产生后则难以消除,影响我们的大脑功能。

脑内的老年斑主要是由细胞外的β淀粉样蛋白形成的。在人的衰老过程中,脑内的微环境发生变化,这些β淀粉样蛋白便沉积下来,从而形成老年斑。老年斑又可分为两类:一类称为弥散斑,没有明显的核心结构,大多数老年人脑内都会出现;另一类称为典型斑,有致密的核心结构,这类老年斑一般仅在老年痴呆病人的脑内出现。

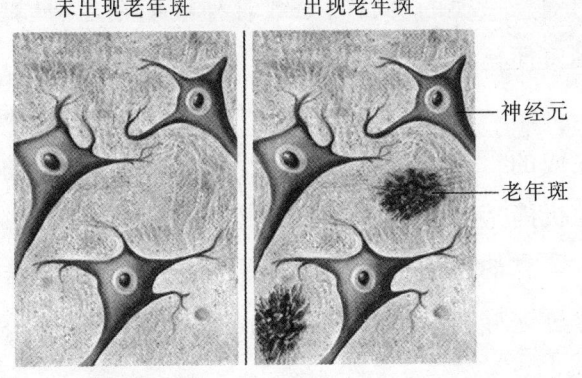

图1-5 未出现及出现老年斑的脑片示意图

第三节 神经信息的传递和脑的衰老

前面提到过,随着人脑的老化,大脑将会有一系列的变化,如灰质变薄,脑室扩大。然而人脑为什么会老化?脑的老化怎样影响人的学习和记忆?又是如何影响到整个身体的机能呢?下面我们就来一起了解一下衰老的人脑发生了哪些变化,我们的脑为什么会衰老。要了解脑的老化,首先我们就要从信息在脑内的传递开始讲起。

一、突触:神经细胞的通信工具

人脑中的神经元也称神经细胞,神经细胞的数量是有限的。神经细胞不是彼此孤立的,它们之间有"交流"。我们可以把神经细胞想象成一部电话机,家里的电话机只有在接通了电话线之后才能正常工作,才可以通过它和远在千里之外的亲人和朋友相互交流。同样,神经细胞之间也有千丝万缕的联系,能相互传递信息,正常工作。如果没有细胞间的相互联系,细胞间就无法进行信息的交换和传递,也就不会产生人类复杂的记忆和深邃的思想。

要传递这些信息就必须和外界相连,电话机是通过电话线接口来完成和外界的信息交换的,同样,承载着神经细胞之间以及神经细胞与外界的信号传递任务的接口便是突触。

除了神经细胞之间的连接,人脑对机体的肌肉运动的支配也是通过突触连接完成的。这类突触称为神经肌肉接头。顾名思义,它就是神经和肌肉细胞相连接的机能接点。它和一般意义上讲的神经突触的不同在于,神经细胞之间的突触,接收信息的是下一级神经元,而神经肌肉接头是将神经冲动传递给所支配的肌细胞。通过这样的传递形式,我们的大脑发出的指令就能够准确而迅速地传达给整个机体。

二、突触传递:通过"接口"的信息传递

突触传递的机制究竟是化学传递还是电传递,学术界一直对此争论不休,长达近一个世纪之久。有的学者认为,突触是通过化学信号传递信息的,称为化学传递;而另一些学者则认为,它们之间是通过电信号传递的,称为电传递。

科学家们用了几代人的时间和精力证明了突触传递有化学信号的参与,并且发现了这种化学物质,从而确立了突触传递的化学传递理论的地位。后来又有学者证明了电突触的存在。此时,困扰人们的学术问题终于真相大白,突触有化学突触和电突触两类。

哺乳动物以化学突触为主,电突触只有很少一部分。一个典型的化学突触基本结构如图1-6所示,它包含突触前膜和突触后膜。在前膜和后膜之间的缝隙成为突触间隙,化学信号通过突触前膜内的囊泡释放到突触间隙,然后被突触后膜上相应的受体接受,继而激发下游信号传递。这样信息就从上一级神经元传递到了下一级神经元。

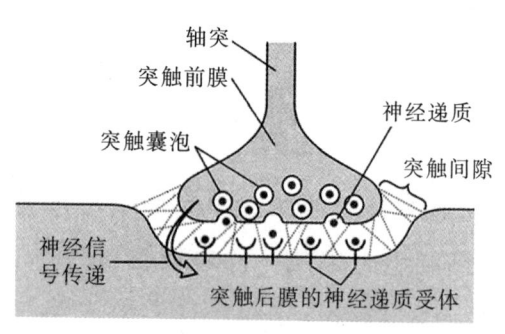

图1-6 神经元之间的化学突触

三、突触的形成和丢失

中枢神经系统中突触形成的机制比较复杂,目前仍有许多问题不清楚。现在对于突触形成的机制研究大部分基于外周系统,特别是神经肌肉接头的研究。

神经肌肉接头也是一种化学突触,它的递质是乙酰胆碱。乙酰胆碱被突触前神经细胞释放到突触间隙,然后与突触后肌细胞表面的乙酰胆碱受体结合,引起肌细胞活动,产生运动。简单来说,神经肌肉接头的形成可以归结于:神经细胞发出的神经纤维与被支配的肌细胞形成接点处,神经细胞分泌的一些信号分子被肌细胞上相应的受体接受,这些信号向肌细胞发出指令,接受到命令的肌细胞就把表面的乙酰胆碱受体聚集在这个接点处,形成神经肌肉接头。

如图 1-7 显示的,神经纤维发出的信号分子是一种叫做 Agrin 的蛋白。突触后的肌细胞上具有这种蛋白的受体 MuSK,该受体被激活后通过一系列的下游信号将乙酰胆碱受体聚集起来。在乙酰胆碱受体聚集的过程中还有一种蛋白是必不可少的,它被称为乙酰胆碱受体关联蛋白 Rapsyn。

突触并不是固定不变的,它既然能够形成也就能够消失。人们在对阿尔茨海默病的研究中发现患者有突触丢失,因此关于突触在人脑老化过程中的改变也是神经科学家们研究的热点问题。

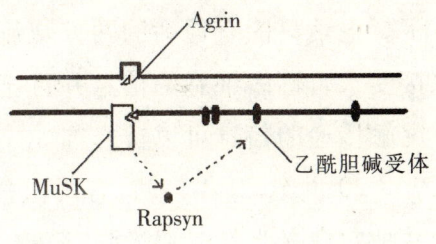

图 1-7 突触(神经肌肉接头)的形成

前面我们介绍了神经肌肉接头形成的过程,可以看出在突触形成的过程中有许许多多蛋白参与其中。于是科学家们可以通过标记某些特异表达在突触上的蛋白来直接观察突触的存在。通过这种方法,学者们发现不同年龄段的动物或者人脑,在老化过程中突触发生明显的丢失。

突触的丢失会带来怎样的后果呢?突触除了作为信息呈递的物质基础,它还有营养神经细胞和它的下游细胞的功能。两个由突触联系起来的细胞除了有信息的交换,他们也有相互依存、相互扶持的作用,突触就是它们联系的纽带。一旦神经被切断,不仅信息的传递出现障碍,神经细胞会死亡,它所支配的靶细胞也会出现萎缩、坏死等。看来"唇亡齿寒"的道理在微观世界也是适用的。我们可以想象，当突触发生丢失的时候，信息在脑内的传递被阻断，人脑的功能逐渐退化，同时神经细胞也因为失去营养而陆续萎缩，人脑渐渐步入老化的轨道。

四、突触的可塑性

突触连接和其所传递的信息并不是与生俱来的，也不是形成后就一成不变的。1949年，赫伯提出了一个关于突触可塑性的假说："记忆是由突触间耦合强度在一个神经网络中心的分布来决定的。这种耦合强度是可塑的，这种可塑性就是学习的基础。在训练过程中，一些特定的神经元之间的耦合强度被调整，而达到改变神经网络对信号处理的目的，从而形成新的记忆。"

简单地说来，突触的可塑性是指突触连接的高度可塑，这种可塑有两方面的含义：第一是突触的形成和断开，这个在前面已经介绍过了；第二就是突触所传递的信息能够被修饰和改变。前面我们把神经细胞之间的联系比作电话之间的通信，其实这也有不恰当的地方，因为我们的神经细胞之间通信的方式要比电话复杂多了。电话只能有通话的两方交流，此时其他人是不能打进来的，而神经细胞可同时接受来自许多细胞的信息并且把这些信息整合在一起。信息能被整合，也就是说突触传递的信息可以被修饰。

20世纪70年代初，有两位科学家在海马区内记录到一种突触可塑性的现象，并把它命名为长时程增强，简称LTP。他们给突触前膜一个兴奋性刺激，会引起突触后膜短暂的电压变化。如果给突触前膜一个持续、反复的高频刺激，就能引起突触后细胞膜电压产生更大、更加持久的变化，突触传递信息的效率和强度都得到了加强。这就好像神经细胞能够学习，并且对这种反复的刺激产生记忆。除了长时程增强的现象，还有长时程抑制（LTD）。两者都是突触可塑性在电生理水平的表现。迄今为止，这仍然是研究突触可塑性最好的模型之一。尽管仍有很多争议，但许多科学家相信这就是人脑进行学习和产生记忆的基本模式。

1992年，美国的科学家在大鼠的实验中发现，在老化的过程中大鼠海马区的长时程增强的能力显著降低。最近发表在《美国国家科学院院刊》上的一篇文章同样也报道了老年的小鼠LTP水平显著降低的现象。近十几年来还有很多相关的研究都显示了老化的大脑中 LTP 的损伤,并探讨了其分子机制,揭示了老化的大脑突触可塑性的减弱与大脑功能的降低是相关的。

第四节 神经递质:突触传递的化学信号

前面我们介绍过化学突触。它的传递过程是这样的,由突触前膜的囊泡释放的化学物质充斥在突触间隙中,与突触后膜上的某特定蛋白结合。这些蛋白在接受这些化学信号后,将这些信号进一步传递给突触后膜的细胞,这样就完成了突触的信息传递。这些化学物质作为化学突触传递的物质基础,所以被称为神经递质。

突触后膜上和神经递质结合的蛋白就是神经递质的受体,其表面有专门的位点可以和突触前膜释放的化学分子结合。这些位点除了可以识别神经递质之外,还可以识别特定的药物。这些药物有的和受体结合后能够模拟神经递质的作用,称为受体的激动剂;有的能够阻断神经递质的作用,称为受体的拮抗剂。下面我们就来认识一下我们脑内的神经递质和它们的受体,看看它们在人类衰老的过程中扮演着怎样的角色。

一、认识神经递质

目前已知的中枢神经重要的神经递质有以下几种类型:乙酰胆碱、单胺类神经递质、氨基酸类神经递质、肽类神经递质等。

乙酰胆碱除了介导神经肌肉接头的突触传递以外,在中枢神经中的分布也十分广泛,主要功能是维持运动平衡,参与维持意识的清醒和记忆功能。

单胺类神经递质有肾上腺素、去甲肾上腺素、多巴胺和 5-羟色胺。这几种神经递质分泌到突触间隙后,部分被突触后膜的受体结合,剩余的能够再次回到突触前膜内,称为重新摄取;或者被单胺氧化酶所降解。

氨基酸类神经递质包括 γ-氨基丁酸(简称 GABA)、甘氨酸、谷氨酸、门冬氨酸。它们又分为两大类:兴奋性氨基酸类神经递质,包括谷氨酸和门冬氨酸;抑制性氨基酸类神经递质,包括甘氨酸和 γ-氨基丁酸。

还有一些特殊的神经递质,它们看起来是很不起眼的气体分子,甚至是我们日常生活中的"毒气"。比如研究发现一氧化氮在神经系统中具有信使的作用。它不需要通过突触释放,可以直接穿越细胞膜作用于组织细胞,参与细胞间信号传递,是体内重要的信使分子和神经递质。但如果一氧化氮浓度过高,就会产生毒性作用,破坏线粒体正常功能,引起细胞凋亡。近两年也有一些研究显示,另一种气体分子一氧化碳也有神经递质的作用,但证据还不明确。

另外还有一些肽类神经递质,它们不仅作为神经递质,还有神经激素的作用。这些我们将在后面介绍神经内分泌的时候再作详细介绍。

二、脑内递质和受体的改变与人的衰老

对中枢神经递质及其受体的改变研究表明,随着脑的老化,乙酰胆碱、GABA(γ-氨基丁酸)等各种神经递质的合成和分泌水平降低,受体的敏感度下降。

(一)乙酰胆碱

乙酰胆碱和人的清醒、学习和记忆都有密切关系。科学家们发现基底前脑的胆碱乙酰基转移酶的减少和学习记忆能力的损伤有很大的关系。随着年龄增长,大脑皮层乙酰胆碱酯酶(AchE)活性升高,乙酰胆碱分解增加,合成和分泌的水平降低,而且受体结合乙酰胆碱的能力显著降低,使得老年人出现反应迟缓、健忘等表现。

(二)单胺类

单胺类神经递质在人脑的功能中有重要的作用。帕金森病就是由于多巴胺递质的减少,导致大脑黑质-纹状体胆碱能系统功能亢进。多巴胺和5-羟色胺在老化的研究中一直很受关注。研究表明多巴胺含量和活性随年龄递增而逐渐下降,从刚刚成年开始,平均每十年多巴胺的水平就降低10%左右。随着年龄的增长,5-羟色胺的水平也逐渐降低,但单胺氧化酶的表达则逐渐增高。单胺氧化酶与脑老化密切相关,它能破坏神经递质,如5-羟色胺、多巴胺等,尤其是破坏去甲肾上腺素。有研究显示老龄的脑组织中单胺氧化酶表达增高。

(三)γ-氨基丁酸和兴奋抑制系统的失衡

在对癫痫病人的研究中发现,大脑皮层中γ-氨基丁酸(GABA)含量越少,癫

痫发作的强度越大。黑质-纹状体内 GABA 含量的减少在遗传性舞蹈病中起着重要作用。GABA 含量的减少使得人脑内兴奋和抑制的平衡系统被打破,它不仅仅发生在患者的身上,在正常的人脑老化中也有发生。谷氨酸脱羧酶水平在老化脑中显著降低,造成神经递质 GABA 的合成水平随着年龄的增长而下降。

(四)一氧化氮(NO)和一氧化氮酶(NOS)

随着年龄增长,一氧化氮酶表达水平会发生相应变化,一氧化氮水平也随着改变。伴随年龄增长,细胞中的一氧化氮生成增多,老年动物表现为较高的一氧化氮酶活性,同时脑组织中负责学习和记忆区域氧化预防增多。许多实验都表明衰老与脑组织中负责学习和记忆区域中一氧化氮酶活性改变有关。

第五节 了解老年人的感官世界

五种感官是我们人类用以接触和感知外部世界最基本的工具。视、听、嗅、味、触这五种基本感觉,是人类生来具有的本能。在衰老的过程中,这五种基本感觉也依然是在劫难逃。下面就让我们来看看在人类衰老的过程中,它们发生了怎样的变化。

一、老花眼

首先我们来谈谈视觉,因为在这五种感觉中,眼睛是最早感觉到时光流逝的。我们的眼睛是一个非常精密的光学系统,它就像一台高级的光学相机。外部世界的影像通过心灵的窗户映射在感光系统上,这个感光系统被称为视网膜。视网膜上存在一些特殊的神经细胞,它们能把这些光学信息转换成为电信号,并传送到负责处理视觉信息的脑区。图1-8所示就是一个眼睛的结构。

视觉的衰老可以发生在视觉系统任何一个环节上。光线进入眼睛首先遇到的是角膜。随着年龄的增长,角膜会发生结构改变而且形状也变得越来越平,这些变化导致严重的散光等改变。控制瞳

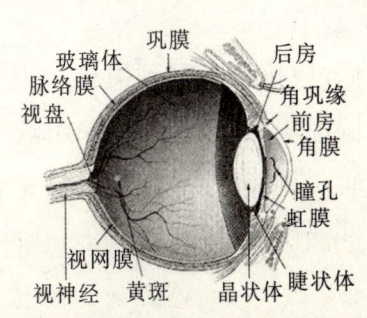

图1-8 眼睛的结构

孔大小的虹膜也在衰老中改变,虹膜的肌肉老化萎缩,灵活性也降低,导致进入眼睛的光线减少,对外界光线的突然变化适应的能力降低。最后晶状体的变形和睫状肌的变化使得我们发生远视,读书看报需要越拿越远,这就是我们经常说的老花眼了。

在视觉衰老的过程中,除了视力的变化以外,对于色彩的感觉也发生了改变。上了年纪以后,晶状体会出现淡黄色,我们分辨绿色、黄色和紫色的能力降低了,同时我们看到的黄色也发生变化。在我们眼中,蓝色变得更深,黄色却变浅,对紫色的分辨变得很困难。一些画家的老年作品和年轻时的作品相比较,深蓝色和紫色的使用越来越少,这是因为他们已经无法区分这两种颜色了。

二、不一定都是耳朵的错

在日常生活中,老年人常常因为听不清楚而打岔,甚至无法正常与人交流。老年人听觉功能的退化,一方面是由外周听觉感受器,就是我们经常说的耳的改变造成的。上了年纪的人鼓膜变薄,而且变松弛,支撑它的肌肉也会萎缩,造成老年人对声音的接收能力变差;或者连接鼓膜和内耳的骨头钙化,声音无法继续传递等。另一方面则是由神经系统的老化造成的。在耳的最里面存在着很多长了纤毛的细胞,称为毛细胞。它能把我们听到的声音从物理信号(振动)转换成神经细胞可以传导的电信号。这些电信号通过神经纤维传递给大脑,我们就产生了听觉(见图1-9)。

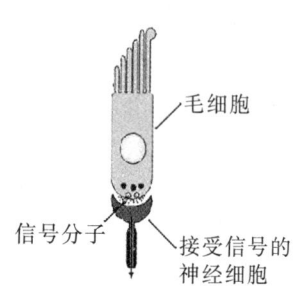

图1-9 毛细胞的结构

老年人的毛细胞逐渐死亡,转换信号的能力显著降低,听觉就会受到损伤。听觉对应的脑区称为听觉皮层,它位于颞叶。如果听觉皮层出现问题,我们也会出现听不清、听不懂的现象。如果是外周的听觉器官发生病变,我们可以求助于助听器或者电子耳蜗等设备,但如果是听觉神经系统的变化,助听器就没有效果了。所以许多老人带着助听器一样没办法听清人们的谈话。

三、坚强的鼻子

正常情况下,嗅觉系统含有非常丰富的胆碱乙酰转移酶(ChAT)及乙酰胆碱(Ach)和其他神经递质,当这些神经递质发生紊乱,尤其是乙酰胆碱的水平减少的时候,就会发生学习、记忆等功能障碍。科学家发现,老年性痴呆患者中乙酰胆碱水平减少。可见老年性痴呆患者的乙酰胆碱减少是嗅觉障碍发生的病理生理基础。

然而,以上叙述都是在病变过程中嗅觉的变化,自然衰老对于嗅觉的影响却是很微小的,尤其是和听觉及视觉的衰老变化相比,嗅觉系统相对更能够经受岁月的考验。

四、味觉失调的天下第一名厨

有一部情景喜剧中讲了一个有趣的故事。有一个御厨,他由于先天味觉失调尝不出味道,所以做菜总是放很多很多的盐。但是没有人敢说他的菜难吃,因为年迈的皇帝喜欢这个名厨做的菜,还赏赐了一把玄铁菜刀给他。为什么皇帝会喜欢他的手艺呢?我想应该是皇帝年纪大了,味觉功能退化,只有多放盐他才能尝到味道吧。当然这只是个虚构的电视情节,可是却提出了一个科学问题。

我们之所以能够品尝美味的食物,都归功于我们舌头上许许多多的味蕾,每一个味蕾都通过一条神经通向大脑。当我们的味蕾接触到食物分子的时候,这些分子刺激味蕾下面的神经,信号就这样通过神经传递给我们的大脑,我们就"尝"到味道了。当我们开始衰老,味觉的敏感性逐渐降低时,就需要更多的食物分子才能分辨出味道。

五、"步履蹒跚"的背影

朱自清的著名散文《背影》中有一段描写年迈的父亲亲自为他越过铁道买橘子的过程。文中这样描写,"我看见他戴着黑布小帽,穿着黑布大马褂,深青布棉袍,蹒跚地走到铁道边,慢慢探身下去,尚不大难。可是他穿过铁道,要爬上那边月台,就不容易了。他用两手攀着上面,两脚再向上缩;他肥胖的身子向左微倾,显出努力的样子。这时我看见他的背影,我的泪很快地流下来了。"

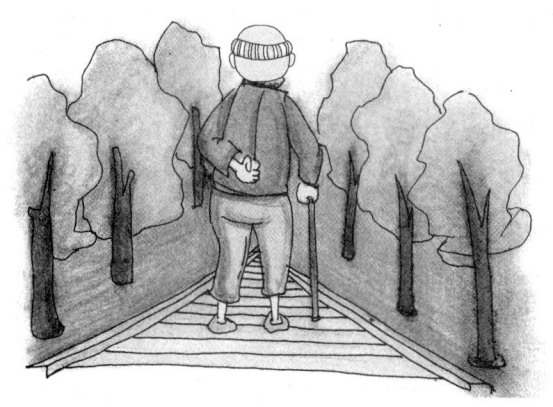

图 1-10　步态的改变与痴呆发生有一定的关系

这样的动作对于一个年轻人来说不是什么难事,可是对一个老年人就不那么容易了。在对于老化和神经系统的研究中,步态的改变是一个受到关注的问题(图 1-10)。在 2002 年底,《新英格兰医学杂志》刊登了一个关于老年人步态和痴呆发病的关系的研究。来自阿尔伯特—爱因斯坦医学院的 Joe Verghese 等人对 422 名 75 岁以上老年人进行了调查,记录研究其步态异常情况,平均随访 6.6 年,然后评估其神经系统功能。研究发现,步态异常的老年人发生血管性痴呆的可能性是步态正常者的 3.46 倍。对血管性痴呆症预测效力最强的是轻度偏瘫步态,其次是前驱步态和不稳定步态。

第六节　衰老的学说:我们为什么会变老

人类对长寿和健康的追求一直都是人类医学和科技发展的重要篇章。关于衰老的学说就有十几种,其中认为脑的老化起主要作用的有许多,比如神经内分泌学说、氧自由基学说、死亡激素学说、基因突变学说等。各种学说都有各自的证据和支持者,关于衰老的科学探讨犹如我国春秋战国时期出现的百家争鸣的繁盛景象一样,百花齐放。

一、神经内分泌学说

关于人脑衰老的机制存在有众多的学说,其中神经—内分泌—免疫系统的综合调节的紊乱是研究得最多也是最重要的学说之一。

(一)了解我们的神经内分泌系统

神经激素　在中枢神经系统内,尤其是下丘脑内有许多具有内分泌功能的神经细胞。这类细胞既具有神经细胞的作用,能够产生和传导神经冲动,又能够合成和释放激素。所以这些细胞称为神经内分泌细胞,它合成的激素称为神经激素。

下丘脑—垂体功能单元 下丘脑和垂体是中枢神经内分泌系统的重要功能单元。下丘脑的神经分泌细胞能够把来自中枢神经系统的神经冲动转变为激素的化学信息。下丘脑能分泌调节垂体的激素,可以改变垂体分泌激素的水平。垂体分泌的激素主要有生长素、加压素等以及一些促激素。其中的促激素各自有自己的作用靶腺体,由此形成了三个重要的神经内分泌调节轴,即"下丘脑—垂体—甲状腺轴"、"下丘脑—垂体—肾上腺轴"和"下丘脑—垂体—性腺轴"。

褪黑素 在神经内分泌系统中,除了"下丘脑—垂体"以外,还有一个重要的腺体——松果体。松果体位于人体丘脑后上部,并有柄与丘脑相连,因其形似松果而得名。它能够分泌松果体素,又称褪黑素(Melatonin)。1959年有人从牛松果体提取物中分离出一种能使青蛙皮肤褪色的物质,并命名为"褪黑素"。褪黑素的分泌呈现明显的昼夜节律变化,白天分泌减少,而黑夜分泌增加。

(二)老化的分泌能力

随着脑的衰老,下丘脑—垂体的功能以及松果体的功能都发生退化,分泌神经激素的能力逐渐下降。有研究显示,下丘脑区域神经细胞数目也显著减少。神经内分泌细胞数目变化的同时,它们分泌神经激素的能力也在随着年龄的增长而改变。例如,大脑分泌的加压素和催产素是一对相互拮抗的因子,通常认为加压素对人的学习记忆功能有帮助。而老年人下丘脑分泌加压素的能力降低,催产素的合成释放就增加,抵抗学习记忆的因子也增加。有的人认为生长素的降低也会影响到人的学习记忆的能力,但这方面的证据并不充分。

下丘脑和垂体既能调节上述腺体分泌激素的水平,又能接受腺体分泌激素的反馈信号。这个反馈系统能够保证整个生物体神经内分泌系统的稳定。衰老的过程中,神经内分泌水平发生退化性变,激素合成和释放能力降低,受体的敏感度降低,同时负反馈系统的功能也退化。

(三)褪黑素:真的有不老仙丹吗?

近年来许多补品、营养品出现在市面上,它们将褪黑素包装成为返老还童的不老仙丹。褪黑素的主要生物学功能是影响昼夜节律。笔者曾在实验中检测了人唾液中的褪黑素,发现褪黑素的节律在人衰老的过程中发生明显改变是从大约40岁开始的。老年人唾液中的褪黑素昼夜分泌水平的差别变小,白天分泌的能力比青年人高,而夜晚分泌的能力比青年人要差。澳大利亚的一个研究组对老年人的褪黑素水平降低进行了更细致的研究。他们把老年人按照10岁一个年龄段划分成三个组,分别是56~65岁、66~75岁和75岁以上。他们发现,老年人唾液中褪黑素分泌的平均水平随着年龄的增长而显著减少。种种的科学实验证明,褪黑素在衰老的过程中分泌水平确实在降低。这种水平降低和节律紊乱从一定程度上能够解释老年人为什么容易失眠。

近年来,有很多医学和生物学家努力探索褪黑素的抗衰老功效。有一些实验发现,褪黑素对于细胞确实有保护作用,对睡眠也可能有所改善。但至今没有直接有力的证据支持口服褪黑素能够延缓人体衰老。每天期待神奇的抗衰老药物挽留自己青春的人们不仅要问,真的能找到秦始皇梦寐以求的不老仙丹吗?

(四)死神的圣谕:"死亡激素"

在西方的神话世界中,有一位身着黑袍执掌人生命之烛何时熄灭的神。在我们中国古代的传说中也有阎王来掌管生死。科学界曾有人提出一种关于衰老和死亡的假说——"死亡激素"假说,让我们好像看到了唯物主义世界中的"死神"的形象。这种学说认为垂体可以分泌一种激素导致动物的衰老和死亡。就好像死神住进了我们的大脑里,控制着我们的生命,当他发出指令时我们就开始衰老并最终走向死亡。

支持这种学说的证据是这样的:有人发现太平洋中有一种章鱼,在产卵之后不吃不喝最终死亡。研究发现它的死亡和体内的腺体"视腺"有关,当视腺被切除后章鱼的寿命都延长了很多。然而究竟死亡激素是什么,至今也不知道。看来要让"死神"现身也不是一件容易的事啊!

二、自由基学说

衰老的自由基学说认为,随着年龄的增长,机体抗氧化系统功能逐渐下降,导致体内自由基及其代谢中间产物大量堆积,攻击生物膜磷脂。脑内氧自由基增多时,自由基不仅损害生物膜系统,还损害核酸及蛋白质的代谢,使神经细胞的转录水平降低,蛋白质合成减少,造成神经细胞的结构改变和功能退化。

三、基因突变学说

基因突变学说则认为人体大脑中的线粒体 DNA 受损的程度随年龄的增长而增加。这种基因变化,是使人衰老的重要原因。科学家发现,年龄介于 63～77 岁者线粒体 DNA 受损伤程度比年龄为 24 岁者高出 14 倍,而年龄为 80 岁者的受损伤程度又比年龄介于 63～77 岁的人高出 4 倍。因此,学者们相信线粒体的衰老造成基因改变的不断累积,导致脑的老化和人体的衰老。

第七节　智慧的悖论:姜还是老的辣

前面我们提到各种各样的关于衰老的理论有一个共性,那就是随着时间的流逝,岁月在人身体上留下的痕迹是不可避免的,衰老是所有生物必须经历的过程。但衰老并不意味着生命的枯竭。虽然老年人在记忆力、体力等方面比青年人差,可是在另外某些能力方面老年人要比青年人有更多的优势。

举几个常见的例子,比如老年人记忆力下降,有时候不记得把东西放在了什么地方,或者忘记自己从客厅来到厨房究竟要拿什么东西。再比如老年人反应速度比青年人慢,思考问题常常需要更多的时间。然而这些能力只是智慧的一部分,它并不是智慧的全部。中国有很多古话来形容老年人的智慧,"姜还是老的辣"这句话就充分说明了老年人在生活经验和阅历方面要比青年人有优势。我们常常可以看到在街边的象棋摊前,一位智慧的老者与一位青年人博弈。老人泰然自若,成竹在胸,而他的对手却如临大敌,难以招架。

我们坚信,时光的流逝给人生带来的不只是机能的衰退,还有很多宝贵的经验和越来越强的能力。最近美国纽约大学的一位教授 Goldberg 在他的研究中发现,随着年龄的增长,我们的直觉变得更加强大。他最近写的一本书《智慧的悖论:在你大脑衰老的同时怎样让你的思想变得更加强壮》,其中提到人在处理事务的时候,实际上是一种模式识别的过程。你以前见到并记忆的模型越多,碰到问题的时候越能够迅速地找到依据并作出最有效的判断。就像我们所举的下象棋的例子,一个好的棋手因为下棋经验丰富,见过的棋局多,所以当对弈的时候,会将棋局中的情景立刻和记忆中的棋局联系起来产生共鸣,找出破解棋局的方法。

对于时光带给我们的宝贵财富——经验和智慧,我们应该珍惜。这种智慧不像斑白的双鬓和老花的眼睛那样无法抗拒的发生在衰老的过程中,它需要我们不断地锻炼自己的大脑以存储更多的模式。如果我们每天在百无聊赖中打发自己的时间,从逝去的时光中得到的就只剩下退化的行动和生命而已。这就是人们常说的"用进废退"。

本章作者

盛树力　研究员、国际老年痴呆协会中国委员会副主席。

周江宁　医学博士、教授、博士生导师、国际老年痴呆协会中国委员会委员。

黄倩、朱虹　博士,中国科学技术大学神经生物学与生物物理学系。

第二章 老年期痴呆的危险因素

危险因素是指用任何可测定指标来表示与疾病发病规律高度相关的因素。它一般是通过对人群中个体特征与疾病发病关系的流行病学研究推论而确定,仅以流行病学研究中所证实的与疾病联系的因素为依据。因此,危险因素可能是发病的直接因素,也可能是原有疾病的继发表现或疾病的早期症状。认识危险因素的最大价值在于对病因及以后的有效治疗提供理论参考。可见,危险因素是流行病学概念,仅以流行病学的联系为依据,所以不能确立为病因,但能为寻找病因提供线索和假设。

第一节 发生痴呆的危险因素

一、危险因素分类

危险因素包括心理学危险因素、社会学危险因素和生物学危险因素。

公认的心理学危险因素主要包括抑郁症状、兴趣狭窄、重大不良生活事件等。

公认的社会学危险因素主要包括受教育程度低、经济状况差、工作和职业地位低、居住状况差、活动范围小、吸烟、酗酒等。

公认的生物学危险因素主要包括高龄、女性、载脂蛋白 E4 等位基因(ApoE4)携带者、家族遗传史、头部外伤、血管性危险因素等。其中年龄、性别、载脂蛋白 E4 等位基因、阿尔茨海默病家族遗传史等是难以改变的,而血管性危险因素则是可以预防和治疗的生物学因素,也是当前痴呆防治研究的热点之一。

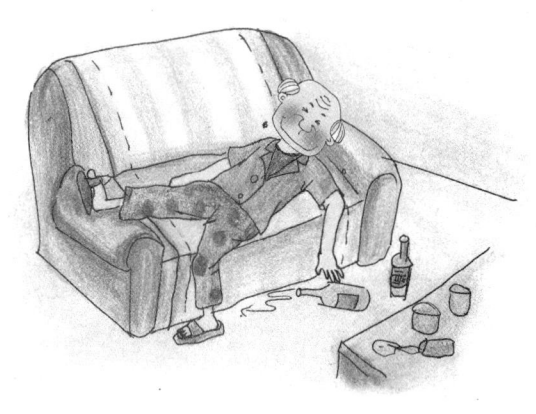

图 2-1 吸烟与酗酒、高血压、心脏病和动脉粥样硬化是老年期痴呆生物学危险因素

血管性危险因素有许多,如高血压、冠心病、Ⅱ型糖尿病、高胆固醇血症、脑卒中病史、脑动脉硬化、脑淀粉样血管病、慢性心功能衰竭、心肌梗死、肥胖、代谢综合征、血栓性疾病、偏头痛、高纤维蛋白原血症、高血黏度、高同型半胱氨酸血症、摄入过多饱和脂肪酸、吸烟和酗酒(图 2-1)等。其中无症状腔隙性脑梗塞、长期高血压、心脏病和动脉粥样硬化是最重要的危险因素。

这些不仅是血管性痴呆的危险因素,也是老年性痴呆(阿尔茨海默病)的危险因素。血管性危险因素可能通过影响血管内皮功能和脑血流而引起痴呆。在发现有血管性危险因素的人群中,痴呆的发生率和患病率均高于无血管性危险因素的人群。

二、了解危险因素的意义

老年期痴呆常见的类型有老年性痴呆(阿尔茨海默病)、血管性痴呆和其他痴呆,这里我们重点谈谈前两项类型。

阿尔茨海默病又叫老年性痴呆。血管性痴呆包括:多发梗塞性痴呆、关键部位的单个梗塞性痴呆、皮质下动脉硬化性脑病、伴皮质下梗塞和白质脑病的脑常染色体显性动脉病、脑淀粉样血管病等亚型。

不管是哪一种类型痴呆,一旦发展到中、晚期,均无满意治疗方法。因而,认识和了解痴呆的危险因素,为痴呆的早期预防诊断赢得时机,对于控制其发生和发展有重要的意义。

"多国心血管病趋势和决定因素监测"芬兰分中心的研究,其科技人员对1449例65~79岁的老年人随访21年后发现,检测有载脂蛋白E4等位基因、中年时期患高胆固醇血症合并高血压或单患高血压病,是老年性痴呆(阿尔茨海默病)和轻度认知障碍(MCI)的独立危险因素。

著名的"鹿特丹研究"比较了 7000 余例痴呆与非痴呆人群后发现,血管性危险因素肯定与老年期痴呆有关。血管性危险因素是加速脑变性改变和认知功能减退的重要原因,能促进痴呆的发生。而控制血管性危险因素能延缓认知功能减退和痴呆的发生。

美国的科技人员对 2212 例 65 岁以上美国城市黑人的研究发现,使用治疗血管性危险因素的药物与发生认知障碍的风险显著降低有关。

来自美国 4 个社区的心血管健康队列研究,对 4006 例 65 岁以上的无卒中、短暂性脑缺血发作或颈动脉内膜切除术史的右利(指习惯用右手)男女受试者随访 5 年,结果发现,左侧颈内动脉重度狭窄(>75%)与认知功能减退有关。

在社区居民中开展的"动脉粥样硬化形成风险研究",在间隔 6 年的时间里,对 10963 例个体进行二次认知功能评价(初次评价时受试者的年龄为 47~70 岁)。结果表明,有糖尿病者,词汇流畅测验和数字符号替换测验成绩均显著下降,有高血压者,仅数字符号替换测验成绩显著下降。

在 1841 例无临床卒中和痴呆的受试者中,对认知水平与脑体积的关系进行了分析,认为卒中危险因素评分与 4~11 年后的脑体积呈负相关(脑体积还与注意、执行和视觉空间功能有关)。

"意大利衰老纵向研究"也发现,血管性危险因素与轻度认知障碍的发生有关,且会加速向老年性痴呆(阿尔茨海默病)转化。

三、常见的危险因素

(一)高龄

1. 年龄是老年性痴呆(阿尔茨海默病)重要的危险因素

60 岁以上老年人中,老年性痴呆(阿尔茨海默病)的患病率随增龄而增高。年龄每增长 5 岁,痴呆的患病率就增加 1 倍。60 岁组的患病率为 2.3%,70 岁组为 3.9%,80 岁以上组为 32.0%。

2. 血管性痴呆的患病率也与发病年龄呈正相关

70~79 岁老年人中,血管性痴呆的患病率为 2.2%,80 岁以上为 16.3%,而 90

岁以上则高达 48%,以 80~95 岁年龄组发病率最高。

3. 大多数人群在进入 60 岁以后,都会有不同程度的动脉硬化

西方国家因为饮食、人种的差异,其人群表现出该变化的年龄一般较亚洲人群更为提前,男性 50 岁、女性 55~60 岁以后,都有广泛的动脉粥样硬化。血管病变使得管腔变小,一定程度上影响了脑部组织的供血,使脑组织处于低灌注状态,以致成为后来触发血管性痴呆的因素(年龄对于血管性痴呆的作用是多方面的,涉及脑的自身调节、细胞的新陈代谢、血脑屏障及自主神经功能方面的老化等不同方面)。

任何一种机制的改变都可使脑血管极易受到损害,而脑损害的累积效应,如反复发作的卒中、脑动脉硬化等是引发血管性痴呆的原因之一。

(二)性别

在血管性痴呆患者中,男性高于女性。血管性痴呆与性别的关系,可能因脑血管病发病人数中男性多于女性,所以血管性痴呆患病率也表现为男性高于女性。

在老年性痴呆(阿尔茨海默病)患者中,女性多于男性。65 岁以上妇女患老年性痴呆(阿尔茨海默病)通常比年龄相匹配的男性高 2~3 倍。健康老年妇女从 50~60 岁开始脑体积缩小,主要影响海马和顶叶,而男性比女性的脑萎缩至少要晚 10 年。

(三)头颅外伤史

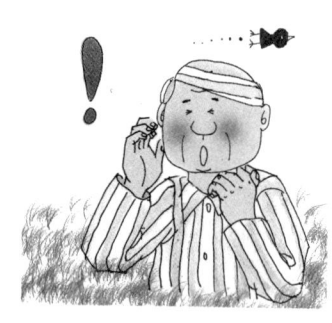

图 2-2 脑外伤是痴呆的一个危险因素

脑外伤是痴呆的一个危险因素。早年不慎头部遭受外伤,医学上称之为脑外伤或颅外伤(图 2-2)。无论有、无丧失意识(昏迷)的脑震荡,都容易患痴呆。有人认为,头颅外伤只有通过与载脂蛋白 E4 等位基因的协同作用,才增加发生老年性痴呆(阿尔茨海默病)的危险。但许多痴呆病例并没有携带载脂蛋白 E4 等位基因,因为早年脑外伤,而到了晚年也发生了痴呆。著名的世界拳王阿里就是由于头部经常遭受打击,而逐渐发生帕金森病和痴呆的临床表现。

(四)载脂蛋白 E4 等位基因

载脂蛋白 E 等位基因有:载脂蛋白 E2、载脂蛋白 E3、载脂蛋白 E4 三种等位基因。

带有两个载脂蛋白 E4 等位基因的人,即载脂蛋白 E4/4 型,这些人患老年性痴呆(阿尔茨海默病)的危险性大大增高。带有载脂蛋白 E4/4 型的阿尔茨海默病家族成员,在 80 岁时将会发生老年性痴呆(阿尔茨海默病)。65 岁以后发生的老年性痴呆(阿尔茨海默病)被分类为晚发型阿尔茨海默病。在晚发型家族性阿尔茨海默病的家族成员中,不携带载脂蛋白 E4 等位基因的人患老年性痴呆(阿尔茨海默病)的危险性为 20%,携带一个载脂蛋白 E4 等位基因的人患老年性痴呆(阿尔茨海默病)的危险性为 45%,携带两个载脂蛋白 E4 型的人即载脂蛋白 E4/4 型的人,患老年性痴呆(阿尔茨海默病)的危险性高达 90%。

(五)高血压

高血压是引起心脑血管病最主要的危险因素。高血压对脑组织的影响是一个持续而渐进的过程,在最终发生高血压性脑卒中之前,已经存在不同程度的形态学改变。计算机断层扫描(CT)或磁共振影像(MRI)可观察到的病变有:无症状脑梗死、脑白质异常以及脑萎缩。大量研究表明这些改变与认知功能障碍和痴呆有关。

1. 中年时期患高血压能增加痴呆风险

美国的一项研究表明,高血压与中年期认知功能减退、老年性痴呆(阿尔茨海默病)和血管性痴呆发病以及海马萎缩等有关。我国的一项研究证明,高血压与老年性痴呆(阿尔茨海默病)有关,并呈显著的正相关关系。英国的一项研究发现,79~85 岁间发生痴呆者,15 年前的血压水平明显较高。在欧洲进行的一项"收缩期高血压试验"中,长期降压治疗能使痴呆发生的风险降低一半。其他研究均毫无例外地表明:高血压与痴呆或老年期认知障碍的发生之间具有明确的相关性,降压治疗能减少痴呆和轻度认知障碍的发生,并延缓认知功能衰退的速度。

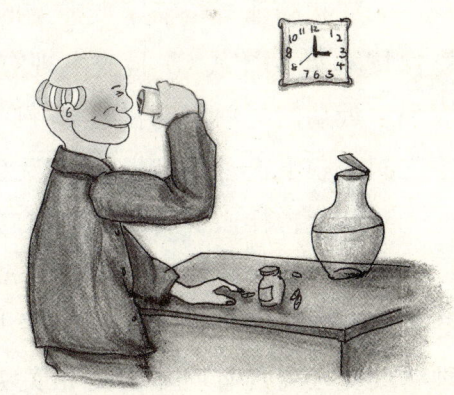

图 2-3 规律性服药控制其他心脑血管疾病,可以更有效地延缓认知功能减退

2. 降低血压治疗可以减少痴呆发生

瑞典的一项研究对一个社区队列人群进行了为期 3 年的随访。在 1301 例无

痴呆的患者中,服用降压药(84%为利尿药)者,痴呆发生率低于未服用降压药者。在225例痴呆患者中,未服用利尿药者,每年衰退速度明显加快。钙拮抗药和β-受体阻滞药能降低高血压人群的痴呆风险。就降压药而言,多项大样本临床试验结果提示,血管紧张素受体拮抗剂和血管紧张素转换酶抑制剂可能比其他降压药能更有效地延缓认知功能衰退(图2-3)。

(六)脑血管病

1. 脑卒中会增加老年性痴呆(阿尔茨海默病)发病风险

脑卒中(无论是脑梗塞还是脑出血)都是老年期痴呆尤其是血管性痴呆的直接危险因素,多发性脑梗塞存活者3个月内痴呆发生率在41%以上,即使1~2个腔隙性梗塞灶,也会增加痴呆发病的风险。美国纽约北曼哈顿一项对1766例无痴呆的受试者随访8年后发现,有卒中史者,老年性痴呆(阿尔茨海默病)的年发生率为5.2%,无卒中者仅为4%;在无其他危险因素的情况下,卒中与老年性痴呆(阿尔茨海默病)发病风险之间仅有轻微的联系,但如伴有其他血管性危险因素,如高血压、心脏病或糖尿病,则老年性痴呆(阿尔茨海默病)风险将增加2~4倍。

2. 无症状脑梗塞也会增加老年期痴呆风险

无症状脑梗塞是临床上常见的一种脑卒中表现形式,多数人是在体检时通过影像技术如MRI或CT检查发现有腔隙性梗塞(非常小的梗塞灶)但无明显的临床表现。近期的一项研究在1015例60~90岁受试者中,对无症状脑梗死与痴呆风险之间的联系进行了分析,发现无症状卒中能使痴呆发生的风险增加1倍。

3. 脑淀粉样血管病变可增加老年性痴呆(阿尔茨海默病)发病程度

脑淀粉样血管性病理改变(CAA)是由于一种有毒的淀粉样物质沉积在脑内所导致,著名的"Nun研究"发现,它与老年性痴呆(阿尔茨海默病)患者的临床和病理学改变之间具有明显的正相关关系。没有脑淀粉样血管性改变的老年性痴呆(阿尔茨海默病)患者,临床痴呆程度较轻;而有脑淀粉样血管性病理改变合并阿尔茨海默病理学改变程度的患者,临床痴呆程度较重。

4. 脑白质改变与阿尔茨海默病有关

脑白质深部和脑室旁脑白质病变,与人的老化和高血压等有关,是缺乏侧支循环的小动脉病变引起局部缺血缺氧所致,见于40%~70%的阿尔茨海默病患者。

老年人脑白质病变与认知功能障碍有明确的关联。观察 511 例老年人脑白质病变,颞叶内侧萎缩与血压的关系发现,未经治疗的高血压与 5 年后的颞叶内侧萎缩和脑白质病变程度有关。老年性痴呆(阿尔茨海默病)患者脑白质病变主要位于额叶(70%)和顶叶(22%),与之相关的主要危险因素是高血压和糖尿病。

(七)高脂血症

1. 中年期高脂血症能增高痴呆或轻度认知障碍的发生率

对高脂血症与痴呆关系的专项研究认为,除能通过导致动脉粥样硬化和增高脑血管病的发生率影响痴呆风险之外,高脂血症还可直接影响 β 淀粉样蛋白的代谢。β 淀粉样蛋白是老年性痴呆(阿尔茨海默病)的危险因素,它沉积在神经元外,形成"老年斑";进入神经元内,导致 tau 蛋白过度磷酸化,形成神经原纤维缠结。老年斑和神经原纤维缠结是诊断老年性痴呆(阿尔茨海默病)的两个重要的病理学依据。对老年性痴呆(阿尔茨海默病)患者脑组织病理学改变与血胆固醇水平的相关性研究发现,胆固醇水平增高 10% 即可使脑内淀粉样蛋白的生成增加 2 倍。研究还发现,极低密度脂蛋白受体的 5′-端非翻译区三核苷酸重复多态性与痴呆的发生有关。

2. 降脂疗法可降低痴呆的发病风险

他汀类降脂药有抗痴呆作用。服用他汀类药物者,较未服用他汀类或服用其他类降脂药物者的痴呆发生率下降 60%~70%。近期的一项双盲随机小样本研究,用阿托伐他汀治疗轻、中度老年性痴呆(阿尔茨海默病)患者,随访 3、6 和 12 个月后发现,与安慰剂组相比,治疗组阿尔茨海默病评价量表认知分表(ADAS-Cog)评分明显改善。

(八)糖尿病

1. 高糖状态是引发血管性痴呆的重要原因

糖尿病对痴呆,特别是血管性痴呆有肯定的触发作用。血管性痴呆患者合并糖尿病者占 20%。糖尿病合并有缺血性卒中的患者,痴呆发生率为 12.2%(仅低于有高血压的血管性痴呆患者比例)。糖尿病患者发展为痴呆的比例,明显大于非痴呆患者的比例。此外,糖尿病病人的认知水平较无糖尿病者下降更快,与糖尿病病程间存在显著相关。糖耐量障碍者比糖耐量正常人血管性痴呆的发病概率高,特别是青年时期出现糖耐量障碍这一现象时更为危险(发生痴呆的概率更大)。

葡萄糖耐量异常与血管性痴呆关系研究的结果,进一步揭示了高糖状态是引发血管性痴呆的重要原因,同时,从另一角度也揭示了糖尿病的持续性高糖状态,可能是糖尿病引发血管性痴呆的关键因素之一。糖尿病对痴呆的发生和发展起着重要的作用,糖尿病是血管性痴呆的一个可干预的重要因素。

2. 胰岛素可以改善老年性痴呆(阿尔茨海默病)认知功能

在对1789例60岁以上的拉丁裔人群的调查中,痴呆患病率为4.8%,同时患有Ⅱ型糖尿病和卒中者,痴呆风险接近于增高8倍,43%的痴呆者患有高血压和(或)糖尿病。

对869例僧侣随访8年后发现,糖尿病患者的痴呆风险增加73%,且不受年龄、性别和载脂蛋白E4等位基因型的影响。

最近的研究还发现,Ⅱ型糖尿病有胰岛素抵抗者,患痴呆的风险比无胰岛素抵抗者显著增加。对未带载脂蛋白E4等位基因的老年性痴呆(阿尔茨海默病)患者,用鼻腔滴注胰岛素20IU或40IU,能改善其故事回忆和词语记忆,但对带载脂蛋白E4等位基因患者则无效。

(九)心脏病

1. 冠状动脉旁路的移植术是老年性痴呆(阿尔茨海默病)的明确危险因素

研究发现,在接受冠状动脉旁路移植术的患者中,接近半数患者在出院时存在认知功能减退并持续5年,这表明冠状动脉旁路移植术后,早期认知功能减退能预测远期认知功能缺损。冠心病患者认知功能较对照组降低,去世后尸检脑内老年斑比对照组多。

2. 心肌梗死是促使血管性痴呆发病的高危因素

一项对337例卒中后3个月的患者进行观察发现,卒中患者有既往心肌梗死史的血管性痴呆患者为19.6%,非痴呆者为17.4%,痴呆组中有既往心肌梗死病史人数明显高于非痴呆组。心肌梗死通常是动脉硬化的最终结果。而动脉硬化作为一个系统性疾病,在影响到心血管的同时,在一定程度上也影响到脑血管。动脉硬化后的管腔狭窄可能引发脑循环障碍,甚至导致脑缺血,促使神经细胞死亡、丢失,发生痴呆。

3.心律失常尤其是心房纤颤病人,极易发生卒中及卒中后痴呆

心房纤颤病人痴呆发生率为8%,对于女性和75岁以下的心房纤颤病人尤为明显。无症状脑梗死可能是心房纤颤和血管性痴呆联系的基础,心房纤颤引起心输出血量减少,导致脑部低灌注,可能是脑损害和认知障碍的机制之一。因此认为,心房纤颤是认知功能下降的独立因素。但心肌梗死后并发的心律失常与单纯的心律失常,对认知功能的影响有何差异,目前尚不清楚。

(十)同型半胱氨酸增高

同型半胱氨酸是血管性危险因素之一,可导致血管内皮损伤,动脉粥样硬化。灌注不足,影响脑细胞能量代谢。同型半胱氨酸加剧了神经元的氧化损害,降低了海马神经元DNA的修复功能,增加了海马神经元对β淀粉样蛋白毒性的敏感性,从而增加患老年性痴呆(阿尔茨海默病)的风险。血清同型半胱氨酸大于14mmol/L时,患老年性痴呆(阿尔茨海默病)的危险性成倍增加。血清同型半胱氨酸每增加5μmol/L,老年性痴呆(阿尔茨海默病)的危险性就增加40%。老年性痴呆(阿尔茨海默病)患者血清同型半胱氨酸高,则叶酸和维生素B_{12}含量较对照组低。

(十一)受教育程度低

近年来,对受教育程度与痴呆的关系,在痴呆危险因素的研究中结论明确。文化程度与智能下降相关。大量研究证明,文化程度越高,痴呆的发病率越低。受教育程度与痴呆发病比例依次为:受教育年限小于或等于8年,痴呆发病率为20.4%,9~11年为15.0%,高中为13.2%,大学或大学以上为11.2%。

意大利一项对778位老年人(年龄大于59岁)调查发现,教育与痴呆发生有明显的负相关,文盲患痴呆的几率是受过教育(仅完成中学教育)人群的16倍。体力劳动者比脑力劳动职业工作者痴呆的发病率高2至3倍。受教育程度越高,痴呆发生的危险性越低。这一结论适用于所有类型的痴呆,包括血管性痴呆和老年性痴呆(阿尔茨海默病)。它的机制有四方面:

1.受教育程度对认知功能评价结果有影响

因为教育对智能是敏感的影响因素,受教育使人掌握复杂的技能,并可提高解决问题的综合能力,在一定意义上可以补偿认知功能的下降,这在轻度认知障碍的病例中得到最好的证明。当大脑受到某种程度的损害后,教育可以在程度和时间

上延缓智能衰退,对患者是一种保护性措施。

2. 受教育程度可能反映了中枢神经系统储存量

受过高等教育的个体比低文化教育的人的中枢神经系统的容量大(如神经突触较多),因此对进行性神经细胞丢失有较强的抵抗能力。动物实验也表明复杂环境的经历,能刺激神经突起生长和增加脑重量。临床研究还发现教育可影响区域性的脑血流,痴呆患者不管病情如何,都有明显的颞叶皮质血流减少。这提示经常思考,经常脑活动,有利于增加脑的防病能力。

3. 教育过程增加了神经活动所需的氧和葡萄糖

教育过程增加了脑血流量和神经活动所需的氧和葡萄糖,降低了细胞对外毒物的敏感性,减少糖皮质激素的副作用,有效地防止自由基等所致的神经细胞的损伤,从而对痴呆起到防护作用。

4. 钙离子的动态平衡构成了与年龄相关的脑变化

受教育程度高的人,其长期的创造行为及相关智力思维模式,可激活高层联合皮质和边缘系统的神经细胞,延缓病理状况下对钙离子动态平衡的破坏,从而阻止神经细胞的丢失。并且,教育过程和受教育后的记忆、思维模式,也可作为慢性刺激,相对提高下丘脑的负反馈,减少应激反应时的持续时间和量级,降低应激状态下神经细胞的损伤。

现有一些研究报道,当教育与职业一同作为影响痴呆的危险因素进行分析时,教育对痴呆的影响弱于职业对痴呆的影响。但也有人认为教育本身就代表一个综合因素,一定程度上可以作为社会经历和职业的代表。因此,教育与职业不存在可比性。不管教育与职业的关系如何,通常认为,受教育程度高有利于预防痴呆。教育应作为维护人群健康、降低痴呆发病率的一种措施而广为普及。

(十二)其他危险因素

甲状腺疾病,缺氧性疾病,透析性脑病,贫血,维生素 B_1、B_{12}、叶酸缺乏等是老年痴呆的危险因素。老年痴呆的社会危险因素包括缺乏教育,经济状况差,工作和职业地位低,居住状况差,社会活动范围狭窄,吸烟、酗酒等。心理因素包括抑郁、兴趣狭窄、重大不良生活事件等。

上海市精神卫生中心对老年痴呆的心理社会危险因素进行了探索,在城市社区中分层整群抽样,10年间对一批55岁及以上人群完成两次二阶段法调查,计算老年期痴呆发病率,分析痴呆老人10年前心理社会因素对10年后痴呆疾病发生的影响。结果发现,痴呆的心理社会危险因素主要有:无业或蓝领职业,不阅读书写,无园艺劳作,心理健康感差,不在婚姻状态,不良生活事件,不与配偶住,不参加集体活动,低教育程度和不旅游观光等。其中血管性痴呆的心理社会危险因素主要有:不参加集体活动,对生活不满意,不良生活事件和抑郁等。

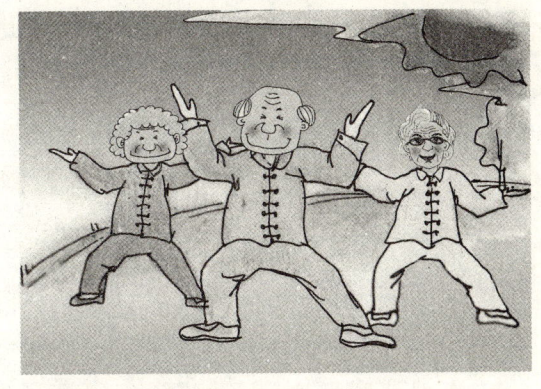

图2-4 经常参加闲暇活动和各种教育培训有利于老年人的心理健康

另一项研究也发现痴呆的心理社会危险因素包括:健康感不良,情绪不良,睡眠过多,不照顾家人,不访亲问友,不工作,不参加闲暇活动和受教育程度低等(图2-4)。

这些都提示心理社会危险因素在痴呆的发生和发展中可能起着重要作用。

第二节 轻度认知障碍

当前,在痴呆研究领域,轻度认知障碍(mild cognitive impairment, MCI)概念备受关注。资料表明,轻度认知障碍具有较高的发展成痴呆的危险性。正常老年人群中每年发展为痴呆的只有1.5%,而在轻度认知障碍患者中每年发展为痴呆的高达15%,是正常老年人的10倍。所以,有人把轻度认知障碍称作"前驱期痴呆"或"老年性痴呆(阿尔茨海默病)临床前的过渡阶段"。因此,自20世纪90年代初开始,轻度认知障碍已成为痴呆早期诊断和早期干预的研究对象。对轻度认知障碍的了解或及时诊断,有助于预防老年性痴呆,也有利于及时采取干预措施,以推迟老年性痴呆的发生。

什么是轻度认知障碍呢?轻度认知障碍(MCI)是指一个有轻度认知缺损但没有痴呆的疾病分类单元,是介于正常与痴呆之间的过渡状态。研究表明,MCI是痴呆的高危人群,在老年人中的发生率大约为5.3%,并以每年15%、每2年40%以及每 3 年 53% 的比率发展为痴呆。因此，MCI 目前已被广泛接受为痴呆发病的预警信号和新的疗法靶点。

轻度认知障碍最早是在 1991 年由美国纽约大学的专家提出的，它实际上是一个异质性临床综合征。所谓异质性是说明它不是由一种原因引起，而是多个原因导致的临床综合征。轻度认知障碍综合征有三个临床亚型：以记忆缺失或单纯记忆减退为表现者，称为记忆型轻度认知障碍；有多个认知功能轻微障碍者，称为认知型轻度认知障碍；单纯轻微的非记忆区域的表现，称为非记忆型轻度认知障碍。

大量研究证明，轻度认知障碍具有进展为痴呆的高度危险性，其痴呆转化率随年龄延长而增高。65 岁及以上的老年人中，轻度认知障碍患病率为 5.3% 以上，其痴呆转化率分别为 15%~57%，1 年后有 12%~15% 轻度认知障碍病人发展为老年性痴呆（阿尔茨海默病），比正常老年人发生痴呆的比例高 10 倍，2.5 年后 27.6%~40% 的轻度认知障碍进展为阿尔茨海默病，3 年后 57% 的轻度认知障碍进展为老年性痴呆（阿尔茨海默病），且 2/3 的老年性痴呆（阿尔茨海默病）患者是由轻度认知障碍转变而来的。而相同年龄的正常个体每年发生老年性痴呆（阿尔茨海默病）的概率仅为 1%~2%。

轻度认知障碍的转归依其临床亚型而有所不同，记忆型轻度认知障碍主要发展为老年性痴呆（阿尔茨海默病）。多领域轻微损害的轻度认知障碍既可能发展为老年性痴呆（阿尔茨海默病），也有部分为血管性痴呆、额颞叶痴呆、路易体痴呆、原发性进行性失语或语义性痴呆以及帕金森病，另有部分属于正常衰老。

一、记忆减退

仅就记忆减退而言，有两种情况需要鉴别。一种是良性健忘，就是与年龄相关的记忆减退。这种记忆减退不是痴呆的早期表现，而是随着年龄增加，记忆功能在一定程度上地减退。二是轻度认知障碍，轻度认知障碍患者记忆降低的程度大于其预期发生的年龄，或者说记忆减退的程度比相同年龄的人明显加重。一般通过专业的神经心理学检查来鉴别，但也可从记忆减退表现特点中找到二者的差异。

1. 轻度认知障碍的记忆减退呈渐进发展趋势，是以记不起刚刚发生的事、放错物品、晚上想不起早餐吃的什么等为特征。

2. 良性健忘的特点是记得发生了这件事,但部分内容回忆不起来,常常在提醒后可以回忆起来。

痴呆在发生远记忆障碍后常可出现错构或虚构,良性健忘的老年人无此症状。痴呆是脑部疾病的表现,进行神经系统检查及实验室检查,如头颅 CT 或 MRI 等,多数可有阳性发现,如多发梗塞灶、白质病变,或海马、额颞叶明显萎缩等。良性健忘则各项检查多数在正常范围。

鉴别正常老年人与早期痴呆的困难在于:与年龄有关的认知改变是多因素的,除老年本身外,感觉缺陷,健康状况一般,动机和态度等都可能影响智能测试结果。随年龄增加,不同认知功能以不同速度下降,语言和已储存信息相对完整,而知觉整合和心理运动技能衰退最快。

3. 短时记忆损害是轻度认知障碍和早期老年性痴呆(阿尔茨海默病)的核心症状

尤其是对文字的短时记忆损害,可能是未来发展成为老年性痴呆(阿尔茨海默病)的一个临床前标志,而在轻度认知障碍阶段瞬时记忆相对保持完好。

情景记忆是最突出的认知障碍区域的表现,最早损害的是言语性情景记忆,然后是视觉性情景记忆。语义记忆包括词语流畅性、命名等,在最初是不受影响的。情景记忆尤其是言语性情景记忆受损的严重程度,是预测轻度认知障碍是否进展成老年性痴呆(阿尔茨海默病)的重要指标。

二、认知障碍

非记忆型轻度认知障碍患者表现出多种认知功能障碍,在短时记忆、视空间功能、执行功能、注意力、语言等方面表现出与早期老年性痴呆(阿尔茨海默病)相似的神经心理学特点。

轻度认知障碍患者的一般认知能力和非记忆区域认知能力与正常对照组差别不大,而记忆障碍在两组之间

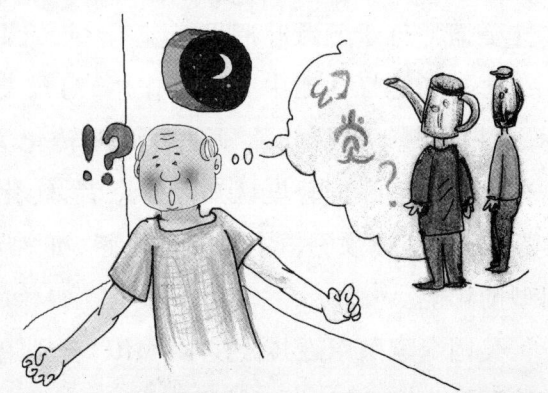

图 2-5 轻度认知障碍组除多种记忆量表成绩显著差于对照组外,还存在语言、观念形成、视空间运用等方面的障碍

有显著不同。与极轻度老年性痴呆（阿尔茨海默病）比较，两组的记忆障碍程度相似，而其他认知障碍在老年性痴呆（阿尔茨海默病）组更显著。

由于轻度认知障碍诊断标准和神经心理测验工具尚未统一，关于轻度认知障碍涉及的认知障碍区域，不同研究得出的结果亦有所不同。

有人采用总体衰退量表作为轻度认知障碍的入组标准，发现轻度认知障碍组除多种记忆量表成绩显著差于对照组外，还存在语言、观念形成、视空间运用等方面的障碍（图2-5）。

世界上应用最广泛的简易精神状态检查（MMSE）量表的积分，对认知障碍的发展后果具有预测性。数字抄写，转换分数和相似性，比即刻回忆故事、延迟回忆故事、词语学习辨别指数以及词语流畅性原始得分，对认知障碍后果具有预测价值。

三、海马萎缩

脑萎缩可以通过影像学方法如磁共振（MRI）或计算机图像扫描（CT）检测出来。

脑萎缩是脑老化的特征性改变。大量的流行病学结果表明，脑萎缩是促使痴呆早发的危险因素之一。脑萎缩部位及程度与某些痴呆的发生存在一定的联系，某种意义上可作为判定不同类型痴呆危险性的依据。如胼胝体嘴部及底部萎缩者多见于老年性痴呆（阿尔茨海默病）患者，但胼胝体膝部萎缩以多发梗塞性痴呆者最明显，皮层下缺血性血管性痴呆的发生主要取决于海马和皮质的萎缩程度，不对称性萎缩常见于额颞叶痴呆。

海马在记忆功能中有重要作用，海马萎缩被看成是与记忆损伤相关的重要指标，也是判断轻度认知障碍是否可能转化为老年性痴呆（阿尔茨海默病）的指标。海马萎缩越明显的轻度认知障碍患者，转化为老年性痴呆（阿尔茨海默病）的概率越高，并且这种预测值不受其他因素，如神经心理测试成绩和载脂蛋白E4等位基因型的影响。

美国专家采用磁共振技术（MRI）分别追踪轻度认知障碍和老年性痴呆患者3年后的海马萎缩速度，与正常组对照，每年海马萎缩的速度为2.8%，轻度认知障碍稳定组海马萎缩的速度为每年2.6%，轻度认知障碍下降组海马萎缩的速度为每年3.7%，老年性痴呆（阿尔茨海默病）海马萎缩的速度为每年3.5%。各组人群海马萎缩的速度呈明显的线性关系,即轻度认知障碍、老年性痴呆(阿尔茨海默病)人群的海马萎缩速度由慢变快。

认知障碍患者的海马萎缩程度与年龄无关,但与认知障碍的程度呈正相关,即认知障碍越重,海马萎缩的程度也越重。如轻度认知障碍为78%,轻度老年性痴呆(阿尔茨海默病)为89%,中重度老年性痴呆(阿尔茨海默病)为96%。因此,海马体积缩小可以预测轻度认知障碍发展成老年性痴呆(阿尔茨海默病)。如采用MRI测查了80例轻度认知障碍患者的双侧海马体积,平均追踪32.6个月后,80人中有27人发展成老年性痴呆(阿尔茨海默病)。初诊时海马萎缩的基线水平与轻度认知障碍发展成老年性痴呆(阿尔茨海默病)相关。轻度认知障碍患者在3年之内发展成老年性痴呆(阿尔茨海默病)的比例是:海马体积处于正常范围者为9%,轻度萎缩者为26%,体积小者为50%。

除了海马体积萎缩外,内嗅皮层体积缩小也可作为老年性痴呆(阿尔茨海默病)的早期表现,具有同样的临床价值。内嗅皮层与海马体积两项指标可区分老年性痴呆(阿尔茨海默病)与正常,但不能区分轻度认知障碍与正常。就区分轻度认知障碍与老年性痴呆(阿尔茨海默病)而言,内嗅皮层比海马好,故内嗅皮层体积缩小与海马萎缩可能是老年性痴呆(阿尔茨海默病)患者结构改变的早期表现。

国际上研究轻度认知障碍的重点,集中在轻度认知障碍与老年性痴呆(阿尔茨海默病)之间的连接上。如携带载脂蛋白E4等位基因的轻度认知障碍患者,发展为散发性老年性痴呆(阿尔茨海默病)的可能性很大,发展为迟发型老年性痴呆(阿尔茨海默病)的危险性也很大。

轻度认知障碍患者脑脊液中tau蛋白总量和磷酸化tau蛋白含量增加,血清$A\beta$总量尤其是$A\beta40/A\beta42$的比值异常,此可以作为轻度认知障碍诊断标志,对轻度认知障碍转化为老年性痴呆(阿尔茨海默病)具有重要预测价值。但这些生物标志物及其影像学表现和遗传标志物携带都存在着种族差异。

本章作者

田金洲 医学博士、理学博士、神经心理学博士后、教授、博士生导师、国际老年痴呆协会中国委员会委员。

第三章 老年性痴呆的临床表现及诊断

中老年朋友一过50岁,就觉得记忆力减退,但常常认为这是由于"老了,脑子不行了",便不太在意,结果错过了老年性痴呆的最佳防治时机。20世纪90年代初,美国前总统里根就有记忆力下降的征兆,其实他早就有遗忘现象。有次聊天,他女儿提起里根演过的一个电影角色时,里根却怎么也想不起来。不出一年,里根就被诊断为老年性痴呆,但那时已过了疾病的早期,错过了治疗的最佳时机,所以早期认识和诊断老年性痴呆是关键。

第一节 临 床 表 现

一、记忆障碍

记忆障碍出现于早期,尤其是近记忆障碍,几小时甚至数分钟前发生的事都无法回忆。患者的日常生活表现为"丢三落四"、"说完就忘",反复提问相同的问题或反复述说相同的事情。例如老花眼镜随手一放,便回忆不起放在何处(图3-1);明明要进屋拿东西,但路上遇到邻居说了几句话,进屋后却忘了要拿什么。由于其远记忆相对保留,故亲属常认为患者记忆不差,甚至很好,因

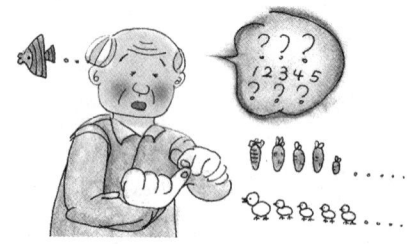

图3-1 患者的日常生活中经常表现为丢三落四,例如"戴着眼镜找眼镜"等

十多年甚至几十年前的事都记得清清楚楚。如果老年人出现上述情况就应引起亲属的注意,家有老年人也应特别注意观察,及时发现记忆障碍早期的蛛丝马迹。

二、语言障碍

找词困难往往是老年性痴呆中最早出现的语言障碍,主要表现在说话时找不到合适的词语,由于缺乏实质词汇而表现为空话连篇;或由于找词困难而用过多的解释来表达,终成唠唠叨叨。疾病初期物品命名可能正常,但随后对常用物品名称和亲属的名字也会出现不能命名,如说不出日常所穿的衣服、裤子或鞋子,说不出儿女的姓名。同时,可出现错语,将裤子说成鞋子,将鞋子说成帽子,明明是女儿却说是姐姐。老年性痴呆患者言语的发音、语调及语法结构一般到晚期仍可保持相对正常,而语义方面则进行性受损。

随着痴呆的发展,患者语言的实用内容逐渐减少,且不适当地加入无关的词汇和无故变换主题,有时将不连贯的字词不合理地组合在一起,会用的词越来越少,令他们的讲话很难听懂(图3-2)。家属常反映患者说话"东拉西扯,你说东他说西",以致虽喋喋不休,旁人却不能从其谈话中理解其连贯思维,甚至完全听不懂他的含义,此为老年性痴呆患者自发言语的特点。与此同时,患者的听觉理解力也严重障碍,听不懂别人的话,常常答非所问,交谈能力下降,以致不能交谈;进而出现模仿语言和重复语言,严重时完全无法理解他人言语,令其脱衣则张口,令其伸手则久站不动。最后患者仅能发出不可理解的含糊声音,终至缄默不语,不能与外界交流,完全与外界隔绝,更进一步加速了痴呆的进程。如果你身边的老年人出现言语明显贫乏、词不达意,就该考虑是否存在老年性痴呆言语方面的障碍,这往往需要家属仔细观察,经常与老人交谈才可能在早期就发现异常。

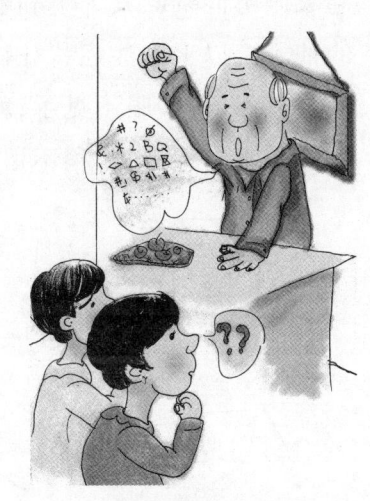

图3-2 患者会用的词越来越少,讲话让人很难听懂

三、视空间技能障碍

在老年性痴呆早期即可有视空间技能障碍,其症状包括不能准确地判断物品的位置:伸手拿东西时抓空,或伸手过远将东西碰倒;放物品时也不能正确判断应放的位置:如不能将锅或水壶准确地放在炉灶的火眼上,甚至因放偏而导致锅或水壶掉到地上等。有些痴呆患者在疾病的早期就可能在熟悉的环境中迷路;疾病中期甚至在自己家中也找不到自己的房间,不知哪个床是自己的,或刚上完厕所却找不到所睡的床,骑车出门或去子女家后却不认识回家的路线等。在疾病的早期进行简单的图画测试中,患者无法精确地临摹立体图(图3-3),中期以后连简单的平面图也难以画出(图3-4)。患者症状在日常生活中表现为明显的穿衣困难,拿起衣服不能判断其上下和左右,如鸡心领穿反,裤子穿反,甚至将裤腿当成了上衣的袖子。以上这些症状往往给患者及家属带来很多困惑,有时患者仅仅在家门口买点东西,却转眼不见了,就此迷路甚至无法找到。对于这样的患者,家属往往只能寸步不离地看护,稍不留神就有可能酿成大祸。

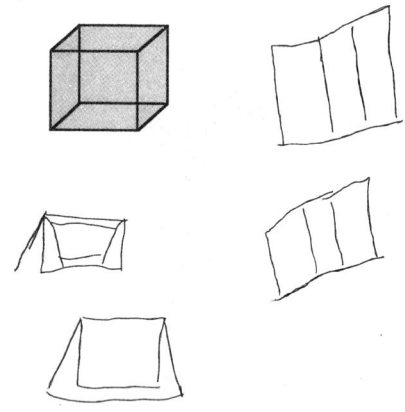

图3-3 患者所临摹的立体图(左上为标准的正方体立体图,余为患者所临摹)

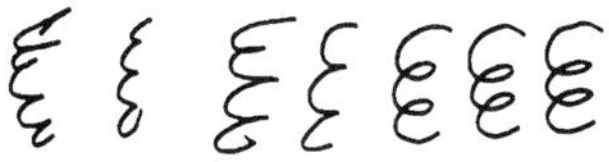

图3-4 患者所临摹的平面图形(左面四个为患者所画,右面三个为标准)

四、书写困难

书写困难常在老年性痴呆的早期出现。因书写困难而导致写出的内容词不达意,如写信不能写清含义,这常常是引起家属注意的首发症状,特别是一些文化修养较好的老人。研究认为书写错误与远记忆障碍有关。随病情发展出现大量错写,如笔画像汉字但笔画错误非汉字,甚至是不存在的新字。至病程中、后期,患者甚至不认识自己的名字,也写不出自己的名字。

五、失认和失用

失认是指病人不能辨认物体,尽管此时对物体的触觉或视觉要素都能辨认;失用是指虽有正常的活动能力与主观愿望,但不能执行已经学会的有目的的行动。检查老年性痴呆患者的失用和失认很困难,有时难以将其失用和失认与由于失语、视空间技能障碍和遗忘所造成的后果区别开。研究发现,约1/3的患者有视觉失认,比如不认识亲人和熟悉朋友的面貌。当自我认知受损时,患者甚至不认识镜中的自己,坐在镜子前与镜中自己的影像说话,问自己的影像"你是谁?怎么在我家?"(图3-5)。

失用常见于疾病中期,此时记忆和语言功能已明显受累而运动障碍并未出现。在老年性痴呆患者中失用可表现为两种类型:观念性失用,即不能以正确的手势做出连续的复杂动作,如装烟斗、划火柴、点烟;意向运动性失用,即不能按指令做出可自发做出的动作,如每天早起患者会用牙刷刷牙,但在检查时不能按指令要求做刷牙的动作。患者表现为丧失已熟练掌握的技能,如原来会骑车、游泳,患病后不会了,严重者不会使用任何工具,甚至不会拿筷子或用勺子吃饭。

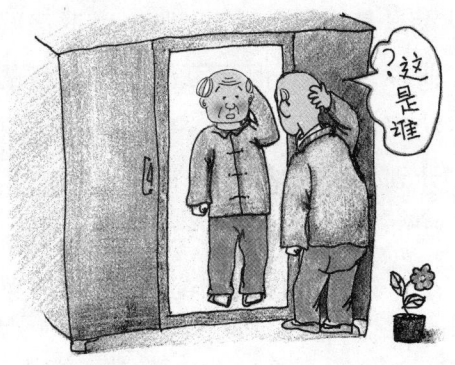

图3-5 当自我认知受损时患者甚至不认识镜中的自己

六、计算障碍

计算障碍常在老年性痴呆的中期出现,但在早期即可能有所表现,如购物时不会算账或算错账。计算障碍出现的原因有很多种,可能是由于视空间障碍(不能正确列算式),或因失语不理解算术作业要求,也可能是原发性计算不能。症状发展至严重时患者连简单的加、减法也不会计算,甚至不认识数字和算术符号,也不能回答检查者伸出的是几个手指。有一位资深的会计,在患病的初期,家属就发现其买菜时会偶尔给错钱,回来无法报账,后来发展到完全没有数字概念,每次买菜只能将钱包打开要求卖菜者自取,严重影响日常生活。

七、判断力差,注意力分散

老年性痴呆患者均可在早期出现判断力差,概括能力丧失,注意力分散等。判断力差,如看电视剧时辨别不出正面人物及反面人物;分不清金属与塑料的差别,把塑料盆放在炉火上当铁锅加热等。概括能力丧失表现为稍微复杂的问题就不能理解或茫然不知所措,对事情的描述不清,不能用简短的语言对事情进行总结概括。在痴呆早期,尽管有明显的记忆障碍,语言空洞,概括和计算能力有障碍,但仍有不少患者可继续工作。这种情况一般是由于患者对所从事的工作已很熟练,每天只是简单地重复,偶尔因记忆减退而导致工作差错时,也被周围同事谅解及帮助而继续工作;但当工作中发生新的情况,或向患者提出新的要求时,就会发现其无法完成新的工作。一般能继续工作的患者起初表现为做事较以前马虎,工作毫无计划性与创造性,继而连原来熟悉的工作都无法完成。例如,有一位高级厨师在患病的初期尚能完成拿手菜的烹饪,但对新的菜式不能掌握,发展到后来竟完全掌握不了火候与佐料的配用,烹调的菜肴不是生的就是过焦,不是太淡就是太咸,根本无法入口。

八、精神障碍

在老年性痴呆早期,尽管有隐袭的智能衰退,但人格和社会行为仍保留较完整,患者仍能有效地进行社交活动,周围的人常无法察觉其异常。最初出现的情感障碍可表现为较幼稚,或像儿童样欣喜,情绪易激惹。情感淡漠也常在早期出现,患者常有一种面部的愚笨像。情绪和行为的异常改变会在没有任何合理原因的情况下出现。患者会在几分钟内从喜悦到大哭,之后生气发怒,最后又恢复平静;也可能在本应是悲伤的时候却表现出欣喜的情绪;或者在安静的时候毫无原因地哭泣,甚至极为愤怒。此外,功能性的精神症状在早期还可表现为患者以自我为中心,躁狂,幻觉妄想,抑郁,性格改变,谵妄等,情绪不易控制。以往较多注意老年性痴呆病患者的认知功能障碍,而忽视精神方面的症状,实际上精神障碍可能更突出。有无精神症状以及有哪些精神症状,可能反映了老年性痴呆的不同亚型,也可能间接反映老年性痴呆在遗传方面的差异。如果发现老年人出现以精神障碍为主的疾病且病程较短,应考虑为老年性痴呆的可能,而不应将以抑郁、躁狂、行为障碍(如攻击、乱跑)为表现的老年性痴呆患者误送入精神病院治疗。

九、性格改变

性格改变在一部分患者中非常显著,多变得极为敏感多疑或非常恐惧,或变得越来越暴躁、固执。家属常反映这类患者发病后"像是换了一个人",比如过去是"一家之主"或工作作风雷厉风行的领导者,现在却变成事事需要依赖他人的毫无作为的人。过去是"好好先生",现在却常无缘无故与他人争吵,怀疑儿女偷他钱物,疑心七八十岁的老伴有外遇,甚至企图用刀杀老伴,彻夜不眠,大吵大闹,担心有人要害他。这些异常的行为举止,令家人无法理解,痛苦万分。

十、行为改变,运动障碍

老年性痴呆患者的运动在早期常表现正常,疾病中期患者行为可见幼稚笨拙,常进行无效劳动,无目的劳动。例如家属反映患者常无目的地在室内来回走动,翻箱倒柜,乱放东西,忙忙碌碌,或半夜起床,到处乱摸,开门,关门,搬东西等,不知所措;或爱藏废物,收集垃圾,视作珍宝,怕被盗窃;或不注意个人卫生习惯,不换洗脏衣,晨起不愿洗漱;或出现违背常理与妨碍公共秩序的行为,甚至影响治安;或动作日渐减少,端坐一隅,呆若木鸡。随着疾病的进展,本能活动的丧失,患者在晚期均不能行动,卧床不起,两便失禁(小便不易控制可能出现更早些),全无生活自理能力,形似植物状态。据统计,这类晚期患者60%的一般在入院后6个月内死亡,80%的在入院后18个月内死亡,死亡原因主要为继发性感染。

虽然老年性痴呆患者直到晚期才出现运动障碍,但肌张力增高并非少见,即使是轻度和中度的痴呆患者,亦可出现锥体外系体征,即出现累及四肢及颈部的肌强直,运动减少,震颤,异常的屈曲姿势。此时如果患者智能减退不突出或被忽略,就易与帕金森病在诊断上发生混淆。至老年性痴呆的疾病晚期,逐渐出现锥体系和锥体外系的症状与体征,或原已有锥体外系体征加重,最后呈现强直性或屈曲性四肢瘫痪,终日卧床。

第二节 老年性痴呆各期的临床特点

一、老年性痴呆早期

第一阶段即发病的早期,大致1~3年,主要表现是记忆力减退。最初出现的是学习新知识困难,对一些事情"记得不如忘得快",但通常还能进行正常的社会交往,所以经常不被患者和家属注意。此时老人突出的症状是记忆障碍,尤其是近期记忆,患者经常忘记刚发生过的事情,而对以前陈芝麻烂谷子的事却记得颇为清楚,生活料理基本正常,家属有时还会误认为患者记忆力不错。此期脑电图及头颅CT检查多为正常或仅在CT中发现轻度脑萎缩,智能检测常可以发现记忆力明显下降。具体表现举例如下:

1. 随做随忘,丢三落四。做菜时已放过盐了,却不知道放过没有;烧开水时会因忘记而烧干水壶;明明锁了门出去,半路上却又觉得门没锁;上街去买菜,忘了拿篮子或钱(图3-6);本来去接孙子另带买瓶醋,孙子接回来了醋却没有买;忘记熟人的名字,走在街上明明是老熟人却叫不出对方的名字。

2. 词不达意,唠里唠叨。本来想表达一种意思,说出来却是另外一种意思;对一件事总是反复不停地说或反复不停地重复问同一个问题,但总也记不住答案,甚至会忘记自己曾问过这个问题。

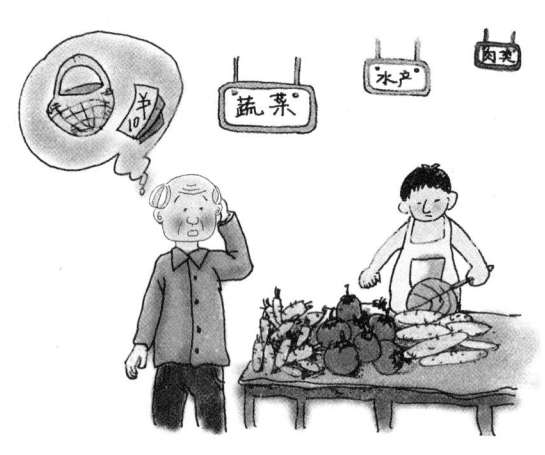

图3-6 日常做事患者常会随做随忘。例如上街去买菜,常会忘了拿篮子或钱

3. 时间和地点定向能力丧失。会在家门口迷路或是在熟悉的街道里走失,忘记自己现在身在何处,是如何到这里的,又该如何回到原来的地方。有时会不认得自己的家门,而走到邻居家。

4. 多疑猜忌。自己的东西找不到了,却总怀疑别人拿去了。

5. 情感冷漠,主动性丧失。对什么事都不感兴趣,甚至对过去很感兴趣的事情也觉得索然乏味,没有欲望,消极被动。需要旁人的提示和推动才会参加正常的社会活动。

6. 计算力下降。上街买菜,挺简单的账算起来很费力,甚至根本不会算了。

值得注意的是,在老年性痴呆早期,尽管有明显的记忆力下降,语言空洞,概括和计算能力有障碍,但仍有不少患者能继续工作,这是由于在做很熟悉的工作,但当向他提出新的要求时,其工作无能才被发现。有一位高中数学特级教师张老师,在退休前一年,就有同事反映其讲课质量比过去差,他则认为是同事嫉妒自己。退休后他被另一家私立学校聘请,继续教授数学。但同学们反映说他讲课时经常将已说过的话翻来覆去地讲,并且经常回答不出同学的提问。私立学校的校长不得不亲自调查这位特级教师的讲课能力,结果在医院他被诊断为老年性痴呆。后来医师说,其实在两年前张老师就丢三落四,而且常常叫不出老同事的名字,那时就该到医院看病了。

二、老年性痴呆中期

第二阶段为中期,病程较长,一般在发病后 2~10 年。此阶段记忆力下降更为明显,不仅不记得最近发生的事,甚至远期记忆也明显下降,无法正确地回忆以往生活中发生的重大事件,如哪年结婚的、孩子的生日、事业上的成功,甚至连使用多年的电话号码等都忘记了。认识、判断能力也发生严重障碍,不知道当天的年、月、日,不知道季节;不会随冷暖而更换衣服,不会穿衣及鞋袜,如大热天穿着厚毛衣,或同时穿着好几件衬衫或短袖衬衣,把内衣穿在毛衣外等;将东西放在不合适的地方,如将电熨斗放在冰箱里,把手表放在糖碗里;严重时大小便不知如厕;不认识同事及邻居,分不出男女性别,甚至连镜子中的自己也不认识。思维混乱,说话时答非所问,文不对题,别人难以理解他要表达的内容是什么。此阶段后期已基本无法料理自己的生活。行为、性格及人格障碍也是此阶段病变的特点。有些患者表现出明显的性格和行为改变,如以前脾气温和,为人宽厚,现在却变得脾气暴躁,心胸狭小;以前脾气很坏,现在却特别听话。有的终日无事忙,无目的地徘徊,收集废物,无原因地傻笑;有的患者则活动很少,呆坐一隅,对周围任何事物毫不关心;有的患者焦虑不安,甚至不分白天黑夜地吵闹不休;也有的出现四肢痉挛,动作不灵活等神经系统的症状。有些患者走得稍远一点就有可能迷路,有的甚至在很熟悉的环境中迷路。此期脑电图检查可见到慢波明显增多。脑 CT 检查常可发现脑室增大,脑沟增宽,皮质轻度萎缩等异常。智能检测提示记忆力、定向能力、思维判断能力都明显降低。

三、老年性痴呆晚期

第三阶段为晚期阶段,一般在发病后 8~12 年。主要表现为非常明显的智能障碍,患者与周围环境已无法正常接触,语言支离破碎,毫无意义,最多只能记起自己、配偶或照料者等一两个人的名字。多数患者表情淡漠,终日少语少动,可出现肢体强直、挛缩,步态不稳,约有 1/3 的患者会发生癫痫大发作,生活完全不能自理,需要他人 24 小时看护。此期脑电图检查可见到全面的慢波化、重度异常。脑 CT 检查可发现广泛的脑萎缩。记忆及智能检测已无法进行。

第三节 老年性痴呆的诊断要点

根据上述老年性痴呆临床表现及各阶段的特点,临床诊断还需要进行体格检查,尤其是高级神经功能检查,常结合痴呆量表测定。常用的量表有简易智力状态量表(MMSE)、长谷川简易痴呆量表(HDS),用以测定患者智力障碍的程度,再应用 Hachinski 缺血指数量表鉴别痴呆的类型。此外,辅以必要的实验室检查如脑电图、头颅 CT 和 MRI、脑血流测定、SPECT 及血液生化检测等,进一步加强临床诊断和鉴别诊断,以期尽早、正确、积极地治疗痴呆,尤其是那些可治性痴呆。

一、临床诊断

老年性痴呆的发病危险因素为年龄、家族史、颅脑外伤等。神经心理学检查证实其认知功能障碍表现在以下两个方面：

1. 记忆障碍包括短期和长期记忆力障碍。近记忆障碍表现为基础记忆障碍，数字广度测验至少3位数字表现为辅助记忆障碍，间隔5分钟后不能复述3个词或3件物品名称。远记忆障碍表现为不能回忆本人的经历或一些常识。

2. 认知功能障碍（至少具备下列1项）。失语：除经典的各类失语外，还包括找词困难，表现为缺乏名词和动词的空洞语言，类比性命名困难表现在1分钟内能说出动物的名称数常少于10个，且常有重复。失用：包括观念运动性失用及意向运动性失用。失认：包括视觉性和触觉性失认。抽象思维或判断力障碍：包括计划、组织、程序及思维能力障碍。上述两类认知功能障碍明显干扰了职业和社交活动，或与个人以往相比明显减退。认知功能障碍是在没有意识障碍或谵妄状态时发生的。上述障碍不能用其他的精神及情感性疾病来解释（如抑郁症、精神分裂症等）。

二、神经影像学诊断

老年性痴呆的临床诊断尚无确切、可信赖的生物学指标，近年神经影像学技术已为老年性痴呆的诊断提供了重要的手段。

1. 脑CT。老年性痴呆的脑CT检查显示脑沟增宽，脑室扩大，脑萎缩。有人建议：在弥漫性脑萎缩的CT诊断中，颞叶和海马萎缩、脑室下角扩大（横径 > 7.7mm），有助于老年性痴呆患者与正常脑老化的鉴别。CT显示海马萎缩可作为早期诊断的标志。脑CT可排除如脑积水、慢性硬膜下血肿、脑肿瘤和脑梗塞等所致与老年性痴呆相似的临床症状和病程的器质性脑病。

2. 脑磁共振（脑MRI）。MRI测颞叶中部结构萎缩的程度，以区别老年性痴呆与同龄非痴呆对照组，其敏感性可达81%，特异性可达67%。测量颞角宽度是区别老年性痴呆与非痴呆老年人最敏感的指标（敏感性达90%，特异性达85%）。若结合海马高度、海马与脑干间距及海马沟回间距，其敏感性可达93%，特异性可达

95%。可见 MRI 线性定量测定局部海马萎缩,能作为早期诊断老年性痴呆的准确、可靠指标之一。(图 3-7 为正常脑与老年性痴呆脑的 MRI 的区别)

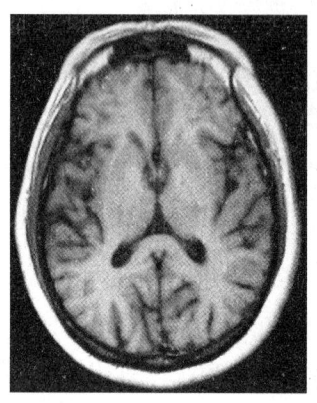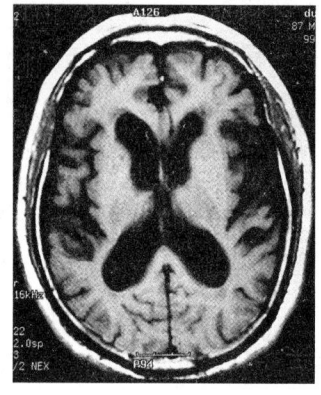

图 3-7　正常脑(左)与老年性痴呆脑(右)的 MRI 图像

3. 单光子发射计算机断层扫描(SPECT)。研究证明,老年性痴呆患者的脑血流量减少,其减少的程度与痴呆的严重程度相关。双颞顶区灌注减少者,老年性痴呆的符合率达 80%,86% 的患者其脑血流量的减少与颞叶萎缩的程度成正相关。

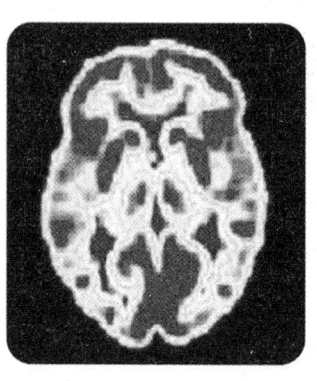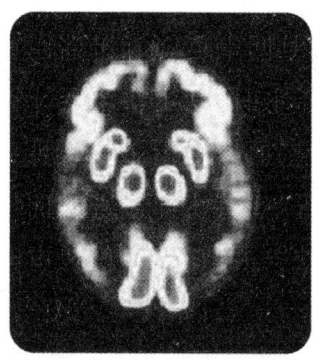

图 3-8　正常脑(左)与老年性痴呆脑(右)的 PET 图像

4. 正电子发射断层扫描技术(PET)。PET 证明老年性痴呆患者的大脑代谢活性降低,且代谢障碍远在神经影像学发现形态学改变之前就已经出现。典型的代谢降低区以顶颞联系皮层最为突出,其次是颞叶皮层、基底节、丘脑和小脑。随着病程的进展,这一局部的特征性葡萄糖代谢率会进一步降低。95% 老年性痴呆患者的大脑葡萄糖代谢下降与其痴呆的严重程度相一致(见图 3-8)。近年来进行 PET 对老年

性痴呆患者脑中的 β 淀粉样蛋白沉积的标记成为诊断老年性痴呆的研究新热点。

三、电生理诊断

老年性痴呆患者的脑电图表现为弥漫性慢波,α 波节律变慢,波幅变低;严重者,双侧可同步发放 0.5c/s 的尖波。脑电地形图中,σ 及 θ 功率弥漫性对称性增强。A 功率在大部分区域下降。事件相关电位(P300)潜伏期延长和波幅下降,与老年性痴呆患者的记忆障碍程度及视觉障碍程度相关。脑血流图显示,大脑皮质的局部脑血流量减少,脑氧代谢率下降。

四、实验室诊断

老年性痴呆患者中以载脂蛋白 E4 等位基因型居多,有该基因型者易患老年性痴呆。但并非所有载脂蛋白 E4 等位基因型者均一定患老年性痴呆。临床上对可疑老年性痴呆患者,测得载脂蛋白 E4 等位基因型,则有助于老年性痴呆诊断。

五、病理诊断

肉眼观察可见两侧大脑半球对称性萎缩,冠状切面上表现为脑沟变深,脑回变窄,同时侧脑室扩大,脑室的角变钝,海马与颞角壁的间隙增宽(见图 3-9)。细胞学特点是复合性的,除了两个特征性的病变(老年斑、神经原纤维缠结),还伴有颗粒状空泡变性,平野小体,神经元减少,神经轴索和突触的异常,星形细胞和小胶质细胞的反应,以及脑血管的改变。

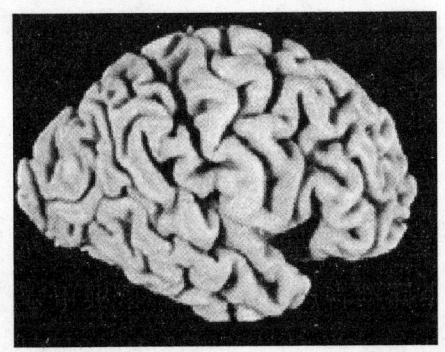 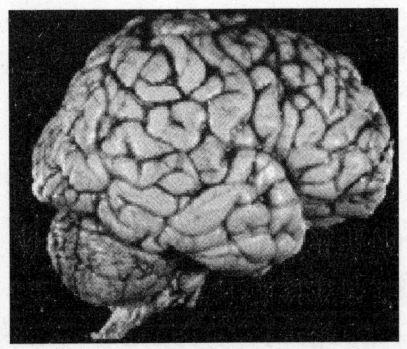

图 3-9　正常脑(左)与老年性痴呆脑(右)的对比

美国国立神经、语言疾病和卒中研究所(NINCDS)和美国阿尔茨海默病及其相关性疾病协会(ADRDA)标准规定,根据症状、神经功能量表及神经影像学所见,生前只能诊断为"可能为阿尔茨海默病",确诊则有赖于脑组织活检。这在我国较难被患者及家属接受,故痴呆临床误诊率仍较高,尤其是早期诊断,尚有一定的难度。

六、神经功能检查量表

老年性痴呆在临床的诊断常需通过各种痴呆量表如简易智力状态量表(MMSE)、长谷川简易痴呆量表(HDS)、Hachinski缺血指数量表(HIS)以及日常生活能力量表(ADL),并结合临床表现确定是否存在痴呆或可疑痴呆,是老年性痴呆还是血管性痴呆,痴呆的程度,痴呆的日常生活能力等情况。常用于老年性痴呆疾病筛查和诊断的量表有:

1. 简易智力状态检查量表(mini-mental state examination,MMSE)。MMSE是最具有影响的认知功能筛查工具,在国内外被广泛使用,具有敏感性好、易操作等优点。国内研究表明,以文盲组17/18分,小学组20/21分,中学以上组24/25分为分界值,MMSE在痴呆筛查诊断中的敏感度为92.5%,特异度为79.1%。但MMSE量表也有缺点:(1)受教育程度的影响大,受教育程度高的老人可能会出现假阴性,受教育程度低的老人可能会出现假阳性,对轻度认知功能障碍的检出不敏感;(2)记忆力检查如命名测验过于简单;(3)受语言的影响大,操方言者可能会出现假阳性;(4)语言项目占绝大部分,非语言部分项目少。

2. 长谷川简易痴呆量表(Hasegawa dementia scale,HDS)。此量表于20世纪80年代初引入我国,因其操作方便,中日两国文化背景相仿,因而在我国使用较多。其评分简单,不受文化程度影响,敏感性和特异性较高,是筛选老年性痴呆常用的工具之一。

3. 画钟测验(clock drawing test,CDT)。此测验对顶叶和额叶损害敏感,常用于痴呆的筛查。画钟测验从正常人中检出老年性痴呆患者的敏感度为86.0%,特异性为96.0%,在临床实践中简单易行(见图3-10)。让疑似老年性痴呆患者画出显示2点45分的钟,可见随着痴呆的进展所画的图与正确图相差越来越大,最终连钟的图形都无法完成。

4. 韦氏记忆量表(Wechsler memory scale,WMS)及其中国修订本。WMS反映受试者记忆功能的概况和各方面记忆的特点。它分甲、乙两个平行版本,由7个分测验组成,在我国的修订本中又增加了3个分测验。WMS主要检测长时记忆、时空定向、注意力、短时记忆、图形视觉记忆、图画视觉记忆、语言联想记忆、触知和空间知觉记忆、言语理解记忆等。

5. Hachinski缺血指数量表(Hachinski ischemic scale,HIS)。HIS是1975

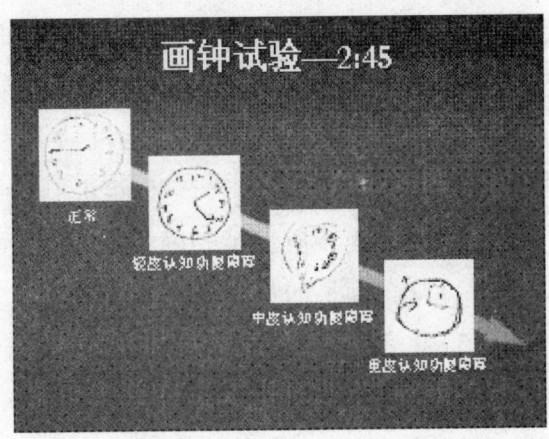

图3-10 随着痴呆的进展,患者所画的图与正确图相差越来越大,最终连钟的图形都无法完成

年由Hachinski制定的主要用于血管性痴呆和老年性痴呆的鉴别诊断量表。Rosen曾对量表的计分做了修改,称为"改良的局部缺血性量表"。HIS由13个项目组成,来源于临床实践经验,需要综合病史、症状、体征和辅助检查结果等内容进行综合评定。此量表鉴别两种痴呆,敏感度可达到90.0%,特异性可达98.8%。

以上测试和量表主要用于老年性痴呆的诊断和鉴别诊断。其中以MMSE和Hachinski缺血性量表最为常用,前者主要用于筛查痴呆患者和痴呆严重程度的判断,后者主要用于鉴别诊断。

七、关于老年性痴呆的国际疾病诊断标准

1. 目前常采用1992年第十次修订(ICD-10)的关于老年性痴呆的国际疾病诊断标准。

(1)有痴呆。

(2)潜隐起病,缓慢变化,通常难以指明起病的时间,但他人会突然察觉到症状的存在。在进行性发展过程中,可出现一个相对稳定期。

(3)无临床依据或特殊检查的结果能够提示精神障碍是由其他可引起痴呆的全身性疾病或脑的疾病(例如:甲状腺功能低下、高血钙、维生素B_{12}缺乏、烟酸缺

乏、神经梅毒、正常颅压脑积水或硬膜下血肿）所致。

（4）缺乏突然性、卒中样发作，在疾病早期无局灶性神经系统损害体征，如肢体瘫痪、感觉丧失、视野缺损及运动协调不良（但这些症状会在疾病晚期出现）。

2. 我国中华医学会于1989年也制定了老年性痴呆的诊断标准：

（1）符合脑器质性精神障碍的诊断标准；

（2）符合痴呆的诊断标准；

（3）起病缓慢，痴呆的发展也缓慢，可有一段时期不恶化，但不可逆；

（4）不是脑血管疾病所致的痴呆；

（5）通过病史、体检或实验室检查，排除其他特定原因所致的痴呆；

（6）通过病史和精神检查，排除抑郁所致的假性脑器质性痴呆。

美国国立神经病语言障碍卒中研究所和美国阿尔茨海默病及相关疾病协会成立了一个工作组，提出了一个内容详尽、具体的诊断标准，称为NINCDS-ADRDA阿尔茨海默病诊断标准，将阿尔茨海默病根据诊断方法和把握程度分为肯定的阿尔茨海默病、很可能阿尔茨海默病、可能的阿尔茨海默病，此标准也较常用。还有其他一些诊断标准，都大同小异，这里不再一一介绍。

第四节 老年期痴呆的鉴别诊断

老年期发生的痴呆，根据其病因主要分为脑变性疾病引起的痴呆（包括阿尔茨海默病）、脑血管病引起的痴呆（血管性痴呆）、其他痴呆、外伤性痴呆等。由于疾病不同，故治疗不同，预后不同。其中有些通过积极治疗或预防可逆转疾病的进程，需要进行鉴别，详细的区分如下。

一、脑变性疾病引起的痴呆

脑变性疾病引起的痴呆主要是指阿尔茨海默病，即老年性痴呆，其临床表现及诊断要点已如上述。除此之外还有一些其他类型的脑变性疾病的痴呆，如：路易体痴呆、额颞痴呆和Pick病、帕金森病痴呆、皮质基底节变性、苍白球黑质变性、亨廷顿病、肝豆状核变性等，需要神经专科医生通过临床表现、实验室检查、影像学甚至病理学证据来进行鉴别。

1. 路易体痴呆(Lewy body dementia,LBD)。LBD 是最近几年才被推荐作为一个痴呆类型的,近十年来的研究认为 LBD 是仅次于老年性痴呆的常见痴呆类型,约占痴呆病人的 15%～25%。LBD 多在老年期起病,偶见中青年,男性略多于女性。在疾病的晚期老年性痴呆与 LBD 的表现相似,很难加以鉴别。在 LBD 疾病的早期或中期,可以通过波动性认知功能障碍、精神症状(视幻觉)和神经系统症状或体征(帕金森综合征)来加以鉴别。早期 LBD 执行功能和视觉空间功能障碍非常明显,记忆障碍较轻,同时认知功能的波动性非常突出。老年性痴呆患者早期记忆障碍突出,执行功能和视觉空间功能障碍相对较轻,认知功能的波动性不明显。老年性痴呆患者可有视幻觉,但不如 LBD 患者的视幻觉鲜明生动,妄想内容也不如 LBD 患者的妄想那么丰富和系统。LBD 的另一个诊断特点是同时伴有帕金森综合征,而轻、中度老年性痴呆患者一般没有帕金森综合征。最终 LBD 的确诊有赖于尸体解剖的病理诊断,因此其临床诊断的准确性还不是很高。

2. 额颞痴呆(frontotemporal dementia,FTD)和 Pick 病。额颞痴呆是指以额颞叶萎缩为特征的一组非阿尔茨海默病痴呆,约占痴呆的 10%,占早老性痴呆的 25%。可见三种主要类型:Pick 病(占 FTD 的 1/4)、非特异性额叶变性、额叶变性合并脊髓前角神经元脱失。FTD 起病较早(50～60 岁),其早期突出损害不是记忆障碍,而是以明显的人格、行为改变和认知障碍为特征。临床上表现为隐袭起病,进展性发展的行为异常和语言障碍,生前通常不能诊断,须依赖于组织病理学证据。老年性痴呆与额颞痴呆鉴别的要点包括:老年性痴呆通常早期出现认知功能障碍,如遗忘、视空间定向和计算力障碍,社交和礼仪相对保留;额颞痴呆或 Pick 病早期出现人格改变、行为异常和言语障碍,典型者出现 Kluver-Bucy 综合征,空间定向及近记忆保存较好。影像学检查显示 Pick 病额颞叶萎缩,老年性痴呆为广泛脑萎缩。

3. 帕金森病痴呆。帕金森病(Parkinson's disease,PD)是最常见的神经系统变性疾病之一。人们最初认为认知障碍可能不是该病的常见表现,随着神经心理学的发展和人们对痴呆的重视,近来的研究显示在 PD 患者中可出现明显的痴呆,称为帕金森病痴呆(Parkinson's disease with dementia,PDD),患者可能产生某些认知功能的障碍并发展为痴呆。但这类病人早期的症状仍是以静止性震颤、肌强直、运动迟缓和姿势步态异常为主,并且多巴类治疗有效,而认知障碍晚期出现,以此可与老年性痴呆鉴别。

二、血管性痴呆

血管性痴呆是指各种原因引起的脑血管供血障碍所致的痴呆。发病年龄多在50~60岁之后,以男性为多,半数以上病人有高血压病、高脂血症、动脉粥样硬化病史。这是由于血管性痴呆发生多在心脑血管疾病之后,而心脑血管疾病以男性患者为多。本病起病迅速,病史中有反复多次的中风发作,多在脑卒中后不久即发生认知障碍。病情呈阶梯式进展,往往中风每发作一次痴呆症状加重一次。

血管性痴呆患者早期表现为情绪易激动、头痛、失眠(图3-11)或嗜睡、心悸,以及肢体麻木、偏瘫、语言障碍等脑卒中的症状和体征,继而出现记忆力渐减退,理解能力及分析综合能力也有一定程度的障碍。与老年性痴呆相比较不同的是,老年性痴呆患者可出现智能的全面减退直至完全丧失,而血管性痴呆患者的智能呈现斑片性的减退,有人观察到最常见的是时间定向力、计算力、近记忆力、自发书写及抄写能力降低,其智能衰退并非是

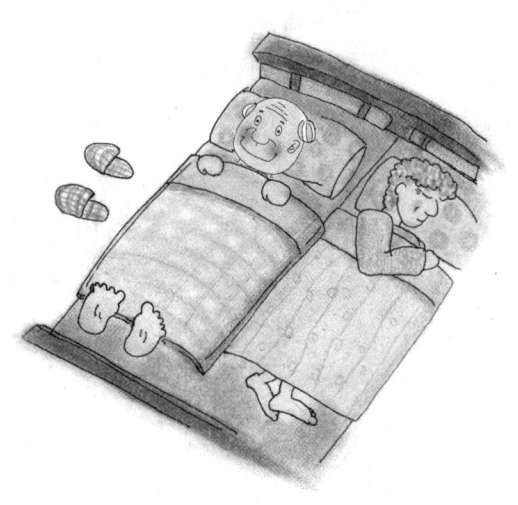

图3-11 血管性痴呆患者早期表现为情绪易激动,性格改变,始动性差

全面性的。患者对自己所患疾病亦保持一定的认识能力,定向力一般也相对保持较完整。由于血管病变引起的脑损害,根据部位不同可出现各种相关的神经精神症状。一般来说,位于左大脑半球皮层的病变,可能有失语、失用、失读、失书、失算等症状;位于右大脑半球皮层的病变,可能有视空间功能障碍;位于皮层下神经核团及其传导束的病变,可能出现相应的运动、感觉及锥体外系障碍,也可出现强笑、强哭的症状,有时还可出现幻觉、自言自语、木僵、缄默、淡漠等精神症状。随着脑

血管供血障碍的改善，痴呆的表现也有可能有所减轻。CT 或 MRI 检查发现有多发的脑梗塞病灶，总体积可达 50mL 以上，或多发性腔隙性脑梗死，多位于丘脑及额颞叶，或有皮质下动脉硬化性脑病表现。Hachinski 评分大于 7 分。脑电图显示两侧非对称性的弥漫性慢波增强，α 波功率正常。脑脊液中 GuZu-SOD 活性不高，胆碱脂酶活性不低，这些都与老年性痴呆不同。

血管性痴呆的临床类型主要有以下七种：

1. 卒中后痴呆：卒中后一年内约 1/4 患者可能发生痴呆。其机制是多种的，包括不同的卒中病因、不同的脑的病灶部位及变性性病理改变。该痴呆可以是皮层—皮层下梗塞，皮层下缺血性小血管病变（subcorfical ischemic vescalar disease, SIVD）等类型，主要表现为进行性认知功能，包括执行功能下降。

2. 多梗塞性痴呆：指多次梗塞引起的多个皮层和皮层下梗塞引起的痴呆，但多梗塞性痴呆并不常见于老年人。

3. 皮层下缺血性血管性痴呆：主要病变于脑小血管，引起腔隙性脑梗塞和缺血性白质损害，皮层下症状群是主要临床表现，皮层下缺血性血管性痴呆常重叠 Binsuarger 病和腔隙状态，发病常隐袭，认知功能障碍与脑影像学改变，以及临床脑血管病表现之间相关性可不明显，主要临床症状包括精神运动迟缓，执行功能、记忆、语言障碍和情感脆弱等。

4. 特殊功能部位梗塞性痴呆：如角回梗塞可表现为急性发病的流利性失语、失读、失写，大脑后动脉梗塞引起遗忘症状群伴易激惹等。

5. 低灌流性痴呆：由于心跳骤停或严重低血压引起大脑缺血所致。

6. 出血性痴呆：如硬膜下血肿，蛛网膜下腔出血后。

7. 特殊动脉病变所致痴呆：如常染色体显性遗传的动脉病伴皮层下梗塞和白质脑病（CADASIL）。

血管性痴呆的诊断根据病史、神经系统检查及影像学征象，一般来说，诊断不很困难。

三、混合性痴呆

同时存在有老年性痴呆和血管性痴呆的症状，有时鉴别很困难。据欧美各国统计,脑变性疾病引起的痴呆——老年性痴呆占50%以上,脑血管病引起的血管性痴呆占15%~20%。据日本的统计资料,老年性痴呆占33.7%,血管性痴呆占36.3%,混合性痴呆占19.5%,其他原因引起的痴呆占10.5%。我国27个城乡的普查资料表明,60岁以上老人中血管性痴呆的患病率为324/10万人口,老年性痴呆为238/10万人口;血管性痴呆的患病率城市高于农村,老年性痴呆正相反,农村多于城市。

四、脑外伤所致痴呆

神经系统意外损伤是导致痴呆的常见病因,如拳击家痴呆、闭合或开放性脑外伤后等。拳击家痴呆是一种由于频繁轻度脑外伤所致的慢性进行性痴呆,常见于拳击师,是在拳击场上反复头部外伤数年之后,逐渐发生的一组综合征。本综合征的早期多因构音障碍而口齿不清,动作迟缓,走路不稳。以后出现不同程度的帕金森综合征、锥体束征或小脑损害表现。后期出现痴呆,其最先表现为记忆障碍,主要特征为近记忆和远记忆均可损。患者可有意识混乱及精神运动迟滞,人格改变,精神症状如欣喜、激惹、抑郁、嫉妒、妄想均可发生,少数人有癫痫发作。CT可见脑萎缩,脑室扩大,常见有透明间隔腔。

五、内分泌疾患及营养代谢障碍所致痴呆

如甲状腺功能低下和副甲状腺功能低下都可能引起痴呆。由于营养及代谢障碍造成了脑组织及其功能受损亦可导致痴呆。如各种脏器引起的脑病,像肾性脑病,是慢性肾功能衰竭、尿毒症引起脑缺血、缺氧,可以导致痴呆;其他如肝性脑病、肺性脑病等都可导致痴呆。营养严重缺乏,如维生素B_1、B_{12}以及烟酸、叶酸缺乏症均可导致痴呆。糖尿病及高脂血症都可引起大、中动脉血管发生动脉粥样硬化,小血管及微血管基底膜增厚,可引起脑梗死及脑出血,导致血管性痴呆。

六、感染所致痴呆

感染艾滋病(AIDS)、梅毒、克—雅氏病、单纯疱疹病毒性脑炎、细菌或霉菌性脑膜炎后均可导致痴呆,其中艾滋病是导致痴呆的原因之一。目前已知老年人患

艾滋病早期即可出现进行性痴呆,并已证明中枢神经系统可以直接感染人免疫缺陷病毒(HIV)。此外梅毒螺旋体亦可以侵犯大脑,产生精神和神经症状,最后导致麻痹以及日益加重的智力减退和个性变化,即所谓的麻痹性痴呆。

七、药物及其他物质中毒所致痴呆

酗酒、慢性酒精中毒者引起的老年期痴呆并不少见。长期接触铝、汞、金、银、砷、铅及有机溶液等,防护不善,引起慢性中毒后可以导致痴呆。一氧化碳中毒也是常见的导致急性痴呆的原因之一。

八、占位病灶所致痴呆

慢性硬膜下血肿、脑内原发或转移性肿瘤也可直接损伤脑组织导致痴呆。

九、其他原因所致痴呆

正常颅压性脑积水、癫痫等原因均可引起老年期痴呆。正常颅压性脑积水典型症状是不同程度的痴呆,步态不稳和尿、便功能障碍三大主症,临床上表现为逐渐出现的痴呆,早期多为迟钝、淡漠、记忆差、动作欠灵活,一般的表现是安静的。因为患者情绪低落,精神运动迟滞,罕有焦虑或妄想,故有时易被疑为抑郁症。腰穿时脑脊液压力正常,CT显示脑室扩大,以额颞部明显。

十、有别于老年性痴呆的其他老年非器质性疾病

(一)老年抑郁症

抑郁症在老年患者中是常见的,常与痴呆相似,也可与器质性脑病综合征相似或作为附加症状。抑郁症的发病时间常能够确定明确的日期,而痴呆的发病时间只能是比较含糊地确定。抑郁综合征病程急,而痴呆则进展缓慢。在抑郁症中,常有明显的精神障碍史,而痴呆则无。抑郁综合征患者常抱怨认知缺失,强调他们的低能,突出他们的失败,几乎不能努力做甚至最简单的工作。相反,痴呆患者几乎无认知力主诉,隐瞒他们的低能,突出他们的成绩,竭力去完成工作。此外,抑郁综合征患者注意力可完好保存,其典型表现是对提问以"不知道"回答,通常近期和

远期的记忆丧失同样严重。而痴呆患者的注意力和专注力一般都发生障碍,他们的回答常有些答非所问,且近期记忆丧失更为严重。

尽管如此,两者常常容易混淆。老年人面临突然出现的重大精神刺激,在一段时间内发生情绪抑郁乃是正常现象,并非病态。只有出现持久的抑郁症状,并且向严重程度发展时,才能考虑到是否得了该病。另外,有些老年期抑郁症患者,当病情发展到严重阶段时,其思维和动作都会受到抑制(尤其是思维抑制),此时会出现类似老年性痴呆的临床表现。所以,对这类病人,尤其要注意鉴别"假痴呆真抑郁"情况的存在,以免贻误病情,贻误治疗,影响康复。那么,如何区别老年期抑郁症和老年性痴呆呢?以下五点,可供参考。

1. 老年期抑郁症起病较快,发展迅速;而老年性痴呆则起病缓慢,发展也缓慢。

2. 老年期抑郁症的抑郁症状持续较久;而老年性痴呆患者的情绪变化多,不稳定,犹如幼童。

3. 老年期抑郁症患者的智能障碍为暂时性的、部分性的,每次神经功能检测的结果可不相同;而老年性痴呆患者的智能障碍是全面性的,而且呈进行性的恶化。

4. 老年期抑郁症患者一般并无中枢神经系统的症状,脑 CT 检查也无阳性发现;而老年性痴呆患者的情况就不是这样了。不少患者还有高血压、动脉硬化或"小中风"的病史,脑 CT 检查可发现有不同程度的脑萎缩或(和)脑梗塞的表现。

5. 用了抗抑郁药物后,老年期抑郁症患者会病去体愈,恢复病前谈笑风生、谈吐自如的神态;而对于老年性痴呆患者来讲,抗抑郁药物就不起任何作用了。当然,有部分老年性痴呆患者在病程的早期,也可出现抑郁症状,颇像老年期抑郁症,到了病程的中、晚期,才露出老年性痴呆的"庐山真面目"。对此尤需警惕。

(二)老年健忘

人到老年以后,大脑容易发生器质性的智能衰退,从而出现健忘的症状,比如,常常忘记物品放在何处,难以记住别人的姓名、地址、电话,往往需要借助于笔记。但是一般是不会影响生活的,往往表现为记得有某件事,一时想不起来,事后又重新想起来,或根据提醒、联系想起来。良性健忘的老人有自知力,很少出现语言和视空间定向障碍,生活能自理,甚至还能照顾家人;尽管记忆力下降,但对重大事件的认识能力基本上不减。而老年性痴呆则属于病理性改变,痴呆早期表现的遗忘为根本想不起来,是记忆过程受损。痴呆患者除记忆障碍外,还有人格、语言、认知、视空间障碍。老年性痴呆的患者,开始仅有动作笨拙,常自言自语。随着病情的发展,痴呆表现就会越来越严重:说话时口齿不清,条理颠倒;记忆显著减退,前说后忘,有时连自己的姓名、年龄都说不清楚;外出时甚至忘记自己的住处而不能回家。病情后期,则完全呈现痴呆状态,行动迟钝,精神萎靡,终日不言语,或答非所问,语无伦次,大小便不能自理,需要家人的精心护理。健忘是老年人脑功能衰弱的表现,而痴呆则是病理性的脑器质性智能衰退,如何区别两者?以下几点可供参考。

1. 遗忘区别:健忘的老年人对做过事情的遗忘总是部分性的,不会影响正常社会活动和生活,不经意间偶尔出现丢三落四是难免的,但是事后或经人提醒一般能够回忆起来。譬如一位在职老年人,他可能有时烧开水时忘了,但是工作上的重要事情不会忘。而痴呆的遗忘则是完全性的,记不起发生过的事情,即便提醒也不能回忆,似乎此事已完全消失,甚至不承认自己记忆力下降。譬如一位退休老人承担着接送小孩上幼儿园的任务,但是经常忘记,这就不正常了。

2. 认知能力:健忘老人虽然记忆力下降,但对时间、地点、人物关系和周围环境的认知能力丝毫未减;而痴呆老人却丧失了识别周围环境的认知能力,分不清上、下午,不知季节变化,不知身在何处,有时甚至找不到回家的路。

3. 生活能力:健忘老人虽会记错日期,有时前讲后忘,但他们仍能料理自己的生活,甚至能照顾家人;而痴呆老人随着病情加重,会逐渐丧失生活自理能力。

4. 情绪变化:健忘老人有七情六欲;而痴呆老人的情感世界则变得"与世无争",麻木不仁。

5. 思维变化:健忘老人对记忆力下降相当苦恼,为了不致误事,常记个备忘录;而痴呆老人毫无烦恼,思维越来越迟钝,言语越来越贫乏,缺乏幽默感,反应迟缓。是否语言丰富,幽默风趣,是区别生理健忘和痴呆的重要标志之一。

6. 病程演变:健忘老人的记忆减退进展缓慢,呈现良性的过程;而痴呆老人病程进展迅速,如果不经治疗短短数年内即可发展至生活完全无法自理,并且在 CT

或 MRI 的定量检查也常显示脑萎缩的进展很快。

老年健忘与痴呆两者均有记忆力下降的表现,但仅凭记忆力不好这一点就做出老年性痴呆的诊断往往会将疾病诊断扩大化,所以还是需要到专科医生处就诊,以进一步明确诊断,既不要将老年性痴呆的早期症状遗漏,也不要将老年人生理变化误认为是疾病。

近年来很多学者开始关注一种介于正常老年与老年性痴呆的临界状态——轻度认知功能障碍(mild cognitive impairment,MCI),多年来他们一直进行关于老年人的生理性脑老化与老年性痴呆的区别的研究。目前普遍认为从正常发展到痴呆疾病,是一个长期过程,在正常老年人记忆力减退和老年性痴呆之间的这个移行阶段是值得重视的,被称为轻度认知功能障碍。患者表现为与年龄和受教育程度不符的记忆力减退,达不到同年龄、同文化背景的老年人的记忆水平,但又不如痴呆的程度严重,日常生活能力和其他认知功能相对正常。最近的研究发现,在临床上诊断为轻度认知功能障碍的患者中有30%~50%发生老年性痴呆。还有报道 MCI 患者发生老年性痴呆的年发病率为10%~15%,而正常老年人发生老年性痴呆的年发病率仅为1%~2%。对老年性痴呆治疗越早,效果越好。为了预防老年性痴呆的发生,对 MCI 患者的诊断和治疗具有重要意义。

(三)假性痴呆

在临床上,有时还可见到一些智能障碍的患者与痴呆有类似的表现,但其本质却迥然不同。这类智能障碍主要是由于强烈的精神创伤而产生,因而在大脑的组织结构方面并无任何器质性的损害,病变的性质基本上是功能性的。患者的表现可有"故意做作"的惊异表情,行动似乎幼稚荒谬,但目光仍显机灵,故称为假性痴呆,又称心因性痴呆。比如我们经常能在电影中看到的一些情节,某个人突然遭到沉重的打击,如失恋或者亲人的不祥事件,而不能自控,结果就出现呆傻的症状,而一旦该事实被证明是假的,其症状就会减轻直至消失,这就是假性痴呆。假性痴呆大都伴随意识障碍,智慧活动暂时失常,显得"比痴呆还痴呆"。假性痴呆的预后比较良好,其智能障碍通过精神科的适当治疗和处理,在短时期内可以完全恢复正常。假性痴呆常见于癔症及反应性精神病。

本章作者

陈生弟　神经病学博士、博士后、教授、博士生导师、国际老年痴呆协会中国委员会委员。

邓钰蕾　硕士、上海交通大学医学院附属瑞金医院神经科副主任医师。

第四章 老年性痴呆的治疗

脑子的正常功能如记忆等,靠正常脑细胞来维持。当人逐渐变老,脑细胞逐渐死亡或脑细胞之间正常联系发生故障时,就会发生记忆障碍,痴呆。

治疗老年性痴呆(阿尔茨海默病)药物应具备下列条件:

正常情况下,把血和脑子分开的屏障叫血脑屏障。有了血脑屏障,有害物质就不容易由血液直接进入脑子。但阿尔茨海默病的病变是在脑子,所以,治疗老年性痴呆(阿尔茨海默病)的药物应该是容易通过血脑屏障而到达脑子,以发挥作用的。这些药物最好是作用于脑内与学习和记忆有关的部位,如脑子中颞叶、海马、CA1区中与记忆有关的胆碱能神经细胞等。

因老年性痴呆除神经本身的问题以外,供血障碍也起相当作用,所以,治疗老年性痴呆的药物最好是既能作用于与记忆有关的脑细胞,又能作用于脑血管。

治疗老年性痴呆药物的分类:

1. 经多国、多中心、随机、双盲、分层、安慰剂对照的临床试验,也就是说,在多个国家、不同医疗中心的临床研究,把患者按其病情轻重不同分成不同层次;通过统计学上一定方法处理,消除了主观影响因素后,分为观察药和对照药两组;再由不了解病人分组情况的医生或照料者来评估药物的治疗效果,结果证实有效的药物,称为"标准的处方药"。目前只有两类药物属标准的处方药,即针对胆碱能的药物如安理申、艾斯能、加兰他敏、石杉碱甲和抗兴奋性氨基酸的药物如美金刚。

2. 经民间多年经验累积有效,或经小样本临床试验有效的药物,称为"可供选择的治疗药物",如银杏制剂、脑复康类等神经营养药。

3. 针对治疗精神、行为异常的药物,称之为"对症治疗药物"。

第一节 针对胆碱能途径药物

记忆障碍是老年性痴呆(阿尔茨海默病)主要的临床表现,而乙酰胆碱是记忆的物质基础,所以纠正脑内乙酰胆碱能通路障碍是治疗老年性痴呆的主要方法之一。(图4-1)

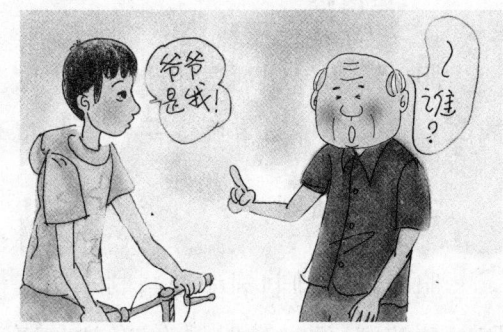

图4-1 当大脑特定区域神经细胞功能发生障碍时,记忆明显减退,就容易发生痴呆

一、恢复脑内乙酰胆碱能功能的两种常用治疗方法

1. 增加脑子里乙酰胆碱的合成:增加合成乙酰胆碱的原料,即:胆碱、磷脂、磷脂酰丝氨酸、乙酰辅酶A、乙酰胆碱合成酶(胆碱乙酰基转移酶)。

正常情况下,胆碱酯酶把乙酰胆碱分解成醋酸和胆碱,这样就不再有神经传导功能,记忆力就减退。所以,抑制胆碱酯酶,减少乙酰胆碱的分解,就能通过增加乙酰胆碱,提高记忆,起到治疗作用。

2. 提高胆碱能神经细胞的兴奋性:胆碱能受体激动剂能直接作用在胆碱能受体,提高胆碱能神经细胞的兴奋性,提高脑功能记忆等,也能起到治疗作用。

二、胆碱能治疗方法的局限性

只有当乙酰胆碱受体基本正常,或当它仍能接受乙酰胆碱信息时,上述治疗方法才有效。这只能提高乙酰胆碱含量,并不能根本解决乙酰胆碱受体的破坏和功能减退问题,也就是说,只能起到对症治疗作用,而不能起到根治作用。随着病情的加重,乙酰胆碱受体破坏加重,其治疗效果也逐渐降低。

第二节　胆碱酯酶抑制剂

一、适应症

胆碱酯酶抑制剂适用于轻到中度老年性痴呆，2007年美国"神经病学杂志"发表文章称安理申对重度老年性痴呆也有效。

二、作用机制

胆碱酯酶抑制剂能抑制脑子胆碱能神经细胞突触前膜和后膜间突触裂隙处的胆碱酯酶，延缓乙酰胆碱降解，增加可用的乙酰胆碱含量，刺激、提高尚存乙酰胆碱受体的功能，从而起到治疗作用。它的疗效比胆碱能受体激动剂好。

三、疗效

1. 有效率和有效期。临床试验证明：40%～50%老年性痴呆患者临床治疗有效（ADAS-cog好转4分），20%有显效（ADAS-cog好转7分，相当于逆转自然病程和认知功能一年以上）。能改善患者的总体效果、认知功能和日常生活能力。有效者无论是认知还是非认知功能方面，治疗效果均能维持在基础水平以上12～18个月，一般稳定9个月以上。

2. 能改善多种功能。（1）认知功能：ADAS-cog可改善3～7分。（2）非认知功能：减轻淡漠和视幻觉等精神症状。认知和非认知功能改善不一定相互平行。（3）能改善日常生活能力。

3. 可能对其他型痴呆也有效。如：Lewy体痴呆患者的严重痴呆和精神、行为异常。

此类药物的用途越广，它们的特异性改变其病程的可能性就越小。迄今尚无证据证明这些药物能改变疾病的病程。

四、存在的问题

1. 对每一个具体老年性痴呆病例而言,现在还很难预言哪种药物最有效,也未发现有能用来预言具体病例疗效的可靠生物学,即实验室指标,若要判定每个具体病例的临床疗效,一般需观察2~4个月。三种胆碱酯酶抑制剂的治疗效果和(胃肠道等)副作用基本相似。

2. 现在还不太清楚,当用一种胆碱酯酶抑制药物无效时,改用其他胆碱酯酶抑制药物是否会有效。

3. 当已用了一段时期胆碱酯酶抑制药物无效时,也难以判定继续用它治疗是否还会有效和到何时才能判定应该停用此药。

4. 目前尚不清楚何时需要加用其他药物治疗?例如维生素E虽安全,但其治疗效果、剂量和长期使用的副作用等都有待研究。

五、用于临床的必备条件

胆碱酯酶抑制剂必须具备以下条件,才能更好地用于临床:

1. 要有良好的客观评价指标。

2. 应该由患者及其照料者参与解释和讨论其期望的效果。

3. 应避免一开始就用大剂量,而应逐渐增加到期望的推荐剂量,以减少对胃肠道等的副作用,服药第一个月末评估一次,以后每3个月评估一次,再决定是否继续用药。

4. 随诊时应注意与胆碱类药物相互作用的其他用药情况和减少脑血管病的危险因素,如高血压和应激等。(图4-2)

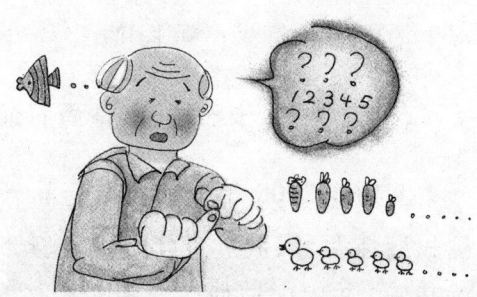

图4-2 胆碱酯酶抑制剂能改善记忆障碍症状

六、安全性和副作用

胆碱酯酶抑制剂一般使用方便,通常为每日1或2次,且长期应用安全,除10%~20%患者在开始时就有恶心和轻度胃肠道症状外,其他副作用相对较少。

第三节 临床应用的胆碱酯酶抑制剂

一、安理申(多奈哌齐)

安理申 1996 年由美国食品药品管理局(FDA)批准治疗老年性痴呆(阿尔茨海默病,这是 5 毫克的片剂),口服每日 1 次。开始剂量是每日 5 毫克(通常晚上应用)。4~6 周后,必要时可把剂量增加到每日 2 次,每次 5 毫克,即日量 10 毫克。

由北京、上海和广州 15 家医院参加的 188 例老年性痴呆患者的临床观察,结果如下:

1. 疗效:(1)89 例安慰剂对照研究,根据简易精神状态检查(MMSE)、临床严重程度(CDR)及日常生活能力(ADL)等量表比较,口服 12 周安理申 5 毫克/日组的疗效,比对照组明显要好。(2)99 例自身先后对照研究结果:5 毫克/日安理申口服 12 周后较治疗前有明显好转。(3)口服安理申 4 周时,简易精神状态检查分数已有明显提高。

2. 毒副作用:服用安理申的 145 例病人中,7 例(4.8%)出现轻度胆碱能兴奋性增高的不良反应;43 例(29.7%)服用安慰剂组中,2 例(4.7%)出现头晕、恶心。两组之间无明显差异。

3. 结论:安理申治疗轻、中度老年性痴呆患者,能有效改善病人的认知功能、日常生活能力和痴呆严重程度。

二、艾斯能(卡巴拉汀、重酒石酸卡巴拉汀、利乏斯的格敏)

艾斯能 2000 年美国食品药品管理局批准用于治疗老年性痴呆。其剂型有胶囊和液体两种,胶囊有 1.5、3.0、4.5 毫克三种规格。用量通常自 1.5 毫克每日 1 次开始。2 周后把剂量增到 1.5 毫克每日 2 次;以后必要时每 2 周增加剂量直到每日总量 6~12 毫克,分等量 2 次服用。

1. 治疗和药量调节需个体化:6~12 毫克/日为其常用有效剂量。一般自 1.5

毫克每日2次开始,渐增量到3.0毫克每日2次,4.5毫克每日2次,每种剂量至少用4周,于早、晚餐时服。若用药期间间断数天,则需重新从小剂量开始。

2. 疗效:能改善认知功能、精神行为和日常生活能力。

3. 副作用:剂量越大副作用也越大。

三、加兰他敏(庚基毒扁豆碱)

加兰他敏2001年美国食品药品管理局批准用于治疗老年性痴呆(阿尔茨海默病),是第二代胆碱酯酶抑制剂,上市的商品名是Reminyl®,2005年更名为Razadyne®,有4、8和12毫克片剂。

1. 剂量:推荐的开始用量是4毫克每日2次。若耐受良好,4周以后增量到8毫克每日2次。8毫克和12毫克每日2次的效果之间并无明显差异,但若8毫克每日2次耐受良好4周以上,则可由医生决定是否增量到12毫克每日2次,也可有缓释型(Razadyne ER)每日1次。

2. 作用机制:既作用于毒蕈碱样受体,也作用于烟碱样受体。

四、石杉碱甲

石杉碱甲在传统中医药中已用了几个世纪,是苔藓的提取物,由中药千层塔中提取,是一种高效低毒的胆碱酯酶抑制剂,药理作用强度是毒扁豆碱的3倍。

1. 临床观察:15个中心的202例老年性痴呆患者用石杉碱甲,102例用安慰剂,12周。第6和12周作效果分析。

2. 疗效:12周安慰剂对照试验证明石杉碱甲对治疗老年性痴呆患者来说是安全、有效的。2004年春,在美国批准作为保健品上市。

五、各种胆碱酯酶抑制剂的比较

这些胆碱酯酶抑制剂的效果和(胃肠道)副作用基本相似。

1. 安理申和艾斯能的疗效和副作用比较

(1)治疗期间就停药者:艾斯能几乎是安理申的3倍(30.9%对10.7%)。

(2)因副作用而停药者:艾斯能为安理申的2倍(21.8%对10.7%)。

(3) 报道服用艾斯能的病人有恶心者为服安理申者的 3 倍(23.6% 对 7.1%)。

(4) 到研究结束时,维持最好疗效者中,用安理申(日量 10 毫克)为用艾斯能(日量 12 毫克)的约 2 倍。

(5) 医生报道疗效非常满意者,安理申(50.0%)为艾斯能(24.3%)的 2 倍。

(6) 照料者报道疗效非常满意的,安理申(48.0%)较艾斯能(32.4%)为多。

(7) 在整个治疗 12 周中,两组的认知改善相仿。

安理申与艾斯能的比较见下表。

表 4-1

药品名	选择性抑制	达峰时间	食物延迟吸收	血清半衰期	蛋白结合(%)	代谢	剂量(mg/d)	每日投药次数
安理申	乙酰胆碱酯酶	3~5hrs.	否	70~80 hrs.	96	CYP2D6,CYP3A4	5~10	1
艾斯能	乙酰和丁酰胆碱酯酶	0.5~2 hrs.	是	2hrs.*	40	无肝代谢	6~12	2
加兰他敏(Reminyl)	毒蕈碱样和烟碱样胆碱能	0.5~1.0 hrs.	是	5~7hrs.61	10~20	CYP2D6,CYP3A4	16~24	2

2. 安理申与艾斯能的价效比较

通过 1984 年 1 月到 2001 年 10 月间由 MEDLINE,HealthSTAR,和 PsycINFO 检索已经发表相关的随机对照试验(RCTs)和 IV 期开放扩展试验(不包括摘要)。再由目录找到其他相关论文(均包括在内)。价效研究结论为:轻到中度老年性痴呆患者,用安理申和艾斯能可延迟认知障碍和全身健康状况恶化。

3. 安理申与加兰他敏对比

(1) 方法:中—重度老年性痴呆患者,14 个欧洲中心的随机开放试验,64 例用安理申 10 毫克,56 例用加兰他敏 12 毫克。

(2)结果:安理申组的认知功能和日常生活能力均较加兰他敏好。

(3)副作用:轻—中度,安理申(25%)比加兰他敏(46%)低。

第四节 胆碱能激动剂

一、定义

胆碱能激动剂是作用于胆碱样受体的模拟胆碱样物质。

老年性痴呆患者脑子里有烟碱样受体丧失,并与认知障碍相关,提示烟碱激动剂可用于老年性痴呆的治疗。烟碱能激动剂可能有细胞保护作用,能预防由谷氨酸所致的细胞毒性。用烟碱治疗可减轻细胞培养中 β-淀粉样肽的毒性。

选择性乙酰胆碱受体激动剂是指选择性作用于毒蕈碱样或胆碱样受体的模拟毒蕈碱样或胆碱样物质。

二、毒蕈碱样激动剂

1.临床研究提示,毒蕈碱样激动剂也许能改善痴呆中除记忆障碍以外的其他症状。葡萄糖代谢下降与记忆等脑功能下降有关;正电子发射断层扫描(PET)可反映脑内葡萄糖代谢水平,所以可用正电子发射断层扫描,从代谢角度来较客观地评价药物对老年性痴呆的疗效。

2.毒蕈碱协同剂-RS86(Sandoz 1.5~3 毫克/日)。

用毒蕈碱协同剂 RS86 治疗 8 个不同严重程度的老年性痴呆患者时,监测葡萄糖代谢 6~12 周。在那些治疗期间,临床病情稳定且功能有些改善的患者,可见其葡萄糖代谢改善更明显。因此可以说:在神经细胞尚未受到严重破

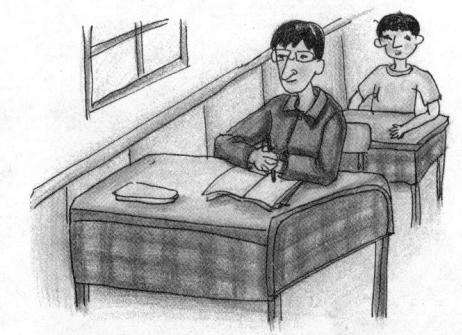

图 4-3 治疗后,患者的记忆、情绪、行为、学习和生活自理能力均有改善

坏之前,早期开始治疗非常重要。

三、氨甲酰胆碱

氨甲酰胆碱是乙酰胆碱受体高度选择性激动剂,可显著提高乙酰胆碱能的活性,但它不能通过血脑屏障,因此,需经导管脑内注射。在治疗后,患者的记忆、情绪、行为、学习和生活自理能力均有改善;部分患者有恶心,少数有抑郁。(图4-3)

最近已把谷氨酸能拮抗剂(NMDA)用于严重老年性痴呆的治疗,如美金刚(详见第五节)。

第五节 兴奋性氨基酸抑制剂

一、兴奋性氨基酸的作用

N-甲基-D-天(门)冬氨酸受体,一种谷氨酸受体亚型,在学习和记忆中有重要作用。兴奋性氨基酸对记忆有关神经细胞起活性增强作用。

记忆与脑内信息处理、储存和再获取有关,而谷氨酸盐是脑内信息处理、储存和再获取必须的递质,适量谷氨酸盐有维持正常的记忆作用。

二、兴奋性谷氨酸的毒性

当过量兴奋性谷氨酸盐刺激N-甲基-D-天门冬氨酸盐受体,激活细胞外信号调节激酶引起过量钙离子内流,钙离子超载,导致细胞破坏和死亡而致痴呆。(图4-4)

三、药物"美金刚"的作用机制

美金刚为非竞争性低—中度亲和力的N-甲基-D-天门冬氨酸盐受体拮抗剂,是2003年10月由美国食品药品管理局第一个批准上市用以

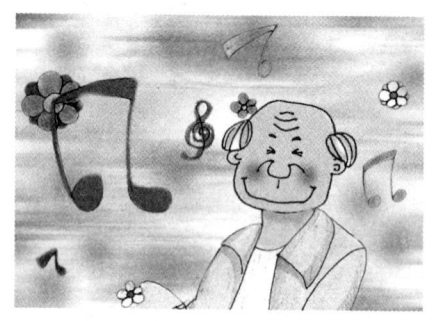

图4-4 若能开发针对病因的新药,就有望恢复神经细胞的功能,改善临床症状

治疗中到重度老年性痴呆的药物。美金刚可通过部分封闭 N - 甲基 - D - 天门冬氨酸盐受体，对抗过量谷氨酸盐的损伤而对神经细胞起保护作用。

1. 不同的命名和上市

N - 甲基 - D - 天门冬氨酸或 AMPA 受体调节剂，在不同国家，由不同公司研发的产品有不同的商品名。美国美金刚的开发商，Forest 实验室，以 neramexane 为商品名上市。1982 年由 Merz 公司以 Axura 在德国首次上市，用以治疗各种神经系统疾病。自 2002 年开始，在欧共体的其他国家上市的由丹麦灵北（Lundbeck）公司生产的名之为 Ebixa/Namenda。

2. 剂型、用法和用量

美金刚是 5 毫克片剂。日量 10 毫克，分 2 次服，4 周内增量到日剂量 20 毫克，分 2 次口服。

3. 适应症

美金刚批准的适应症：全球是中、重度老年性痴呆，土耳其是轻度老年性痴呆。

美金刚是谷氨酸受体的部分性阻滞剂，德国临床试验提示对老年性痴呆和血管性痴呆均有效，可与胆碱酯酶抑制剂的安理申合并用药或单药治疗，或用于不能耐受胆碱酯酶抑制剂副作用的老年性痴呆患者。

4. 副作用

美金刚的副作用是头痛、便秘、迷乱和头晕。（图 4 - 5）

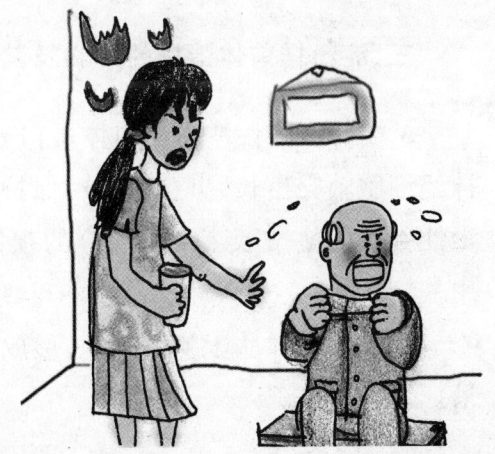

图 4 - 5　美金刚的副作用是头痛、便秘、迷乱和头晕

第六节 β淀粉样肽(Aβ)

一、β淀粉样肽是老年性痴呆治疗的靶子之一

老年性痴呆的主要病理改变是大脑海马和新皮层的退行性变,包括广泛的神经细胞丧失、老年斑和神经原纤维缠结。这些都与β淀粉样肽积聚有关,故β淀粉样肽成为老年性痴呆治疗的主要靶子之一。

二、β淀粉样肽的生成

几乎所有中枢神经系统细胞均生成淀粉样前体蛋白,随着它的分解,就产生β淀粉样肽,并到细胞外聚集成纤维丝,沉积在脑实质和血管壁上。淀粉样前体蛋白经α水解酶降解为2个淀粉样前体蛋白片段:含N端的β-淀粉样前体蛋白,是水溶性β淀粉样肽1-16肽段(sAPPα);含C端的淀粉样前体蛋白片段,经γ水解酶继续降解为P3。α-和α-酶切后的中间一段,再经β-水解酶切,就产生β-和γ-酶切位点间的一段,这就是β淀粉样肽。

三、淀粉样前体蛋白的产物及其作用

N端的水溶性淀粉样前体蛋白α(sAPPα)不发生沉淀,具神经营养作用,促进神经细胞轴突生长、出芽、分枝,保护神经细胞可免受各种有害因子(如过量兴奋性毒性谷氨酸盐、β淀粉样肽等)的损害,清除氧自由基,协同神经生长因子发挥作用。

而β淀粉样肽于脑内沉积,形成老年性痴呆患者脑内的老年斑,而致老年性痴呆。

四、β淀粉样肽的毒性作用

老年性痴呆的分子生物学研究发现:淀粉样前体蛋白、早老蛋白(PS)1、早老蛋白(PS)2基因突变,致脑内β淀粉样肽1-42沉积,β淀粉样肽积聚和tau蛋

白过磷酸化,会损伤神经细胞。通过突触退化和神经细胞死亡,而导致痴呆的临床表现,治疗老年性痴呆应减少β淀粉样肽和tau蛋白过度磷酸化。这样能减轻或延缓由β淀粉样肽和过磷酸化的tau蛋白所致的进一步神经变性和病情恶化。

抗淀粉样物质是指能使β淀粉样肽减少的物质。抗淀粉样物质治疗是通过减少β淀粉样肽的产生、沉积,或增加β淀粉样肽降解、排出来以治疗老年性痴呆。这些都是针对以β淀粉样肽为靶子的治疗。

五、针对β淀粉样肽的治疗

1. 针对胆固醇和淀粉样前体蛋白,如:抗载脂蛋白(Apo)E等。

2. 减少β淀粉样肽的产生:通过抑制β-分泌酶途径可减少β淀粉样肽产生,目前全世界都在积极进行他汀类药物研究,减少细胞外β淀粉样肽沉积和加速β淀粉样肽排出。

3. β淀粉样肽的螯合剂和抗体:使抗体或螯合剂中的金属离子与β淀粉样肽结合,以促进其排出,减轻毒性。

目前,具有可针对性的药物开发思路是:

1. β和γ-分泌酶抑制药物

(1)可抑制淀粉样物质聚集,减少细胞内β淀粉样前体蛋白和β-淀粉样肽的产生和集聚。若能开发β-和γ-分泌酶那样的蛋白酶抑制药物,或能防止已经沉积β-淀粉样肽的神经毒性的化合物,则可能通过尚未死亡神经细胞的功能恢复或代偿,而改善老年性痴呆的临床表现。

(2)β分泌酶抑制剂也可减少细胞外β淀粉样肽沉积。抑制其聚集的药物,能减少细胞淀粉样前体蛋白和β淀粉样肽产生和沉积(如β分泌酶抑制剂、雌激素等)。

在转淀粉样前体蛋白突变基因动物模型中已经证实,新型功能性γ-分泌酶可能驱散老年性痴呆病理上所见β淀粉样肽,现在已成功克隆了具β-水解酶特性的BACE/Asp2,应用BACE/Asp2或γ-水解酶抑制药物,可阻止脑中β淀粉样肽沉淀,开发治疗老年性痴呆的新药。

阻止β淀粉样肽聚集。通过抗淀粉样物质,减少淀粉样肽于脑内沉积,以减轻或延缓由它所致的进一步神经变性和病情恶化的治疗,就叫做抗β淀粉样物质治疗。

(3)加速细胞内β淀粉样肽溶出。曾报道用功能性γ-分泌酶,在活体、急性处理APPF717F转基因小鼠,3小时内使脑内β淀粉样肽峰值下降70%,提示这可能加速脑实质β淀粉样肽的周转。

增加β淀粉样肽的清除或增加β淀粉样肽降解,如:β-淀粉样肽疫苗的主动和被动免疫,减少或去除脑内β淀粉样肽沉积,如络合物和抗体等。

2.中性内肽酶—脑啡肽酶

中性内肽酶—脑啡肽酶是脑内主要β淀粉样肽降解酶之一,基因治疗是最直接的手段。

将表达中性内肽酶—脑啡肽酶基因的慢病毒载体,导入转基因小鼠老年性痴呆模型的一侧大脑后,与对侧相比,不但β淀粉样肽的沉积减少一半,而且抑制了转基因小鼠海马和额叶的神经变性过程。与单纯的转淀粉样前体蛋白基因小鼠相比,在中性内肽酶—脑啡肽酶和淀粉样前体蛋白双重转基因小鼠,不但降低脑内β淀粉样肽水平,减少β-

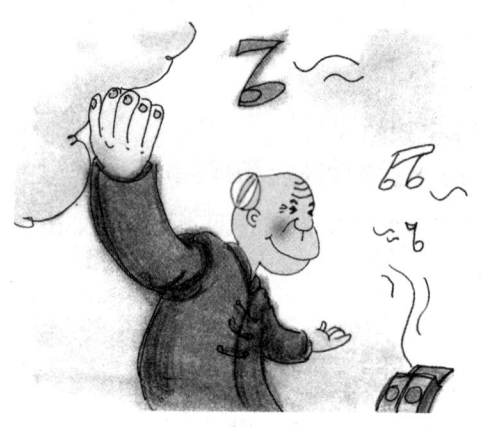

图4-6 神经营养药物有一定的保护作用

淀粉样斑块形成,还能减少动物由β-淀粉样前体蛋白基因突变所致的早熟性死亡,转基因对动物的表型基本无影响。提示有可能通过此途径来治疗老年性痴呆(图4-6)

3.β淀粉样肽—疫苗免疫

此疫苗用于干扰β淀粉样肽合成和增加其排出,主要针对高危人群。

(1)观察β淀粉样肽1-42疫苗转β淀粉样前体蛋白突变基因小鼠动物模型,小鼠脑内有与老年性痴呆患者脑中类似的β淀粉样沉积斑块,它的主要成分也是β淀粉样肽1-42。用抗β淀粉样肽1-42沉积反应的药物就可以治疗老年性痴呆(减少老年性痴呆患者脑内β淀粉样肽沉积),延缓甚至停止老年性痴呆病情的发展。

有趣的是,对老年性痴呆的转基因小鼠,如果在它的脑部发生病理改变前用β

淀粉样肽1-42免疫,就可预防β淀粉样斑块的发生和发展;如果在病理改变发生后再免疫,也可使它的病理改变减轻。这就为老年性痴呆开辟了一条用免疫/疫苗治疗的新途径。

美国人Schenk首先提出:用激活老年性痴呆病人脑内免疫,来清除其脑内β-淀粉样肽沉积。用β淀粉样肽主动免疫幼龄和老龄小鼠,分别能有效地避免和清除脑内β-淀粉样肽沉积。残余的老年斑中有抗体,小胶质细胞内充满已被清除的β淀粉样肽。在模拟老年性痴呆的小鼠身上研究的结果:其脑细胞损害可逆转,记忆力也有恢复。

把同窝小鼠分成用和不用β淀粉样肽免疫的两组,而后用Morris水迷宫实验,检查小鼠的记忆和执行能力。结果:当未免疫组小鼠出现老年性痴呆样记忆障碍数周时,免疫组小鼠的执行能力仍正常,且无β淀粉样肽沉积。免疫老龄小鼠脑内β淀粉样肽沉淀明显少于未免疫者。其β淀粉样肽抗体可与淀粉样斑块相结合,经巨噬细胞吞噬而清除β淀粉样肽。

(2)疫苗给药途径有:经黏膜,经口服,和以腺相关病毒(AAV)作载体。

(3)用β淀粉样肽免疫实验动物(模拟老年性痴呆的小鼠)取得令人鼓舞的效果,不仅可预防、而且可治疗实验动物脑内的β淀粉样肽沉积。但在人身上作小范围试验,效果却不令人鼓舞,甚至反而有害处,个别人发生了脑炎,因而中止了在人身上进行的临床试验。

(4)化学合成β淀粉样肽免疫的局限性:①价格昂贵。②纯度只能达到70%~94%。③免疫原性低。④需加佐剂。⑤为获高抗体滴度,需重复给抗原。⑥β淀粉样肽本身有毒性。所以,有必要寻找其他免疫途径。

(5)免疫原—β淀粉样肽1-28。β淀粉样肽1-42在体外是有细胞毒性的。把β淀粉样肽1-42加入培养物中20分钟左右会聚集成β-片层结构,并在几天内使细胞死亡。

由于β淀粉样肽1-42在临床试验中发现个别病人发生脑炎,故有必要把那些分子量大,又具抗原性的β淀粉样肽1-42改为分子量小、不具抗原性、而仅具免疫原的β淀粉样肽1-28,与多聚赖氨酸融合后进行免疫,这样有可能在患者身上只产生抗体(把β淀粉样肽1-42排出人体外),而不产生脑炎。

六、β淀粉样肽抗体降低β淀粉样肽毒性

1. β淀粉样肽与血脑屏障。

用同位素标记β淀粉样肽的实验证明：β淀粉样肽在脑组织和血浆之间，存在双向转运的动态平衡。鼠脑中有β淀粉样肽免疫应答的证据，β淀粉样肽抗体能顺利通过血脑屏障。老年小鼠因有大量不溶性β淀粉样肽，不能转化为可自由弥散的可溶性β淀粉样肽，减慢了脑组织清除β淀粉样肽的速度，使之容易在脑内沉积。

2. β淀粉样肽抗体降低β淀粉样肽毒性的作用机制。

（1）β淀粉样肽抗体可作为一种人工分子伴侣，它与β淀粉样肽结合后，可阻止β淀粉样肽变为β折叠构象。将β淀粉样肽抗体腹腔注射入转PDAPP基因小鼠，结果发现，抗体能通过血脑屏障，而进入中枢神经系统，并与淀粉样肽结合，形成免疫复合物，通过由Fc受体介导的信号传导，激活小胶质细胞，或巨噬细胞吞噬，进而清除β淀粉样肽和老年斑。

（2）把β淀粉样肽单克隆抗体－m266给仅能在脑组织中表达淀粉样前体蛋白的转DPAPP基因小鼠静脉注射，降低血液中β淀粉样肽1－42，继而通过动态平衡，依次降低脑脊液和脑内β淀粉样肽。脑内不溶性β淀粉样肽，先通过正常转化成为可溶性β淀粉样肽，到脑脊液中被缓慢地清除，起到治疗作用。结果脑组织中β淀粉样肽蓄积明显减少，血液中β淀粉样肽浓度增高1000倍，脑脊液中并无抗体。

七、转运金属离子螯合物

金属离子（Zn^{2+}，Cu^{2+}）与β淀粉样肽相互作用，有把β淀粉样肽自脑内清除和减轻β淀粉样肽毒性的作用。现在正在用碘氯羟喹进行早期临床试验。

Clioquinol是一种疏水性药物，它可自由地透过血脑屏障，并具有Zn^{2+}、Cu^{2+}螯合物的特性。人们已把它作为一种抗生素用了20年，但由于会诱发视神经脊髓炎而停用。现在已经知道通过补充维生素B_{12}，可防止视神经脊髓炎的发生。转基因老年性痴呆小鼠动物模型，服用clioquinol 9周，脑内β淀粉样肽沉淀可减少49%。目前正在应用clioquinol和维生素B_{12}进行治疗老年性痴呆的I期临床试验。

第七节 针对 Tau 蛋白的治疗

一、tau 蛋白与老年性痴呆治疗

tau 蛋白是细胞骨架,骨架在正常神经细胞内起重要输送作用。tau 蛋白过度磷酸化,在老年性痴呆的发病中也起重要作用。所以,治疗老年性痴呆的另一个途径就是减慢或者逆转 tau 蛋白的过度磷酸化。

二、神经原纤维缠结

神经原纤维缠结由双股螺旋丝组成,其主要成分是过度磷酸化的 tau 蛋白(因为抗致敏寡核苷酸激活能使 tau 蛋白过度磷酸化),损坏微管稳定性,造成神经细胞死亡。现已合成了一种具有选择性、竞争性抗致敏寡核苷酸抑制剂,能防止 tau 蛋白过度磷酸化,成为一种治疗老年性痴呆的新药。

三、糖原合成酶激酶

糖原合成酶激酶是 tau 蛋白过度磷酸化的抑制剂,有望开发成抗老年性痴呆的新药之一。

第八节 针对早老蛋白的治疗

一、早老蛋白-1 与细胞凋亡

变异早老蛋白 1 使神经细胞钙平衡失调,线粒体损害,进一步使神经细胞凋亡(细胞死亡的一种形式)。抗氧化剂、环孢菌素 A 可阻断此种细胞凋亡。钙螯合剂和钙阻滞剂能防止线粒体氧自由基等所致的神经细胞凋亡。

二、早老蛋白-1依赖性途径可以降低β淀粉样肽1-42

非类固醇性抗炎药很可能是通过β-分泌酶使早老蛋白构型改变,从而降低β淀粉样肽1-42,所以是早老蛋白依赖性的,利于老年性痴呆的治疗。

三、针对早老蛋白-1的其他措施

针对胆固醇和Aβ代谢的药物,如抗载脂蛋白E和他汀类药物。

第九节 针对其他神经递质的治疗

一、目的

恢复在老年性痴呆中的代谢性功能不良和神经递质异常是此类治疗的目的。胆碱能刺激可抑制淀粉样肽沉积,而淀粉样肽沉积可致老年性痴呆,所以可用胆碱能神经递质来治疗老年性痴呆。

二、非胆碱能性神经递质

老年性痴呆患者除有胆碱能神经细胞功能障碍外,常还有其他神经递质系统障碍,如:5-羟色胺、多巴胺能或去甲肾上腺能等系统(但迄今在这方面尚未开发出有效的药物)。

老年性痴呆有与脑功能障碍相关的中枢性儿茶酚胺系统障碍。但其前体(酪氨酸和左旋多巴)和激动剂(可乐宁、金刚烷胺、溴隐亭等)的临床试验多未发现有明显疗效。

三、选择性血清素再摄取抑制剂是抗抑郁药

选择性5-羟色胺再摄取抑制剂是抗抑郁药,对减轻痴呆患者抑郁症状和攻击性行为有好处。

四、单胺氧化酶系统

脑内与老年性痴呆治疗有关的另一系统是单胺氧化酶系统。虽已报道临床试验用单胺氧化酶抑制剂、司来吉林,日量5~10毫克治疗有效,但尚未常规、长期应用。影响单胺氧化酶系统的药物将来可能仍有其用武之地。

第十节 可供选择的治疗药物

一、定 义

已推上市场治疗老年性痴呆及其相关疾病的有效药物,尚包括一些中草药或保健品。但这些未经严格、大样本、随机、双盲、安慰剂对照的临床试验的药品,尚未被批准作为治疗老年性痴呆的合法处方药物和治疗手段,故把它们称之为"可供选择的治疗"。包括:辅酶Q10、银杏制剂、磷脂酰丝氨酸等。

可供选择的药物,可能是治疗的有效候选药物,但作为合法处方药,尚须作进一步工作。如:银杏制剂在中国已用了几个世纪,移植到欧洲也已几十年,一般民间应用有效,并作小规模的临床观察。例如:经美国纽约一研究所观察200例老年性痴呆治疗也有效,并在美国医学会杂志发表相应论文。但美国食品药品管理局认为:作为官方批准合法的处方药,尚须作大样本(3000例)、长时期(5年)、多中心、随机、双盲、分层、安慰剂对照的临床观察,此研究到2008年才能结束。若能成功,则有可能成为合法的处方药。

二、银杏制剂(EGb761)

银杏叶制剂在我国和欧洲已经注册,用以治疗一些疾病。法国和德国认为这对治疗老年性痴呆也有效,副作用少,上市应用是安全的。在美国市场是作为食品的补充——保健品。银杏制剂常用的有:银杏达莫,舒血宁,天保宁,银可乐,金纳多,达那康等。

（一）银杏制剂通过下列机制，对脑起保护作用

1. 自由基清除作用：因脑内自由基的毒性作用可能致老年性痴呆。
2. 增强其他抗氧化剂，如维生素 E 和 β-胡萝卜素等的脑保护作用。
3. 改善毛细血管渗透性，降低血小板聚集性，降低白细胞活性。
4. 减少由巨噬细胞形成的一氧化氮合成酶，减轻由它带来的损害作用。
5. 通过增强脑细胞内线粒体的功能，而对神经细胞起保护作用。
6. 通过神经生长因子增强神经细胞的可塑性，而有利于其功能的恢复。
7. 增强神经递质的合成：如多巴胺、乙酰胆碱、去甲肾上腺素、5-羟色胺。
8. 体外蠕虫实验证实：能抑制 β 淀粉样肽聚集，避免由 β 淀粉样肽引起的细胞死亡。

（二）银杏制剂神经保护作用

1. 银杏制剂对血管的作用。(1) 通过促进血管内膜的前列腺素抑制剂分泌；通过抑制中膜儿茶酚胺降解，并刺激外膜内源性儿茶酚胺释放，儿茶酚胺量增高而对脑细胞起到保护作用。(2) 增强静脉壁张力，促进血液回流，提高脑的血液供应。(3) 增强毛细血管抗性，降低由病理性渗透压增高，有害物质由血液进入脑内所带来的损害，而对脑起到保护作用。

2. 血液流变学。银杏叶提取物治疗多发性脑梗死性痴呆病人的临床双盲对照试验，结果发现，对血管源性的精神恶化综合征有好处，并能改善主观症状和认知功能。

3. 改善脑代谢和功能。(1) 银杏叶提取物治疗慢性脑血管病有效。(2) 用跳台及避暗试验，发现银杏叶能明显提高正常小鼠学习成绩，改善由 $NaNO_2$ 所致记忆缺损模型鼠的记忆，且其作用较脑复康强 25 倍。(3) 银杏叶制剂可改善神经细胞代谢，对神经递质有良性作用。(4) 银杏叶制剂能改善神经细胞代谢，使神经递质正常化。

（三）临床应用

中国东南部把银杏叫做"白果"，作为中药应用，在中国用于缓解哮喘和炎症已有 5000 年历史。现认识到：疗效主要是由于其成分中的血小板激活因子拮抗作用。经神经心理量表检测，证实能改善老年性痴呆患者的认知功能。

（四）制剂

银杏制剂有：银杏达莫，舒血宁，天保宁，银可乐，金纳多，达那康等。

1. 达纳康：40毫克/胶囊；滴剂：30毫升/瓶；40毫克＝1毫升。

2. 金纳多注射液：17.5毫克/5毫升/支。

3. 舒血宁注射液：4.2毫克/5毫升/支。

4. 银杏达莫注射液：10毫升/支。

第十一节　针对炎症的治疗

一、抗炎治疗的提出

老年性痴呆和血管性痴呆有些共同点：胶质细胞的过度激活，由氧化剂、自由基、谷氨酸盐和钙离子超载所致的神经细胞损伤。

炎症在老年性痴呆神经细胞破坏中起重要作用，消炎药和女性激素能通过消炎作用，而对有病神经细胞起保护作用。因关节炎而用非甾体抗炎药的患者，和因更年期而用激素替代治疗的女患者，其老年性痴呆的发生率较不用者低。20世纪90年代就提出过用抗炎药物治疗老年性痴呆的想法。

经过交叉试验，发现抗炎类药物能降低老年性痴呆发生的危险性。应用丙戊茶碱能减少微胶质细胞激活，同时痴呆也有好转。通过50例双胎老人研究发现，先前用抗炎药物（如肾上腺糖皮质激素、促肾上腺皮质激素、非甾体抗炎药和阿司匹林等）可降低或推迟老年性痴呆的发生和发展。

二、胶质细胞及其抗激活药物

胶质细胞常支持神经细胞并清除发生在脑内的损伤。而患病时，过度地激活了胶质细胞，并使其参与老年性痴呆发生中的细胞死亡。抑制胶质细胞会减少神经细胞破坏，可能延缓疾病，包括老年性痴呆的进展。但此类能中止胶质细胞激活的药物，临床试验中的效果似是而非，结果并不太令人鼓舞。

三、抗炎类药物

抗炎类药物包括：强的松、消炎痛、双氯芬酸、非甾体抗炎药（NSAIDs）、丙戊茶碱，有些新的抗炎类药物，还氧化酶（COX）$_2$ 或抑制剂，如：celecoxib（COX$_2$ 抑制剂）是黄嘌呤的衍生物，能降低小胶质细胞激活，改善胶质细胞功能，副作用相对较小。

四、非甾体抗炎类药物

规则应用阿司匹林和非甾体抗炎药两年以上的老年人，发生痴呆的几率比未服用者降低 45%，应用时期越长效果越好。而服用其他止痛药物（其他鸦片类药物，抗酸剂和其他治胃药）则无此效果。美国 Utah 州 Cache 县 5092 名 65 岁以上老人，用非甾体抗炎药，阿司匹林复合物，非阿司匹林的非甾体抗炎药，或组织胺 H$_2$ 受体拮抗剂，3 年后尚活着的参加者 3227 例中，104 例患老年性痴呆。提示：在老年性痴呆起病前，长期应用非甾体抗炎药，可降低发生老年性痴呆风险，而应用阿司匹林和非甾体抗炎药时期短者的保护作用较差。210 例老年性痴呆回顾性研究发现，非甾体抗炎药可明显推迟老年性痴呆的病情发展。

五、内源性细胞调节剂——腺苷

腺苷是内源性细胞调节剂，具有调节神经细胞和胶质细胞的功能，以及多方面的神经保护作用。腺苷可能通过拮抗缺血性细胞膜去极化，和连续的细胞内钙离子平衡紊乱，而提高启动缺血神经细胞死亡的病理生理的阈值。当超过此阈值时，腺苷刺激星形细胞分化并起保护功能，例如，神经生长因子等神经营养因子的合成、释放能清除细胞外具有过高毒性作用的 K^+ 和谷氨酸盐。

六、己酮可可碱

作为腺苷重吸收和环磷酸腺苷磷双酯酶联合抑制剂的己酮可可碱有增强内源性腺苷和环磷酸腺苷的作用。己酮可可碱的重要作用之一，是抑制激活了的微胶质（自由基形成和转形为脑巨噬细胞）潜在的神经毒性作用。

七、丙戊茶碱

丙戊茶碱是一种黄嘌呤衍生物，它能减轻由胶质细胞的过度激活，自由基、谷氨酸盐和钙离子超载所致的损伤。丙戊茶碱对所有这些共同因素有效，对各亚型痴呆有效。经四个多国、随机、双盲、安慰剂对照研究，901例轻至中度老年性痴呆，359例轻至中度老年性痴呆和血管性痴呆，治疗12个月（300毫克/日，饭前服用）。在4个独立的疗效评估者（医生、心理学家、照料者和患者）评估痴呆的三个主要成分（总体功能，认知功能和日常生活能力）的疗效和安全性，所有治疗组患者无论总体评分、认知评分、MMSE、日常生活量表均明显优于对照组。有关副作用记录、生命体征、实验室资料均显示安全性好，与药物有关的副作用极轻、短暂，且多累及消化系统。

八、可能的作用机制

信号传导研究小胶质细胞的激活、细胞功能，及观察核转录因子（NF-κB）信号传导途径，在β淀粉样肽诱导小胶质细胞激活，和非甾体抗炎药调控环氧化酶-2表达中的作用，探讨核转录因子/环氧化酶-2、细胞因子之间信号调控的作用机制，将为非甾体抗炎药治疗老年性痴呆提供理论依据。

非甾体抗炎药，可能通过抑制环氧化酶—氧化花生四烯酸转变成前列腺素，而推迟老年性痴呆病情发展。

应用免疫组化方法，显示老年斑周围、神经细胞和小胶质细胞中，环氧化酶-2表达增高，并与β淀粉样肽存在相关。老年性痴呆的额叶、海马环氧化酶-2与老年性痴呆相伴的皮层神经细胞萎缩和β-淀粉样斑块密度呈正相关。

非甾体抗炎药影响许多细胞途径，主要通过环氧化酶非依赖性机制，减少β淀粉样肽1-42生成，γ-分泌酶复合物中早老蛋白构型改变等。故认为，非甾体抗炎药很可能是通过γ-分泌酶中早老蛋白构型改变而降低β淀粉样肽1-42，所以是早老蛋白依赖性的。

大量研究表明，非甾体抗炎药的亚型（吲哚美辛、布洛芬、氟比洛芬、舒林酸）能影响β淀粉样肽的沉积。这些作用与环氧化酶—抑制作用无关，似乎与启动过氧化物酶体增殖子γ受体的激活,肾素—血管紧张素系统信号通路的抑制,和与早老素-1的相互作用有关。

老年性痴呆患者脑内有诱导型环氧化酶-2增高和结构型环氧化酶-1。环氧化酶-1和环氧化酶-2均与许多炎症活性和神经细胞功能障碍有关。环氧化酶可以β诱导型环氧化酶-2形式,而非甾体抗炎药的主要作用是抑制环氧化酶。

体外试验已证明:环氧化酶非选择性抑制剂,能降低淀粉样肽源性的β淀粉样肽1-42。最近,老年性痴呆小鼠模型病理学试验发现:非选择性环氧化酶抑制剂(布洛芬)能明显减少脑内β淀粉样肽斑块沉积。

九、安定类药物

安定类药物对老年性痴呆和相关性痴呆有保护作用。把75岁以上的668例痴呆患者,分为服用与非服用安定类药物对照研究,纵向随访3年。在年龄、性别、受教育程度、非甾体类消炎药和女性激素应用等相匹配的情况下,研究发现,用安定类药物者老年性痴呆的发病率明显低于非服用者,提示:安定类药物可能对于老年性痴呆的发生有保护作用。

十、流行病学和治疗学研究结果相矛盾的可能解释

流行病学研究证明,非甾体抗炎药应用能降低发生老年性痴呆的危险性,而治疗研究却未能证明它们有治疗作用。这可能是由于流行病学研究不是治疗,而告诉我们可能有预防作用,所以两者结果相互矛盾。

十一、神经细胞的循环、代谢和脑细胞代谢的赋活剂

抗氧化剂与其他神经递质有关药物包括维生素C、E,单胺氧化酶抑制剂等。

老年性痴呆患者有脑血流、葡萄糖和氧代谢降低的现象,故纠正这些异常,就成为治疗措施之一。可采用促进脑血循环和代谢的治疗(麦角鹰碱,长春鹰碱和神经营养药),如使用喜得镇、脑通、都可喜、脑复康和三乐喜等。

十二、钙离子拮抗剂

因为老龄和老年性痴呆患者的神经细胞死亡可能与神经细胞内游离钙增高,钙离子超载,而后依次激活破坏性酶(如蛋白酶,核酸内切酶和磷酸酯酶),导致细胞破坏有关。故也有人建议用钙离子拮抗剂来治疗老年性痴呆。

十三、亲神经因子

给老年性痴呆患者用神经生长因子、脑源性神经营养因子等的目的是,使幸存的神经细胞减慢其破坏速度,使结构性和递质特异性蛋白表达增加和改善认知功能。

十四、抗毒性途径

"斯来吉林"可能有潜在的抗神经毒作用。"斯来吉林"的长期抑制单胺氧化酶作用,通过抗毒机制,起延迟其进展的治疗作用。维生素 E 是另一种潜在的抗氧化剂。

十五、雌激素替代治疗

雌激素可能有亲胆碱能神经和神经保护作用,并可能改善认知功能。初步实验提示:对老年性痴呆患者和正常更年期妇女有提高认知功能作用。但由于可使妇科肿瘤发生率增高而被质疑。

十六、基因治疗

突变基因的筛选→制备质粒并转染细胞和转基因动物模型→研究其基因的特性→根据其生物学损害状态,建立针对性治疗措施。但距临床使用尚有相当距离。

十七、精神行为异常

常见的为精神病、抑郁、睡眠和行为异常等,可用亲精神药物,如维思通、易梦凡等。这些有改变痴呆病程的功效,可能也适用于轻度认知障碍患者。

本章作者

许贤豪 教授、博士生导师、著名专家、国际老年痴呆协会中国委员会副主席、北京老年痴呆防治协会理事长、全国健康医学名词委员会主任。

第五章 对痴呆患者的护理

第一节 概 述

各种疾病的治疗和康复过程都离不开对患者的护理,而痴呆患者对护理工作的需要和依赖尤为突出。随着病情的逐渐加重,患者各方面的功能如记忆力、语言能力、注意力、思维和理解力及日常生活自理能力等,都普遍呈现进行性下降,同时还伴随有精神症状和异常行为,患者越来越多地需要照料。有效的护理对患者十分重要,可以起到延缓病情发展、改善症状和提高生活质量的效果。

一、护理痴呆患者的基本要求

(一)要充分投入爱心和耐心

由于痴呆患者的意识是一直存在的,他们仍保持着自尊和感情,因此照顾者要像对待其他患者一样来照顾痴呆患者,甚至需要更加有耐心和尊重他们,不能歧视、嘲笑或责备他们,不能做伤害他们自尊心的事。应避免用生硬的口气对患者说话,要善待他们,更不能漫不经心地像对待陌生人一样对待他们,这样会使患者的心灵受到伤害,丧失自信心。对患者要多采用鼓励、表扬和赞赏的做法,多尊重他们的选择,用充分的爱心去护理痴呆患者是十分重要的。老人一般动作缓慢,痴呆老人就更慢,甚至迟钝,且适应环境能力差,故要求照顾者不能着急,要注意配合患者的节奏,要有耐心,不能勉强或强迫患者做力所不能及的事,因为这样反而会使患者感到压力加重,影响情绪。照顾者的态度对患者的影响是很大的,充分理解和心平气和地对待患者,会使他们感到平静和产生信赖。

(二)提高沟通技巧

痴呆患者多有语言障碍,交流时要注意耐心倾听他们说话,如目光要直视患者,不随便打断他们的说话等,这样可以鼓励患者多说话。交谈时要注意选用通俗和简短的词句,并选择患者熟悉的内容进行谈话,以激发他的语言交流的信心。交谈时注意语速不宜太快,在患者没有听清楚的情况下,可以重复说几遍。若患者表示不愿意交谈,就不要勉强,可以换个时间再谈。

照顾者与患者沟通的好可使他感到安全。由于痴呆患者的判断力和理解力都普遍下降,在与痴呆患者沟通时,应注意选用正面语句,如用"现在该洗澡了",而不用"你现在想洗澡吗?"直截了当的用语便于患者明白。另外,注意沟通用语要选择患者习惯和熟悉的乡音及词语来交流,如患者习惯用厕所、澡堂等词语时,就不要用洗手间、浴室等,这样反而会使他听不懂。总之经常保持和患者的接触,使沟通会更容易些。

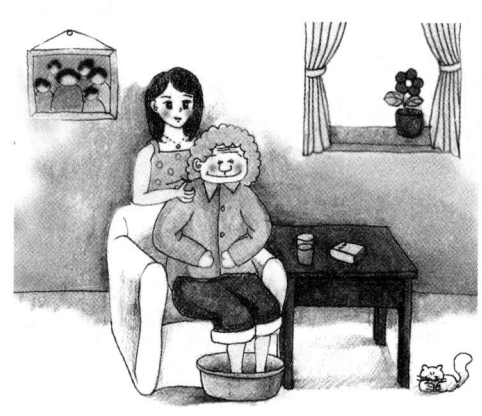

图5-1 关注和照料好患者的个人卫生

(三)注意搞好患者的个人卫生

搞好患者的个人卫生很重要。痴呆患者因记忆力下降和智力衰退,个人卫生大多需要他人照顾(图5-1),但往往又不能给予配合,因此,照顾者要多想办法为其做好个人卫生。如患者不肯刷牙时,可改用棉棒或手指沾一点盐在牙床上搓,也可以达到清洁效果。若还做不到时,饭后让患者多喝水,也可达到一定的口腔清洁作用。

(四)注意安全

由于痴呆患者定向力差,不能正确判断时间和周围环境,有些老人还行动困难,不能灵活保持身体的平衡,很容易摔倒,引起骨折,或因记忆力下降而出现外出时走失的情况等,所以要求患者身边最好不离开人,并尽量不让其单独外出,以免迷失方向。要注意在患者经常活动或可触及的范围内,不放置危险物品,如刀、剪、杀虫剂、药品等,以免患者拿到。煤气、电器等也不能让患者自己操作。

（五）细心地观察病人

由于痴呆患者不善于表达自己的意见，也很难清楚地描述自己的病痛感受和要求，因此照顾者每天要非常细心地观察其各方面的情况，如他的生命体征、出入量，检查身体有无疼痛、发烧、便秘及血压、情绪的变化等，还可通过患者的表情和动作来分析问题。总之，认真细心观察患者，做到及时了解，尽早发现异常情况，及时请医生诊治。

（六）减少患者的压力和刺激

痴呆患者身体抵抗力弱，对内、外环境适应力差，为预防疾病，保持患者健康，应尽量减少对患者的刺激和压力，以免加重痴呆症状。如搬家后患者对新家会产生陌生感，易发生急躁情绪并加重精神症状，所以要尽量保持患者原来的生活环境、生活规律和减少外界刺激，照顾者也不宜经常更换。

（七）加强功能训练

帮助痴呆患者维持现存的功能十分重要。在疾病早期阶段，要鼓励患者参加社会活动和日常生活工作，尽量让其多与社会交流，千万不能封闭在自己的生活环境中，这样有利于延缓患者的衰退过程。照顾者要不断指导患者进行功能训练，如智力锻炼、记忆锻炼、按摩、健脑手指操、音乐疗法等，以延缓其衰退速度。总之，患者能做的一定让其自己先做，以锻炼和维持其某些自理功能，减少患者对他人的依赖。

二、居家痴呆患者护理的注意事项

（一）痴呆患者给家庭和照顾者带来的压力和困难

目前大多数痴呆患者仍生活在家里，居家照顾者不论是配偶还是其他亲属，在长期看护痴呆患者的过程中都会受到很大困扰。有研究资料发现，在患中期痴呆的老人中，80%～90%有自理能力缺陷，需要依赖他人照顾，且约80%有精神症状，50%有攻击行为。晚期患者由于很多功能都明显衰退，生活要完全依赖他人照顾。因此，居家痴呆患者必然给家庭照顾者带来很多问题和负担，如绝大多数的照顾者没有属于自己的时间，不能随便外出，睡眠少，半夜常会被患者吵醒，心情烦躁,甚至个人生活琐事如进餐、洗澡等都不能正常进行。

(二)居家护理的注意事项

在患者居家的情况下,如何做好护理,延缓病情发展,提高患者、家属和照顾者的生活质量,是非常值得重视和深入探讨的问题。

1. 要正确对待痴呆患者

首先患者家属和照顾者要对痴呆患者症状发生的原因、预后和各种护理方法有所熟悉,这样对患者病情变化的期望值会现实些。特别要认识到患者的表现不是故意的,所以照顾者要有耐心和正确地加以对待。家属更不能产生蒙羞感,觉得丢面子和不好意思,从而产生悲哀、忧伤、焦虑、内疚、绝望等负面情绪,这样对患者都是不利的,这也与对痴呆疾病知识了解不够有关。

2. 不断学习,提高护理技巧

痴呆患者因大脑功能障碍而造成与照顾者之间的沟通困难,又由于脑受损部位先后各异,使个案的症状表现多样,因此照顾者除了耐心观察患者的症状和寻求原因外,还需要不断学习痴呆疾病和护理的相关知识,增强观察和分析能力,提高护理质量。

3. 安排好居家痴呆患者的生活环境

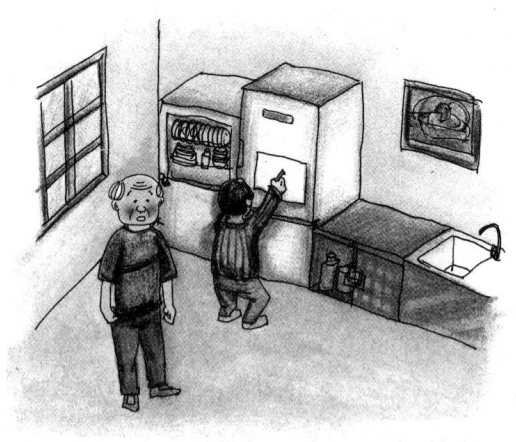

图 5-2 收藏好一切不安全的物品

照顾者对患者居住环境的安排要给予重视,尽量保持简单,光线充足,东西要少,以免患者绊倒。室内物品要放在固定的地方,尽量保持生活的稳定性。睡床应尽量离厕所、浴室近些,方便使用。厕所要有标记,地上不能打滑,最好选用坐式马桶并装扶手,以便患者触摸保持身体平衡。刀、剪等锐利的东西及药品、杀虫剂等都要收藏起来,妥善保管,不使患者触摸到(图 5-2)。床边应有栏杆,以防患者摔下;床最好不要太高,便于患者安全上下。患者外出应有人陪同,以防迷路、丢失或发生意外。房屋的门锁要选择患者不易打开的为宜。煤气、电炉、电源开关都应改装,使患者不能随意打开,以免对其造成伤害,给家庭带来更大的经济负担和精力消耗。总之要从小事注意,减少不安全因素,预防意外发生。晚期患者要注意预防褥疮发生,否则会加重照顾者的负担。

三、做好痴呆患者疾病进程的评估

老人患痴呆后,随着疾病慢慢的、进行性的发展过程,记忆力下降和认知功能障碍的症状表现越来越明显,对护理要求会越来越多,也越来越高。护理方法的恰当与否,对痴呆患者症状的变化会有很直接的影响。若采用不恰当或粗暴的护理方法,有可能加速病情恶化,而正确有效的护理则可改善症状,起到良好的治疗作用。在选择有效护理方法前,应先对疾病严重程度做一判断(定级或定期),这有助于随时间的推移评估疾病的进程,确定当时患者对护理的需求,并制定有效的护理措施。

在护理上评估痴呆严重程度的方法有多种,下面介绍一下目前国内外常采用的两种方法。

(一)痴呆临床分级量表(Clinical Dementia Rating Scale,CDR)

痴呆临床分级量表(CDR)由 Hughes(赫斯)等在1982年创制,也是目前常采用作为对痴呆严重程度进行评定的量表(见表5-1)。据报道,该量表评估者之间的一致性可达80%左右,其判断标准为:CDR=1为轻度痴呆,CDR=2为中度痴呆,CDR=3为重度痴呆。

表 5-1　痴呆临床分级量表（CDR）

	健康 CDR=0	可疑痴呆 CDR=0.5	轻度痴呆 CDR=1	中度痴呆 CDR=2	重度痴呆 CDR=3
记忆力	无记忆力缺损或具有轻度不恒定健忘	轻度、持续的健忘，对事情能部分回忆，属"良性"健忘	中度记忆缺损，对近事遗忘突出，缺损对日常生活有妨碍	严重记忆缺损，能记得过去非常熟悉的事情，新发生的事情则很快遗忘	严重记忆力丧失，仅存片段的记忆定向力
定向力	能完全正确地定向		在时间关系定向上有一些困难，对进行检查地场所和人物能作出定向，对所处地理位置可能有失定向	通常不能对时间作出定向，常有地点失定向	仅有人物定向
判断和解决问题的能力	能很好地解决日常问题，能对过去的自身和业绩作出良好的判断	仅在解决问题、辨别事物间的相似点和差异点方面有可疑的损害	在处理复杂的问题方面有中度困难，对社会和社会交往的判断力通常保存	在处理问题、判别事物的相似点和差异点方面有严重损害，对社会和社会交往的判断力通常有损害	不能作出判断或不能解决问题
社会活动	在工作、购物、一般事务、经济事务、帮助他人和与社会团体社交方面，具有通常水平的独立能力	在这些活动方面若有损害的话，仅是可疑的或轻度的损害	不能独立进行这些活动，但仍可以从事其中部分活动，偶尔或临时检查似乎表现正常	很明显地不能独立进行室外活动	
持家和爱好	家庭生活、业余爱好、智力活动均保持良好	家庭生活、业余爱好、智力活动保持良好或仅有轻度损害	家庭生活有轻度而肯定的损害，较困难的家务事和较复杂的业余爱好和活动被放弃	仅能做简单的家务事，活动非常有限，持续时间短	在自己卧室之外，不能进行有意义的家庭内活动
生活自理	完全能够自己照管自己		偶尔需要督促和提醒	在穿衣、个人卫生以及保持个人仪表方面需要帮助	自理方面需要更多帮助，通常不能控制大小便

(二)总体衰退量表(The Global Deterioration Scale,GDS)

总体衰退量表由 Reisberg(瑞斯伯格)于 1983 年提出。总体衰退量表把从无痴呆到认知功能严重下降的整个过程分为 7 期:1 期,无认知功能减退,无痴呆;2 期,可疑认知功能减退或很轻微的下降;3 期,轻度认知功能障碍或早期精神错乱阶段;4 期,中度认知功能障碍或严重精神错乱阶段;5 期,中重度认知功能障碍或早期痴呆;6 期,重度认知功能障碍或重度痴呆;7 期,极重度认知功能障碍或晚期痴呆。

第 1~2 期

这两期的患者多为主观陈述病症,而社会和职业功能并没有下降,日常生活尚能自理。此阶段需要耐心观察和给予必要的帮助。

第 3~5 期

这三期可视为早期痴呆症状逐渐加重的过程。

3 期:有轻微认知功能障碍。记忆力下降常是痴呆患者最早出现的症状。开始是近期或短期的健忘,如刚放好的东西找不着了,刚说过的话忘了,即使反复提醒也很难回忆起来,而十几年或几十年前的事还能记得清楚,远期记忆保存良好;语言障碍(失语)也普遍存在,如叫不出某物体的名字或表达意见时用语困难,使人感到说话不流畅;失认(对人物、时间、地点的定向力发生障碍),病人逐渐不能认出熟悉的人或物,不能辨认时间和地点,因而易发生迷路或走失的情况;由于学习新知识能力有困难及工作能力逐渐下降,工作稍加变动就会难以完成,当被同事发现时,患者总是否认自己有病,并产生焦虑情绪。

4 期:中度认知功能障碍。患者的近期和远期记忆力都下降,除对近期事件完全记不起来,逐渐对过去的事也记忆模糊和遗忘了;失语情况也加重,病人因找不到合适的词汇来表达而中断讲话,交谈能力明显下降,甚至导致不能参与交谈而缄默无语。此时患者需要帮助才能与社会交流,如需陪同购物、赴约会等;患者的猜疑心也明显加重,常会因小事与人争吵,性格慢慢变得自私或固执己见,情绪不稳定,情感淡漠,精神明显衰退。

5 期:中重度认知功能障碍。随着病情的发展,患者记忆力已严重丧失;语言功能继续降低,词汇减少,讲话可能只限于只言片语,并不连贯,甚至一句完整的话

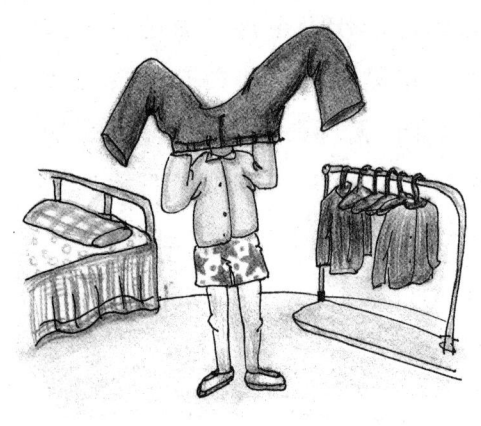

图 5-3 随着病情的发展,患者生活不能自理,如将裤子当上衣套在脖子上等

都说不清楚;失用(丧失用手执行动作或使用物品的能力)和判断力、推理能力下降,已影响到患者日常生活中简单活动的完成,如穿衣、洗脸等不能自理,或将裤子当上衣套在脖子上等(图 5-3)。此阶段患者需要连续监护和全面的帮助。

第 6~7 期

这两期为痴呆的中、晚期阶段。

6 期:严重的认知功能障碍。患者始终处于健忘状态,影响其日常生活自理,如记不起洗手间在何处而随地大小便,不能自己穿脱衣服,不知如何洗澡等;失认、失用、失语和执行功能困难也发展更严重,如患者只能用一两个简单的字表达意思,也不知道如何使用筷子进食;不能认识熟人和亲人,甚至把镜子中的自己看成是陌生人;昼夜节律紊乱,常夜间大吵大闹要外出,或出现无目的的重复行为(徘徊、疑惑);患者情绪多抑郁,也有的表现烦躁不安、躁动,甚至发展为攻击行为。此期患者的生活越来越依赖别人照顾和全面监护。

7 期:晚期痴呆。患者完全丧失认知功能,移动困难,甚至完全卧床;只能发出非语言的呻吟或尖叫,别人根本听不清其在说什么。患者完全丧失生活自理能力,需进入长期监护。照顾者的负担增大,护理工作越来越繁重和需要支持,患者最后多因合并症而死亡。

患者一旦被确诊后,一般可维持生命 7~10 年,发展快者约 3~4 年,若护理恰当可延缓达 15 年以上。不同病例其病程进展的快慢、症状表现和具体情况都不同,各期症状严重程度和表现个体差异很大,需要不断评估疾病进程,采用有效的护理方式。

四、护理痴呆患者的某些理论框架

痴呆患者是在意识清醒的状态下,呈现大脑皮层功能的全面衰退,其本身具有的各种能力逐步下降,而且是不可逆转的。如何护理痴呆患者,目前还没有一个公认的护理模式。但近十多年来,有不少护理专家和临床专家在这方面进行了大量的研究,提出各种有关痴呆患者护理的特定模式。虽然这些模式尚未经历充分的临床实践和评价,但在痴呆患者的护理中,仍有很多可借鉴的地方。如 Lawton(劳顿)在 1975 年提出的适应模式,在痴呆患者的护理中就具有一定的指导意义。

Lawton 提出人的能力与适应水平相平衡的理念。适应水平是指外部刺激(压力)与个人感觉认知状况(能力)之间的平衡状态。当达到适应水平时,人体对刺激的反应会降低。因此,当人的能力降低时,环境压力也应该相应降低,才能保持患者有一个合理的行为和感情水平。对低能力者来说,环境(压力)比个人因素对行为变化的影响程度会更大。随着时间的推移,痴呆患者的各种功能越来越下降,其的行为会变得越来越依赖于环境。因此,照顾者要随时注意调整对患者的期望值,针对痴呆患者所出现的行为和感情问题,通过控制和调节外界环境压力的刺激强度,使其达到适应水平。

(一)维持适应水平

痴呆患者的认知功能在缓慢的衰退过程中,会存在相对稳定期,即患者的能力与外界压力达到适应性水平,表现出能完成一定范围内的日常生活行为。护理者千万不要随意去破坏这种平衡,而是要采取相应措施去维持患者已达到的适应水平,延长这个稳定期。护理工作要尽力使患者保持已有的能力,减缓衰退。

1. 维持原有的生活秩序和习惯。应当尽量维持原有的生活秩序和模式,如将患者的水杯总是放在一个固定位置,则他就可能维持自己拿水杯喝水的行为(图 5-4)。若把水杯改放另一个地方,由于记忆力和判断力下降,患者不能记住新的位置,破坏了其原有的生活秩序,而造成患者不会自己拿水杯喝水。所以照顾者要了解和判断患者的适应能力及功能状况,尽量保持其适应水平的稳定,若确实需要改变其原有的习惯,最好采取慢慢过渡的方法来调节行为。

2. 尽量避免变化。若日常生活必须有改变时,应有计划地、在不影响患者适应水平的前提

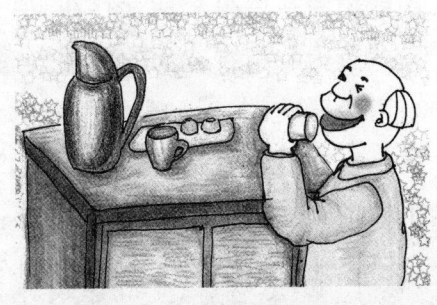

图 5-4 应当尽量维持原有的生活秩序和模式,如将患者的水杯总是放在一个固定位置

下一点点地进行,患者能力越差,则改变的幅度应越小。尽量在其适应范围内进行改变,使患者容易接受。

3. 依靠患者的习惯与爱好对维持适应水平是有效的。如患者能自己使用饭勺吃饭,就不要主动去喂饭,而只要帮助把饭菜送到患者面前即可,只有当患者不会用饭勺进食时再去喂饭。

(二)调节和降低环境压力以适应痴呆患者的生活能力水平

在维持患者适应水平的同时,护理者还要注意经常调节外界环境的压力,使压力尽量降低到患者能力所能承担的水平。

第二节　老年期痴呆患者的护理方法

痴呆主要包括三大症状群,即认知障碍、精神行为异常和日常生活能力下降。每个患者所表现的症状并非完全相同,呈现出症状的个体化。照顾痴呆患者不仅需要爱心、耐心,还需要具备一定的护理技巧。本节针对痴呆三大症状群的具体护理进行逐一介绍。

一、认知功能障碍的护理

认知是指人们正确认识自己和周围关系的能力。认知功能障碍是痴呆患者最主要的临床症状,常表现为记忆力、定向力、思维能力、注意力等方面的下降。认知功能障碍在痴呆早期就存在,中、晚期更加明显,从而影响患者的自理能力,并导致一些行为和精神方面的异常表现。

(一)定向力障碍的护理

定向力障碍是指患者失去了对时间、地点(场所)或人物的正确判断能力。如不知道年、月、日,不知季节变化;不知身在何处,有时甚至找不到回家的路;认不出自己以往所熟悉的人,严重时甚至不认识自己。定向力障碍是痴呆患者常见的疾病表现之一,照顾时要有一定的技巧。

1. 尽可能保持患者生活环境的稳定,不要经常发生变动。室内摆设不要过多,尽量简单、整洁,常用的物品要放在固定的地方。

2. 为方便病人辨别卧室、卫生间等，可在房间门口做一些简单醒目的标志（图5-5），帮助病人认识周围环境。如卧室的门口贴挂床的图片，卫生间门口可以贴上明显的马桶图片的标记等。需要时可以带患者反复辨认，说明房间的特点。

3. 对于定向力障碍严重的患者应有专人照顾，外出时要有人陪同。还应将写有其姓名、地址、家庭电话号码的卡片放在其口袋里，以便其走失后能及时找回。

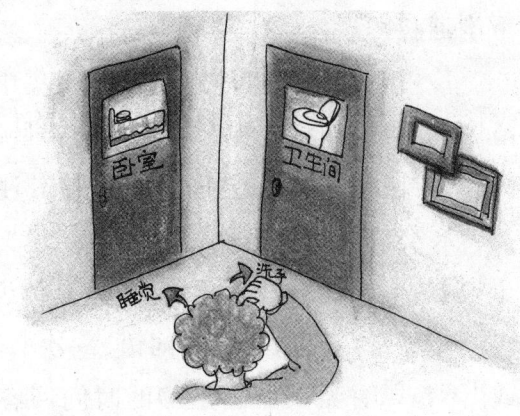

图5-5 为方便病人辨别卧室、卫生间等，可在房间门口做一些简单醒目的标志

4. 患者由于定向力差，失去对距离的判断，在做事和移动过程中准确性差，故很容易跌倒或发生意外。因此，应注意患者居住环境的安排，及时排除可能引起其摔倒的危险因素，如易滑的地板或地砖、不平的地面等。

（二）记忆障碍的护理

1. 可帮助患者准备一个备忘录，随时把有关的事情记下来，如电话号码、人名、地名、需办的事情等。

2. 患者因易忘事而反复提问时，应耐心倾听并解答其疑问，还可根据其近记忆力下降的特点，用其他的事情适当转移患者的注意力。

3. 痴呆患者虽早期就有近记忆力丧失，但远期记忆仍保持良好，因此常会沉浸在对往事的回忆中，此时应尽量配合患者的思维，与其谈论他所感兴趣的往事，以保持患者良好的心情。

4. 有意识地对患者的记忆能力进行训练，如让其看电视新闻，然后提问新闻的大致内容，可以经常提问，让其回答。但当患者记忆障碍受损较严重时，也不要强求其必须回答出来，以免给患者造成内心的挫折感，引起焦虑紧张等不良情绪。

（三）语言障碍的护理

患者由于语言能力障碍，在理解他人语言和表达自身想法时都存在一定困难，易产生急躁、焦虑和沮丧的情绪。有效的沟通使患者增加安全感。可尝试使用以下沟通技巧。

1. 由于痴呆患者注意力往往不集中,因此在交流过程中应尽可能降低周围环境中的干扰,如将电视和收音机的音量调至最低。谈话时要注视患者,表示对他的关注,常叫他的名字或正确称呼,使其注意到照顾者。

2. 交谈内容要正面、直接,如要说"你的儿子大伟",而不要用"他"来代替;对于地方,不要说"在那儿",而应该具体说"在床上"、"在桌上"等。

3. 尽量用简单易懂的词语,一次只说一件事情,最好只需患者简单回答"是"或"不是",并给其留出足够的时间回答问题。当患者不愿交谈或不耐烦时,应等其愿意合作时再谈,不要勉强患者做不愿意做的事。

4. 当患者想不起某事、某人名,或者想努力表达一个意思时,可以给他一些提示,以减轻其的挫折感。

5. 对患者所说的话听不明白时,不要假装听懂了,这样如果不能按他的要求做,反而会使其失望。可借用手势、图片或其他非语言沟通方法,来弄懂患者的意图。同时,应注意观察患者的肢体语言,包括音调和身体动作等。

6. 对患者说话声调要温和,放慢语速,使之感到是在一种平静的环境中,安心听你的讲话。无论说话还是聆听时,都应与患者保持眼神的接触,可在沟通过程中握着对方的手或手臂。

7. 当患者说的事情是错的,并坚持己见时,也不要与他争论或试图纠正,可针对他的问题给予适当安慰或解释。如患者诉说东西被人偷了并坚信此事时,可以对他说"我知道您不高兴了"等,使其感到得到理解。

(四)认知功能训练

照顾痴呆患者除了需要耐心之外,还要设法延长和维持其认知能力。除了服用一些药物之外,照顾者应努力让患者做一些与其认知能力相适宜的脑力活动。适当用脑可以减缓脑功能的衰退,维持大脑的活动能力。

1. 选择与生活有关的事件进行问答和日常生活操作能力的训练。如让患者按顺序叙述做饭与吃饭过程中的每一环节;让其先说出最常吃的几种蔬菜和水果,然后再说出自己最爱吃的几种蔬菜和水果;选择2~3种患者喜爱的蔬菜或水果,告诉每斤的单价,让其计算价钱,训练患者的实际计算能力。在照顾者的指导和帮助下进行吃饭、洗漱、更衣、大小便及洗浴能力的实际训练等。

2. 环境记忆的训练。如让患者说出家庭住址,按街道→门牌号→单元→楼层的顺序回答,还可以提问患者目前所住医院与家之间的距离,沿途经过的主要建筑物和路口(选1~3个)。这种训练可以反复进行。

3. 自我认识、逻辑思维与表达能力的训练。让患者自述亲身经历的十件大事,其中要说出近三年来最重要的三件事和最高兴的三件事(按时间顺序叙述)。对于严重认知功能障碍、不能完整理解与表述的患者,可给予三个选项,让其选择,以降低难度,减轻患者的挫折感。

4. 寻找患者以往能唤起其愉快情绪的事件,并对其进行反复刺激。如有的患者病前特别喜好唱京剧,因此可以每天鼓励其唱或听一段京剧。通过持续刺激,可以使患者情绪愉快,甚至恢复部分自理能力。

5. 进行语言功能训练。要从简单到复杂,如先让患者跟随照顾者说数字"1,2,3,……"然后说常用物品的名字"桌子、椅子、床、筷子……"然后说短句"我想吃饭,我想喝水",然后再说长句。多开展聊家常、读报、读书等活动,多练多说很有必要。

6. 疾病早期阶段患者还能胜任部分工作和家务,可让其继续劳动。多训练患者做一些日常小事,以减缓其认知功能的衰退,但是不要让患者独自一个人承担,以防意外事故发生,如忘了关煤气、电源而引起煤气中毒、火灾等(图5-6)。

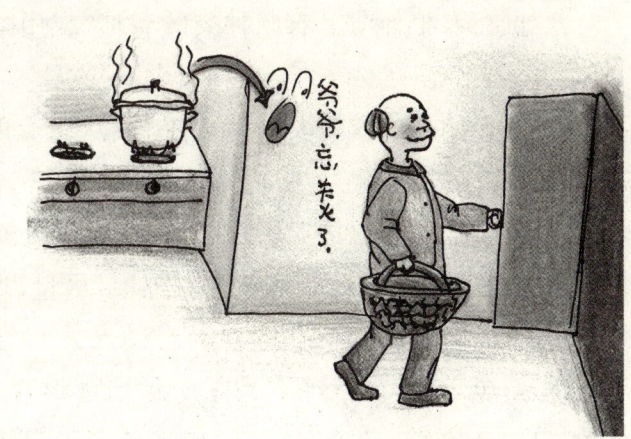

图5-6 训练患者做一些日常小事,但不要让其独自一个人承担,以防意外事故发生,例如忘了关煤气等

7. 每日合理安排患者进行脑力活动的时间。如让患者看报纸,听收音机,看电视等,并设法让其理解其中的内容,如与患者讨论所看到或听到的内容,以尽可能维持患者的正常思维,延缓其大脑衰退。

二、日常生活方面的护理

痴呆患者随着认知功能的不断衰退,日常生活能力也逐渐下降,直至卧床不起,完全需要依赖他人料理一切生活。因此,照顾者需采用一定的照顾技巧帮助患者完成日常生活。在照料过程中,照料者要尽可能地帮助患者保持一种固定的生活习惯,患者能做的事情尽量让他自己做,不要完全包办,尽可能延长时间维持现存的自理能力,以增强患者的自信心。

(一) 穿衣

随着认知功能的衰退,痴呆患者在穿衣服时可能会出现困难,如不会选择衣服,不清楚衣服摆放的位置,不知道如何穿上等。有些患者会将裤腿当做袖子穿,或者只穿一只鞋子等。照顾者可以尝试以下一些做法:

1. 可在衣柜外写上衣服种类的名称,或用图画的形式来表达,使患者能从中得到提示。

2. 患者四季的衣服要分开放置,或从患者的衣柜中拿走不合季节或很少穿的衣物。

3. 把要穿的衣服按照顺序排列,例如将外衣至内衣由下往上排列。

4. 衣服尽量简化,避免有太多纽扣,尽量以拉链或尼龙搭扣等代替纽扣,选择不需系带的鞋子等。

5. 避免穿高跟的鞋子,太长或太大的裤子,衣袖也要尽量避免过长,以防被家具或门把手挂住。

6. 当患者的衣着不正确但并不影响其保暖作用时,不一定要刻意去纠正,因为这样容易导致患者激动和焦虑等情绪产生,诱发异常行为。

(二) 洗漱与洗澡

随着病情的进展,患者在洗脸、刷牙、洗澡等个人卫生方面会出现不同程度的困难。照顾者应帮助或督促者保持梳洗的习惯。

1. 鼓励患者自己做一些比较简单的梳洗工作,如梳头、擦脸等,在必要的时候再向其提供帮助,这样有利于维持患者的自理能力。

2. 如果患者忘记如何刷牙,可以帮助患者准备好牙刷,照顾者可向其演示刷牙的过程,并与患者一起刷牙。如果患者不能刷牙并拒绝帮助,可准备口腔护理液来清洗口腔。

3. 尽可能保持患者以往的洗澡习惯,帮助患者制定一个定期洗澡的时间表,将洗澡的时间调整到一天中患者最平静和合作的时候。

4. 用各种方法唤起患者对沐浴的兴趣,如告诉其温水浴很舒服,肥皂的气味非常清香,可以在沐浴时给患者一些水中可以玩耍的物品,或者在洗澡时放他喜欢听的音乐等。

5. 洗澡时千万不要把患者单独留在浴室。要给患者讲述沐浴的步骤,甚至可以做示范,允许他尽可能自己做。

6. 身体衰弱的患者在进行沐浴时要注意保护,浴室内要安装扶手

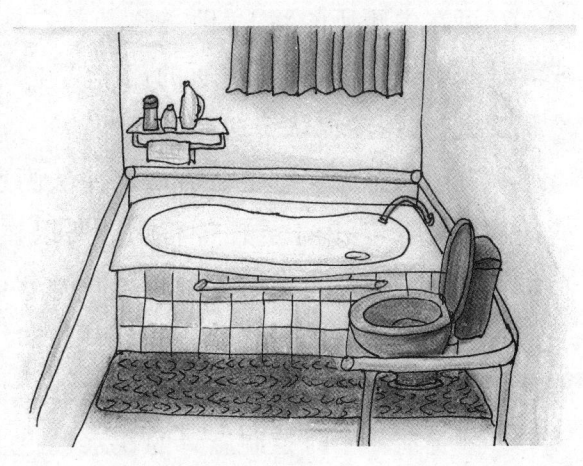

图 5-7　洗澡应注意安全

(图 5-7),放置防滑垫和浴椅等,以提高沐浴时的安全性。

7. 当患者拒绝洗澡时,最好请患者比较亲近或信赖的人来劝说。如果患者不愿意脱内衣裤,可以让其先进浴盆,然后再慢慢脱。

8. 水温不要太热,浴盆的水不要放得太满,以免患者害怕,可在其进入浴盆后再慢慢加水。

9. 由于患者记忆力下降,当他拒绝洗澡时,可以采取"过一会再试"的办法,可能会取得很好的效果。在天气寒冷时要预先将浴室加温,避免患者由于动作缓慢而着凉。

10. 在洗漱、洗澡过程中,照顾者要言语温柔,不要指责患者。若患者不愿意刷牙洗脸时,照顾者可以试着说:"该刷牙洗脸了,这是你的牙刷和毛巾。"而不要指责地说:"不刷牙洗脸多脏,现在该刷牙洗脸了!"

(三)上厕所

由于记忆力和定向力的障碍,有些痴呆患者经常会找不到厕所在哪里,因此会

出现随地大小便的现象,或经常弄脏裤子。如出现这种情况,应注意以下几点:

1. 不要责骂患者,应密切观察和判断患者的行为表现,及时带患者上厕所,如患者坐立不安,可能是要排便、排尿。可根据患者的习惯,定时督促和引导患者去厕所。

2. 可在去厕所的路上,做一些患者容易理解的指引标记,如文字、箭头、符号,或者是一盏小灯等,可在厕所的门上写上"厕所"或画上马桶的图案,并经常强化患者的记忆,帮助他认识这些标记。

3. 有一些患者会忘记便后用水冲洗厕所,有的患者还会产生自己收拾排泄物的冲动,因而出现用手弄便等行为。所以在患者如厕过程中,照顾者要陪同,以便在患者弄便之前尽早帮助其将秽物冲掉。

4. 对大小便失禁的患者,在使用尿布时,一定要及时更换,以促进患者的舒适感,防止皮肤的损伤。

5. 睡觉前2小时控制患者的饮水量,在床边放置便盆可方便患者和照顾者的使用。

(四)进食

痴呆患者常见的进食问题有:忘记是否吃过饭,不会正确使用餐具,不会选择食物,过度饮食,对某些食物特别厌恶或喜爱,咀嚼或吞咽困难等。在帮助患者进食方面可以采取以下一些方法:

1. 对患者的饮食安排要有规律,每天定时定量。

2. 注意营养均衡,根据患者消化系统的特点准备易咀嚼、易消化的食物,必要时将食物切碎。尽可能选择患者爱吃的食物,同时还要多摄入含有丰富蛋白质的鸡肉、鸡蛋、鱼类、瘦肉、大豆等。

3. 每顿饭的种类和花样不要太多,如菜每次只提供1~2款,以免患者感到混乱而产生不安。

4. 避免同时进食固体和流质食物,否则患者会不加以慢慢咀嚼而将所有食物吞下,有造成窒息的可能。

5. 三餐之间可以为患者加一些水果、酸奶、点心等。

6. 如果患者忘了如何使用餐具,照顾者可以同患者一起进餐,示范如何使用这些餐具,或者让患者使用一些特别设计的碗筷。有的患者喜欢用手抓饭吃,如果这样能安心地把饭吃完,就不要强迫他必须用餐具吃,只要在饭前、饭后把手彻底洗干净即可。

7. 督促患者喝足量的水,除白开水外,结合患者的口味,可以喝一些果汁或汤类,避免咖啡和浓茶。喝水时可以使用吸管或者带嘴的壶,使患者喝起来更加容易一些。

8. 在患者进食时,一定要保持周围环境的安静和减少其他干扰源,以免患者进食时分心。如果患者不能专心进食,可以让他们分多次进食。

9. 每天至少陪患者吃一顿饭,这样可以增加感情的交流。

10. 对于经常叫嚷"我还没有吃饭"、"肚子饿"或暴饮暴食的患者,可以把食物分成几小份,一份一份拿给他吃,以控制食量。还可以把刚使用过的餐具放在洗涤盆中,以提醒病人已经进食完毕。不要一味地试图说服患者已经吃过,可以给他一些水果或饼干等,或者带他出门或做些其他的事情,以转移其注意力(图5-8)。

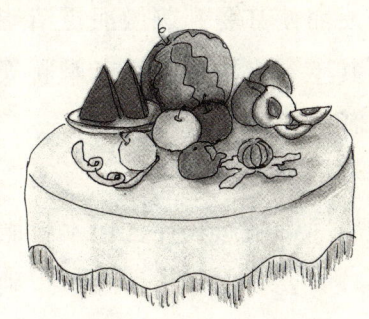

图5-8 三餐之间可以加一些帮病人剥好皮的水果

11. 有些患者由于认知功能的下降以及某些幻觉的产生,还会出现进食异物的现象,如吃硬币、纽扣、别针、钥匙、小玩具、假牙等,吃香蕉时不剥皮就吃,还有的患者吃瓜子皮。对这样的病人,其所处周围环境中的小物品一定要收放好,特别是药品等,一定不要让其拿到。吃一些食物时,可以先帮患者准备好,如水果剥好皮后再给患者。有可能的话,要弄清患者吃异物的原因,反复告诉他哪些物品可吃,哪些不行,态度要耐心,不要强行制止患者,以免给其造成恶性刺激。

(五)睡眠

临床研究发现,约半数以上痴呆患者存在睡眠—觉醒节律紊乱,表现为日间睡眠时间增加,夜间睡眠混乱,半夜吵闹,早醒等,给照顾带来一定的困难。在面对此类问题时,可以采用以下一些方法:

1. 照顾者要帮助痴呆患者养成每日固定时间上床就寝的规律。

2.对白天打瞌睡而晚上不肯入睡的患者,尽量在白天让其多做一些事情或体力活动,不让他有机会打瞌睡。中午或下午可让他小睡一会儿,晚上睡觉前,避免看情节激烈的电视或谈论让患者兴奋的话题,根据患者的习惯,用喝一些热牛奶、温水泡脚、按摩脚和背部、放轻音乐、调弱灯光等方法帮助患者入睡。

3.注意把通向外面的门、窗等锁好,防止患者半夜出走丢失。

4.由于痴呆患者的时间定向力发生障碍,可能分不清白天和晚上,深夜周围一片漆黑反而使患者感到不安,所以晚上可以开一些小灯,避免房间完全黑暗,尽量有人陪伴患者入睡。

5.如果患者半夜醒来吵闹,不要突然把灯打开,也不要大声斥责他,因为这样反而使其受到刺激而更清醒。可以开一些小灯,对患者轻声地解释现在的时间,让其感到安心。陪患者聊聊天或在室内走一走,放一些他喜欢的音乐,引导其再次入睡。

(六)服药

痴呆患者往往记不住服药的时间和剂量,有些患者甚至误服或乱服药,所以照顾者要督促和帮助患者正确服药。

1.尽量不让患者自己服用药物。

2.照顾者可以把每天要服用的药物写在纸上,并把每次吃的药分开放到小盒里,每次看着患者准时把药吃下去。不要完全相信患者自己说的是否已经吃过药。

3.对认知功能严重障碍的患者,要把药物放在其不能拿到的地方,必要时上锁,防止患者误服或乱服造成危险。

(七)活动

"动则不衰"是养生、健身的传统观点,痴呆患者同样需要一定的活动。

1.活动的类型和复杂程度一定要根据患者的能力及兴趣进行选择。不要对患者要求太高,通常做一些简单的活动是最好的,如散步、游泳、养花、喂鱼、打太极拳、跳舞或扔接球等。如果患者不能顺利完成某项活动,一定要停止该活动,选择相对简单的活动类型,以免造成患者内心的挫折感。

2.在活动过程中,每当患者完成一个小的步骤时,都要及时给予表扬和鼓励,以增强患者的自信心和自尊心。

3.可以将活动融入患者的日常生活中,尽量每天在相同时间进行,使得患者的生活有一定的规律性和适宜的刺激。

4.带痴呆患者进行运动时,要注意运动的量,以患者运动后微微出汗,食欲增加,睡眠平稳,精神舒畅为宜。运动过程中,如患者出现任何不适,应及时停止活动,必要时寻求医生的帮助。

(八)安全

由于认知功能全面下降,痴呆患者对自身的保护能力也逐步下降,容易发生摔倒、走丢、伤害自己或别人等,所以要注意保护其安全。

1.防止摔倒。家里的布置要简单整齐,避免堆放过多的杂物,防止痴呆患者绊倒。地面要用防滑地板,有水及时擦干,给患者穿防滑的拖鞋。适当调整床的高度,对有条件的家庭,可以安上床栏,厕所安上扶手。光线要充足,尤其是晚上,在从房间到厕所的路上开一些小灯。

2.防止走失。痴呆患者外出要有人陪伴,家中应安装患者难以打开的门锁。在患者身上携带联系卡,写上其姓名、地址、电话、病情和联系人等。

3.防止其他意外。刀、剪等锐利的东西及药品、清洁剂、杀虫剂等要收藏好,不使患者拿到伤己、伤人或误服。厨房的门要锁好,防止患者自己开煤气。电源开关要覆盖好,或改成患者不容易打开的形式。将热水器的加热温度调整至37℃以下,以免烫伤患者。房间内阳台的门也一定关好,防止发生意外。

(九)卧床患者的护理

随着病情的进展,晚期痴呆患者会完全丧失自理能力而卧床不起,需要照顾者提供全方位的照顾。对于卧床患者,特别要注意的就是皮肤护理和避免卧床所致的各种合并症,如压疮、肌肉萎缩、肺炎等。

1.可根据患者病情,督促或帮助其按摩肢体,活动肢体关节,每日2~3次,每次10~15分钟,防止或减轻肌肉萎缩及关节僵化。

2.帮助卧床患者勤翻身,白天每2~3小时翻身一次,夜间每4~6小时翻身一次。注意后脑勺、肩胛骨、骶尾部、后脚跟等骨隆突处的皮肤状况,若呈暗红色则要缩短翻身间隔时间至每30分钟一次,增加翻身次数,尽可能不要再让暗红色区域受到压迫。患者在各种卧位时,应采用软枕或其他设施支持身体空隙处,并架空骨突处,避免骨突部位的压迫、摩擦等。

3. 保持患者皮肤的干燥和清洁,根据需要每日用温水清洁皮肤。对皮肤易出汗的地方,如腋窝、腘窝、腹股沟等,可以使用爽身粉。对大、小便失禁者,要及时擦洗,及时更换,局部皮肤可涂凡士林软膏,以保护、润滑皮肤,但严禁在破溃的皮肤上涂抹。

4. 不可让患者直接卧于橡胶单或塑料布上,以免刺激皮肤。床铺应保持清洁、干燥、平整、无碎屑,更换床单及衣服时,一定要抬起病人的身体,不要拖、拉、拽等,以免损伤皮肤。

5. 使用便盆时,注意与皮肤接触的地方要尽可能光滑,不要有损坏的地方,以免划破皮肤。如使用搪瓷便盆,要检查便盆边缘有无掉瓷等情况。使用时,应协助患者抬高臀部,不可硬塞、硬拉,必要时在便盆边缘垫以软纸、布垫或撒滑石粉,防止擦伤皮肤。

三、精神行为症状及应对方法

在痴呆不断进展的病程中,约有 80% 以上的病人会出现各种异常行为和精神症状,这些问题给家属带来很大的困惑和照顾困难,也是患者被送进医院的常见原因。

(一) 多疑

多疑在痴呆早期就可能出现,常表现为怀疑自己的东西被别人偷走了,怀疑配偶对自己不忠,怀疑别人要害自己或家人,怀疑家人要遗弃自己等。对此,应注意做到:

1. 照顾者要充分理解这是疾病症状,不要为此而生气或争辩,要耐心听患者叙述,主动对其表示关心。

2. 在病态思维支配下,患者可能会发生伤人等冲动行为,应注意安全,把危险物品收好,可让被怀疑对象暂时离开,减少接触。

3. 症状严重时,可在医生指导下让患者服用药物,并观察药物的效果和副作用。

（二）幻觉

幻觉是指在客观现实中并不存在某事物的情况下，患者感知有它的存在，是一种虚幻的知觉，可表现为幻听、幻视、幻嗅、幻触等多种形式。幻觉可能诱发患者出现一些危险行为，应及时防范。

1. 不要与患者争执事情的真假。

2. 尽量减少环境中可能导致幻觉的刺激，如房间内不要挂过多的镜子，地砖的颜色和形状不要过于花哨，避免看激烈的电视节目等。

3. 症状严重时应求助于医护人员。

（三）抑郁情绪

有些痴呆患者在早期就伴有抑郁情绪，表现为情绪低落，对什么事都不感兴趣，生活缺乏主动性，卧床不起，懒于梳洗等。对此，应注意做到：

1. 主动与患者聊天，给予其关心和体贴。

2. 安排一些简单的活动，督促和陪伴患者一起做，如浇花、擦桌子。

3. 患者懒于梳洗和缺乏食欲时，应督促和帮助其搞好个人卫生，准备一些患者喜欢的食品，督促其按时进食。

4. 症状严重时应求助于医护人员，给予抗抑郁治疗。

（四）焦虑不安

有些痴呆患者表现为烦躁不安，不时地站起、坐下，对将要发生的事情过分担心等。这常与对周围环境不熟悉，内心感到不安，出现幻觉等有关。对此，要注意做到：

1. 主动关心患者，耐心倾听其诉说担心的事。

2. 找患者能做好的事陪他一起做，如外出散步，买东西等，以分散其注意力，并明确指导他做什么，以减少不安。

（五）情绪不稳定

有些痴呆患者表现为情绪突然变化，波动性大，可因一点小事突然大发脾气或伤心流泪。随着病情发展，逐渐表现为淡漠，表情呆板，即使对亲人也缺乏感情。对此，应注意做到：

1. 认识到这是疾病造成的症状，不要指责患者。

2. 主动与患者谈心,理解其感受,尽可能满足其愿望,识别和消除不良的刺激。

3. 由于患者记忆力下降,可采取转移注意力的方法,使其很快忘记不愉快的事,把情绪扭转过来。

(六)徘徊

有些痴呆患者表现为无目的地走来走去,有时持续几小时,或自己无目的地走出门。徘徊容易造成患者摔倒或走丢,要采取必要的防范措施。

1. 外出时一定要时刻有人陪伴。

2. 家中换成患者不会打开的门锁,如密码锁。

3. 把患者的联系方式和病情写在卡片上,固定在衣领或放在口袋里。

4. 用布或画把门掩盖住,或将门把手装饰起来,减少患者走出门的机会。

5. 不要一味地只是阻止,可提供一些安全的空间和机会让患者走动,如房间不要堆放过多的东西,地板注意防滑,尽量多陪患者外出散步。

(七)藏东西

有些痴呆患者表现为把钱、存折、首饰、钥匙、衣服,甚至饼干、瓜子等藏在不同的地方,事后自己找不到,到处乱翻,甚至怀疑东西被别人偷走了。对此,应注意做到:

1. 不要争执,也不要总是责怪患者"是你自己放起来了"。

2. 把重要的物品收放好,钥匙等尽量多制作几份备用。

3. 细心观察患者经常藏东西的地方,耐心帮其一起找,最好引导患者自己把东西找出来。

4. 如果东西确实找不到了,可试着换个患者感兴趣的话题或出门活动,把注意力转移到其他事情上,忘却找东西这件事。

(八)"收破烂"

有些痴呆患者表现为把塑料袋、牛奶袋、瓜子皮、水果皮、树叶、糖纸、钉子,甚至用过的手纸、剩饭等收集起来,或从外面把垃圾捡回家,塞到房间的各个角落,不允许家人扔掉,经常把家里搞得杂乱不堪。对此,应注意做到:

1. 不要争论,总说"这些是废品,应该扔掉"并不能起多大作用。

2. 如需清理,要在患者不注意时进行,不要当着患者的面把破烂扔掉,这样会激怒他。

(九)不恰当地处理物品

有些痴呆患者表现为翻抽屉、柜子,把家具搬来搬去,拿不属于自己的东西,把物品放到不恰当的地方(如把熨斗放到冰箱里,把饭盆放在马桶的水箱里)。对此,应注意做到:

1. 理解这是疾病造成的,不要指责患者,以免激怒他。

2. 把贵重物品收放好,给患者留出一定的空间和物品,允许他去翻弄。

(十)重复做无目的动作

有些痴呆患者表现为重复做一些机械性的动作,如揉搓衣角,翻口袋,吮手指,咀嚼,磨牙,摇晃双腿,反复穿脱鞋子,在空中抓东西,不停地收拾物品等。对此,应注意做到:

1. 在没有危险的情况下,可有意忽略,不要总是阻止。

2. 可把患者的精力转移到做一些需要重复的事上,如叠衣服,擦桌子,以代替无意义的重复动作。

(十一)反复问同一个问题

有些痴呆患者表现为一件事儿问好多遍,或一句话没完没了地说,常使家属感到很不耐烦。这与患者的记忆力下降有关,也可能是患者感到不安造成的。对此,应注意做到:

1. 不要责怪患者,也不要试图说服他"这个问题已经问过多遍"。

2. 采取各种方式解答患者的疑问,如把答案写在纸条上,让他自己去看,尽量让患者感到安心。

3. 可把话题转到患者感兴趣的其他事上,或陪他出去散步,把注意力转移开。

(十二)骂人

有些痴呆患者表现为用粗话骂人,恐吓、威胁人,或用苛刻的语言诅咒人。虽然有时骂人看上去是毫无理由的,但从患者的角度去看,可能存在一些潜在的原因。对此,应注意做到:

1. 不要争吵,可暂时回避一会儿,或试着换一个愉快的话题,找患者感兴趣的事情做,分散其注意力。

2. 如果是周围人的言行无意中激怒了患者,要马上把其带离当时的场合,到一个安静的环境,避免进一步激惹他。

3. 可根据情况,抱抱患者的肩膀,或握着他的手,表示关心和安慰,使其慢慢平静下来(图5-9)。

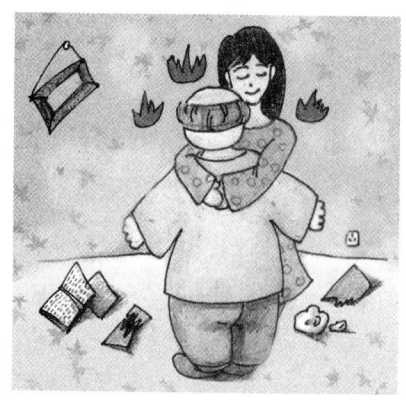

图5-9 如果患者被激怒,不要与其争论,可根据情况,抱抱患者的肩膀,或握着他的手,表示关心和安慰,使其平静下来

（十三）攻击行为

有些痴呆患者表现为粗暴地扔东西,故意毁坏物品,踢、打、推、抓、咬、掐、拧人等身体攻击行为,尤其在帮助其洗澡、换衣服、喂饭时最容易发生。由于患者的判断力和理解力都在下降,不能理解照顾者是在帮他,甚至会把某些身体接触误解为有人要侵犯或攻击自己,感到自身安全受到威胁,从而通过攻击行为进行防卫。对此,应注意做到：

1. 在涉及身体接触的照顾过程中,不要采取强制手段,也不要突然进行,在做每一个动作时,先告诉患者要做什么,让他参与做一些事,如洗澡时让其自己擦肥皂等。

2. 可通过放音乐、聊患者感兴趣的话题来分散其注意力,减轻因身体接触造成的威胁感。

3. 把患者周围的危险物品收放好,以保证安全。

4. 出现攻击行为时,尽量保持冷静,必要时可以离开患者一会儿。

5. 如果攻击行为经常发生,应求助于医护人员。

（十四）抱怨、依赖家人

有些痴呆患者表现为发牢骚,抱怨家人对他照顾不周,自己事事不如意;有的患者自己能做的事,总要求家属替他做,如果帮助不及时,就抱怨没人管他。对此,应注意做到：

1. 理解这是疾病所致,可能是患者试图引起别人注意的一种表现,不要因此跟他计较或争论。

2. 平时多抽些时间陪患者聊聊天,主动问问他有什么需求,有什么不满意的,让其感到被关注。

(十五)性异常行为

有些痴呆患者表现为说些与性有关的脏话,在公共场所暴露性器官,不恰当地触摸他人等,这些行为虽然相对较为少见,但却让家属很尴尬。对此,应注意做到:

1. 对这些行为不要表现出过于强烈的反应,理解这是疾病造成的。
2. 在安全的前提下,可采取有意忽略的态度。
3. 如果家属感到难以应对,应求助于医护人员,不要自己默默承受。

四、精神行为症状的预防

精神行为症状一旦发生往往很难应对,强行制止反会使症状加重,所以预防症状的发生比被动地应对更为重要。

(一)调整生活节奏

1. 日常生活尽量简单化、有规律,避免增加不良的刺激。
2. 对患者不能做的事应及时提供帮助,不要勉强其做能力达不到的事,否则会加其重心理压力和困惑,容易诱发精神行为症状。

(二)维持熟悉的环境

1. 居所固定对痴呆患者非常重要,最好让他们生活在自己家里,避免轮换住处,尽可能不随意改变生活环境和生活习惯。
2. 如果需要搬家或装修,尽量在患者周围保留一些熟悉的东西,如照片、装饰物、生活用品、小件家具等。

(三)安排适当的活动

适当的活动可减轻患者的无聊感和分散注意力,从而减少异常行为的发生。

1. 活动不要太复杂,要符合患者目前的功能水平,如一起散步、买东西、逛公园、做简单家务等。
2. 如果结合患者以前的爱好和生活经历,患者会更愿意做,如听喜欢或熟悉的歌曲、戏曲,一起翻看以前的照片,谈论以前的人或事等。
3. 与家人一起生活对患者非常重要,所以家属要多花些时间陪患者聊天,陪他一起活动。

（四）避免伤害患者自尊

1. 虽然痴呆患者各方面的能力随病情的进展而不断下降，但仍保存着一定的自尊心，渴望被人关注和尊重，所以照顾者要注意避免伤害患者的自尊。

2. 多鼓励和表扬患者，在患者做错事时，不要总是去纠正或指责，尽量不与患者争执，避免其有太多的挫折感。

（五）识别诱发因素

照顾者平日应细心观察，总结精神行为症状发生的规律和诱发因素，有针对性地避免和控制。例如有的患者在独处时容易大喊大叫或摔东西，照顾者就要尽量多陪伴他；而有的患者在人多嘈杂的地方容易激动、骂人，照顾者就要少带他去这些场所；有的患者容易在午后发生异常行为，照顾者可以在每天这个时候带他到户外散步；有的患者看到镜子就会出现幻觉，照顾者就可将镜子撤去。

痴呆不仅造成患者个人的痛苦，也会干扰家庭的正常生活，同时给社会带来负担。有的地区和国家利用其社会福利资源，提供支持和指导，对老年痴呆患者给予相应照顾。充分发挥社会支持的作用，可以减轻痴呆患者照顾者的负担和压力。

本章作者

肖顺贞　教授、硕士生导师，北京大学护理学院。

刘　宇　副教授，北京大学护理学院。

王志稳　讲师，北京大学护理学院。

第六章 痴呆患者的心灵抚慰

在本章节中,我们想向大家介绍的是对痴呆患者进行的心理治疗。什么叫心理治疗?该怎么做呢?它真的会有帮助吗?在下面的内容中,这些疑问会得到解答。

第一节 如何理解心理治疗

一、什么是心理治疗

一提起心理治疗,人们往往会觉得有些神秘和新鲜,觉得似乎是近几年才流行的新鲜事物,但实际上心理治疗的历史是相当长的。仅就其狭义的概念而言,现代心理治疗的发展,也有一百多年的历史了。但遗憾的是,迄今为止,心理学家们仍没有为心理治疗给出一个明确和完整的定义。

按照"科学"的说法:"心理治疗是在治疗师与来访者建立的良好关系的基础上,由经过专业训练的治疗师运用心理治疗的有关理论和技术,对来访者进行帮助的过程。其目的是激发和调动来访者改善动机和潜能,以消除或缓解来访者的心理问题与障碍,促进其人格的成熟和发展。"也就是说,要想进行心理治疗,首先要有主动要求接受心理治疗的患者,其次要有掌握某种治疗理论和技术的专业治疗师,他们必须能够进行没有阻碍的、相互都能理解的交流,并最终实现患者的人格成长。在很多人看来,只有满足这些要素,才能称为心理治疗。那么,痴呆患者怎么接受心理治疗呢？由于脑功能的受损，他们并不知道自己患病，也不会主动求治，而且对于语言的理解和应用都存在一定的困难，不易交流和沟通，给治疗造成了种种困难。究竟该怎么办？先给您讲一个小故事。

那是一个炎热的夏天，在超市里一个放冰淇淋的卧式冰柜旁，一个大约四五岁，个子刚刚高过冰柜半个头的小女孩儿，踮着脚尖站在冰柜前，双手扒着冰柜向里张望着。在不远处，孩子的母亲买完东西后，招呼她一起回家，可是喊了几遍，那女孩却没动地方，一会儿看看妈妈，一会儿又望望售货员。母亲走过来，一边斥责孩子不应该这么贪吃，一边要拉女孩走。女孩"哇"的一声大哭起来，任凭母亲如何责骂和拉扯，双手就是扒着冰柜不放。女孩扒着冰柜的一只手下，是连接冰柜盖子的合页。就在母女俩的拉扯中，这合页松脱了，全靠女孩的手在扶着，否则就要掉下来了。旁人提醒了女孩的母亲和售货员。在母亲和售货员的配合下，女孩的手从冰柜上松开了，拉着妈妈的手，高高兴兴地走了，临走前还笑了笑，挥了挥手。

不知大家注意到没有，小女孩在旁人的帮助下摆脱了困境。其实在这个过程中，没有人说过一句话，没有任何交流，商店的冰柜合页坏了，小女孩以为自己弄坏了冰柜，闯了祸，怕售货员发现，所以只好扶着，不敢走，而且当着售货员的面，不敢对母亲说，所以只有哭了。旁观者进行了干预（消除了母亲和售货员对小女孩的误会），最后通过小女孩在解决了"合页"问题后破涕为笑的事实，验证了旁观者推测的正确。在这整个的过程中，既有旁观者对行为的观察，又有对行为背后心理活动的分析和判断。离开了这些心理上的互动，这一助人的过程就无法完成，从某种角度来说，这一过程就叫心理治疗。

心理治疗并不神秘，它涉及生活的方方面面，我们每个人都能遇到，因为人的行为都会有特定的心理活动作为基础，既然有心理活动，就一定可以心理治疗。

可以看到，对痴呆患者的心理治疗，与刚讲过的小故事有许多相似之处。例如医生与患者之间难以产生有效的语言沟通，要通过观察患者外在的行为表现来推测患者的心理活动等。通过这些方法，医生可以有效地为患者提供帮助，使患者的生活得到改善。

二、正常老年人的心理特点

1. 豁达。在生活中，在我们周围，可以发现大多数老人都快乐地生活着，即使有时他们也要面对疾病和贫困，但这些都不能改变他们的生活态度。丰富的阅历，使他们培养出了顽强的适应能力，处变不惊，临危不乱。一切事物在他们面前都显得那么平和，那么不急不徐、可有可无，他们早已退出了利益纷争的潮头，在平凡的生活中怡然自得。当然，随着年龄的增加和生理功能的减退，这种适应能力也在逐渐减弱。

2. 自信与固执。数十年的生活经历，风雨坎坷，使老年人有着丰富的生活经验和知识，使他们更愿意相信自己的感受和判断，而较少能接受别人的观点。尤其是与年轻人有不同看法时，更是很少附和，就算口头上不反对，心中也是不以为然。随着年龄增加，老年人对新事物的接受能力也在逐渐下降，固执的情况日渐突出，往往听不进劝告，严重时甚至会表现得多疑，不相信别人。这种固执往往不能被现实中的挫折所修正。

3. 关注自身。年龄的增加使老人们步入人生的最后阶段，求生的欲望又使老人开始更多地关注自身，这种关注往往包括躯体和精神两个方面。在躯体上十分关心自己的健康，任何细微的不适都可使老人紧张和担心，因此去医院的次数日渐增加。在精神上则表现为喜欢沉湎于对往事的回忆中，对自己以外的事物兴趣日渐减少，严重时则对一切都漠不关心。

4. 依赖性。老年人由于生理功能的减退，很多以往轻而易举就可完成的事情，现在做起来变得困难重重，这使老年人产生依赖他人的心理，害怕孤单，总是希望身边有人陪伴，稍遇困难就求助他人，而不是自己去尝试解决，生活中的被动性增加而主动性减少。

5. 敏感与脆弱。年老还使得老人们料理生活的能力退化，使得许多事情都需要家人帮着来做，这使老人感到自己是无用的，拖累了别人；同时也让老人开始担心别人是否会嫌弃自己，继而对周围的人对待自己的态度变得十分在意和关注，对照料者的抱怨十分敏感，往往引起老人强烈的情感反应。另外，老年人的情感承受能力是较为脆弱的，一些普通的悲喜事件，都可能导致老人明显的情

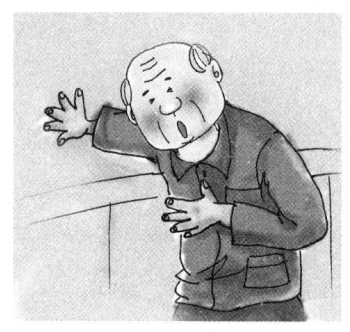

图6-1 老年人的情感承受能力是较为脆弱的,一些普通的悲喜事件,都可能导致老人明显的情绪波动

绪波动(图6-1)。

6. 智慧。很多人都认为,人一上了年纪脑子就不好用了,易忘事儿、老糊涂了等等。其实这种观点是不正确的,随着年龄的增长,人们学习新事物和死记硬背的能力是有所下降的,但另一方面,对事物分析判断和逻辑推理的能力在相当长的时间里不会减退,甚至由于知识的丰富和经验的积累,分析推理的能力还会增强。所以,老年人经常是智慧的化身。

三、老年期痴呆患者的心理特点

1. 人格改变。所谓人格就是指一个人平时待人接物的习惯模式。老年期痴呆患者最早出现、最为常见的心理特点就是人格的改变,习惯模式的打破。例如:大方的人变得小气,开朗的人变得忧郁,谨慎的人变得无所畏惧等。这种改变常常令人惊讶,甚至让人感到患者整个像变了个人一样。

2. 自私。大多数老年期痴呆患者都会渐渐出现越来越只顾自己,不顾别人的倾向。有时像一个小孩子一样,自己吃的、用的都看得牢牢的,不许别人动。经常指责别人对他不好,虐待自己等,而对于家中其他人的情况则漠不关心。由于社会道德观念和利他思想,往往是一个人进入青春期后才逐渐形成的,所以当老年人发生了痴呆症状后,这些社会道德观念大多最先受损,患者出现自私的倾向。

3. 受本能的支配。随着痴呆的加重,道德观念的丧失,患者的行为活动会越来越受本能的支配,表现出食欲、性欲等的亢进。这里所说的亢进指的并不是能力或功能的增强,而是指痴呆患者会不分时间、不分场合、没有任何道德顾忌、随心所欲地表现出他们的本能欲望,且任何劝阻和惩罚都不能改变这些行为。例如,当众在异性面前脱光衣服;对喜欢吃的某种食物,无节制地进食,而对不喜欢吃的一口不尝等。

4. 无自知力。由于脑功能减退的原因,患者对于自身疾病的表现和性格改变,并不能有所认识,也不加以自我修正,更不会有主动求治的意识。即使他人指出,也不能使患者相信自己有了问题(即使当时承认了,过一会儿也会忘的)。

5. 不安。由于记忆力的减退,患者原来熟悉的环境和家人,都成了陌生的地方和不认识的外人。患者的行为会显得紧张不安,对周围的一切总是保持着一副警惕的样子,或是处于一种茫然不知所措的状态,惶惶不可终日。

6. 攻击性。老年期痴呆患者往往具有言语和行为上的攻击性。在别人看来,患者常会无缘无故地谩骂或击打身边的人,攻击行为十分突然,让人防不胜防。攻击的对象多无特异的目标,任何在患者身边的人,都有可能成为被攻击的对象。

7. 漠然。当痴呆的晚期,患者脑中的记忆像被用橡皮擦去一样,只留下一片空白,任何有意义的思维和心理活动都不存在了。患者常整日卧床,无任何自主的活动,对外界的刺激也缺乏相应的反应,只留下一片茫然。

第二节 照料与治疗

一、谁是治疗师

一般的人们都认为,治疗师理所当然应该由医生来担当,其实不然。对于老年期痴呆患者而言,医生并不能成为他们的治疗师。那么治疗师应该是谁呢?

"治疗师"就是您

老年期痴呆患者大多由于年纪较大,行动不便,或者对护理不能合作,出一次门是十分不方便的,所以不可能天天去医院看医生。但对患者的观察是需要随时随地的,与医生见一两次面,并不能解决根本的问题。患者的病情是变化的,在日常生活中遇到的困难也会是多种多样的,所以只有与患者共同生活的人,才能真正担当起"治疗师"的责任。大多数时候,医生只能是提供些原则性的建议和方向上的指导,或者就某个具体的问题提供帮助。

二、从评估开始

当一个人患了老年期痴呆后,其生活能力必然会日渐下降,需要依赖他人的帮助。但是,提供什么帮助?帮助到何种程度?却并不是简单的问题。帮得少了,患者的生活质量会下降,而自身也有受到伤害的风险;帮得多了,又会使患者得不到必要的训练,使他们本来可以自己做的事情,也过早地失去做的能力,人为地加重了照料者的负担。因此,对患者痴呆的状态和程度进行评估,是十分必要的。

由于老年期痴呆的病因不明,所以在对其评定的过程中,缺乏一个完全客观的标准,对痴呆程度的判断,很大程度上有赖于专业人员的临床经验。因此,评估痴呆的状态、程度,制定帮助计划的工作,应由专业的医生来做。当然,在评估的过程中,也并不是完全的无客观依据可循。大量的案例,长年的临床观察,使医生们在评估痴呆的许多方面达成了共识,制定出许多心理测评量表和生活能力评定量表,使对痴呆的评估更加科学和标准。下面介绍两个简单、实用的量表,帮助您更好地去了解老年期痴呆的患者。

1. 中文版简易智能状态检查量表

该量表制定于 1975 年,在世界各地广泛应用,其适用性、可靠性均达到了比较满意的程度。根据抽样测试的结果,考虑中国老年人群的年龄、文化构成等,选取 ≤17 分作为痴呆的阳性分界线。当患者评分低于 17 分时,可能存在中度痴呆。该量表也存在一个缺点,就是评分结果受文化程度的影响比较大。为了弥补这一缺陷,针对不同文化的人群,其分界线的分值作了相应的调整,文盲 17 分,小学 20 分,中学及以上则为 24 分。下面就是该量表的具体内容。图示(表 6-1)

表 6-1　　　　中文版简易智能状态检查量表(MMSE)

		正确	错误
1. 今年的年份?	年＿＿＿＿	1	5
2. 现在是什么季节?	季节＿＿＿＿	1	5
3. 今天是几号?	日＿＿＿＿	1	5
4. 今天是星期几?	星期＿＿＿＿	1	5
5. 现在是几月份?	月＿＿＿＿	1	5
6. 您能告诉我现在我们在哪里吗?			
例如:现在我们在哪个省、市?	省(市)＿＿＿＿	1	5
7. 您住在什么区(县)?	区(县)＿＿＿＿	1	5
8. 您住在什么街道?	街道(乡)＿＿＿＿	1	5
9. 我们现在是在第几层楼?	楼层＿＿＿＿	1	5

10. 这儿是什么地方？　　　　地址（名称）_____　　　　1　　　　　　5

11. 现在我要说三样东西的名称,在我讲完之后,请您重复说一遍,请您好好记住这三样东西,因为等一下要再问您的(请仔细说清楚,每一样东西一秒钟)。

    皮球　国旗　树木

    请您把这三样东西说一遍（以第一次答案记分）

	正确	错误	拒绝回答
皮球_____	1	5	9
国旗_____	1	5	9
树木_____	1	5	9

12. 现在请您从100减去7,然后从所得的数目再减去7,如此一直计算下去,把每一个答案都告诉我,直到我说"停"为止。

    （若错了,但下一个答案都是对的,那么只记一次错误）。

	正确	错误	说不会做	其他原因不做
93_____	1	5	7	9
86_____	1	5	7	9
79_____	1	5	7	9
72_____	1	5	7	9
65_____	1	5	7	9

    停止！

13. 现在请您告诉我,刚才我要您记住的三样东西是什么？

	正确	错误	说不会做	拒绝回答
皮球_____	1	5	7	9
国旗_____	1	5	7	9
树木_____	1	5	7	9

14. （访问员：拿出您的手表）

    请问这是什么？

	正确	错误	拒绝回答
手表_____	1	5	9

    （拿出您的铅笔）

    请问这是什么？

	正确	错误	拒绝回答
铅笔_____	1	5	9

15. 现在我要说一句话,请清楚地重复一遍,这句话是:"四十四只石狮子"(只许说一遍,只有正确、咬字清楚的才记1分)

	正确	不清楚	拒绝说
四十四只石狮子_____	1	5	9

16. (访问员:把写有"闭上您的眼睛"大字的卡片交给受访者)请照着这卡片所写的去做。

	闭眼	没有闭眼	说不会做	拒绝做	文盲
闭眼睛_____	1	5	7	9	8

17. (访问员:说下面一段话,并给他一张空白纸,不要重复说明,也不要示范)

请用右手拿这张纸,再用双手把纸对折,然后将纸放在您的大腿上。

	正确	错误	说不会做	拒绝做
用右手拿纸_____	1	5	7	9
把纸对折_____	1	5	7	9
放在大腿上_____	1	5	7	9

18. 请您说一句完整的、有意义的句子(句子必须有主语、动词)。

记下所叙述句子的全文_____

	合乎标准	不合乎标准	不会做	拒绝说
说句子_____	1	5	7	9

19. (访问员:把卡片交给受访者)

这是一张图,请您在同一张纸上照样把它画出来。(对:两个五边形的图案,交叉处形成个小四边形)

	正确	错误	说不会做	拒绝做
画图_____	1	5	7	9

2. 日常生活能力量表(ADL)

该量表主要是反应痴呆患者的生活自我料理能力。量表采用4级评分法,1 = 完全自理;2 = 有些困难;3 = 需要帮助;4 = 全靠别人帮助。需要注意的是,ADL评分的结果有时会受到多种因素的影响,例如年龄、视、听功能的障碍,躯体疾病等。因此,评估患者的生活自我料理能力时,一定要结合实际情况,具体案例具体分析。

表 6-2　　　　　　　日常生活能力量表（ADL）

项目	评分
1. 自己坐公共车辆	1—2—3—4
2. 到家附近的地方去	1—2—3—4
3. 自己做饭	1—2—3—4
4. 做家务	1—2—3—4
5. 吃药	1—2—3—4
6. 吃饭	1—2—3—4
7. 穿衣服,脱衣服	1—2—3—4
8. 梳头、刷牙等	1—2—3—4
9. 洗自己的衣服	1—2—3—4
10. 在平坦的室内走动	1—2—3—4
11. 上下楼梯	1—2—3—4
12. 上下床,坐下或站起	1—2—3—4
13. 提水煮饭,洗澡	1—2—3—4
14. 洗澡（水已放好）	1—2—3—4
15. 剪脚趾甲	1—2—3—4
16. 逛街,购物	1—2—3—4
17. 定时去厕所	1—2—3—4
18. 打电话	1—2—3—4
19. 处理自己的钱财	1—2—3—4
20. 独自在家	1—2—3—4

三、痴呆患者的心理治疗原则

1. 有限的目标。在心理治疗的目标上,老年期痴呆患者与年轻患者是不同的。对于年轻人,治疗注重的是帮助其人格的成长与健全;而对于老年期痴呆患者,这个目标是难以实现的。一方面,所谓江山易改,秉性难移,老年人在几十年的生活中,其人格发展已基本定型,很难发生大的变化;另一方面,患者的脑功能由于疾病的影响,已没有能力对自身的行为和内心进行挖掘;从时间的角度上来讲,已没有机会让医者慢慢去修正它了。因此,对于老年期痴呆患者,其心理治疗应着眼于现在，着眼于现实问题的解决，帮助患者适应目前的生活，并从中找到快乐，就是老年期痴呆患者心理治疗的目标。

2. 家庭参与。在老年期痴呆患者的心理治疗过程中，家人的参与十分重要。很多患者的家属由于对老年期痴呆知识的贫乏，对患者的疾病和痛苦并不理解。他们往往不能用正确的方法对待患者，至使患者病情加重，出现严重的敌对倾向。这就需要医生在治疗过程中，对家属进行适当的教育，让家属参与到对患者的治疗中，加强家庭成员间的相互沟通，改善患者的社会支持环境。另外，作为老年期痴呆患者的家属，本身也要面对很多的困扰与压力，对他们的帮助也是很重要的。

3. 耐心。痴呆患者由于理解力、记忆力减退，因此在接受指导时，大多反应较慢，或因遗忘照料者的要求而停滞不动。照料者需不急不躁，多给患者一些时间，并心平气和地反复指导，方能取得较好的效果，有时这种指导和训练要做几十遍、几百遍，甚至上千遍。

4. 简单原则。生活是复杂的，不要试图训练老年期痴呆患者去完成那些复杂的工作，如做饭、用洗衣机等，那只会加重他们的挫折感，引起不必要的情绪反应。告诉他们在哪里上厕所、在哪里睡觉也许更重要。而且即使在训练患者做那些简单的事情时，也应使程序和步骤减到最少。

5. 提供适当的帮助。照料老年期痴呆患者，并不等于替他做一切事，那将使其生活能力迅速下降。应鼓励他去做自身力所能及的所有事情，但同时必要的帮助是必需的。痴呆患者就是在做自己最熟悉的事情时，也有可能遇到困难而产生挫折感，进而退缩回避，并最终丧失做此事的能力，此时适当的帮助则可避免此种情况的发生。

6. 以患者为中心。经常会有患者家属问，是不是给患者换换环境会有利于患者的康复？愿望是良好的，但结果却正好相反。痴呆患者学习新事物的能力是很差的，生活环境的改变只会使其不知所措，加速自理能力的下降，加重病情的发展。因此，对于老年痴呆患者，我们要做的不是让他去适应环境，而是要创造一个环境去适应他。要尽量保持患者生活环境中的各种事物恒定不变，必须改变时也要采用缓慢渐进的方式。当然，现实生活中变化总是难免的，照料者应尽量使这一变化小一点，慢一点，并反复指导和训练患者以适应新的改变。

四、对痴呆患者常见精神、行为症状的疏导

1. 漫游。多由于智力障碍、环境不熟悉、疲倦、紧张焦虑、意识障碍等原因引起。而夜间漫游,主要与患者在黑暗环境下丧失空间定位能力有关(图6-2)。因此要给患者提供更好、更安全的生活环境,如:无障碍的场地、有明显标志物的居室等,且标志物应选用患者最熟悉的东西。为患者安排一些有计划的活动,也能有效地减少患者的漫游,并可改善患者的社交活动能力,以增进愉快感和自我表现感。这些活动应结合患者的兴趣爱好以及以往的生活经历,以便提高他们参与的积极性。另外,在某些情况下如意识障碍时,躯体约束往往是防止患者漫游的唯一方法。

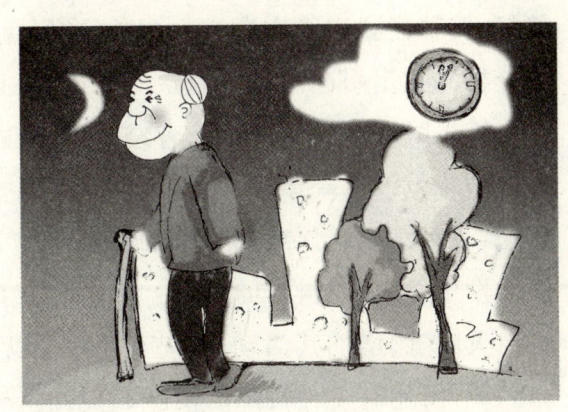

图6-2 智力障碍、环境不熟悉、疲倦、紧张、焦虑,意识障碍等原因可引起漫游。而夜间漫游,主要与患者在黑暗环境下丧失空间定位能力有关

2. 自我照顾能力丧失。一方面,应反复指导和训练患者,使他们获得一些基本的个人生活能力;另一方面,又要从冷暖、饥饱等各个方面替患者考虑周到。很多时候,照顾一位老年期痴呆患者,就像是照顾一个两三岁的孩子一样,一刻也不能离开他的身边。

3. 大、小便失禁或料理能力差。痴呆患者大多有二便失禁的问题,往往有增加感染和皮肤疾病发生的危险,严重影响其生活质量。因此在家中也要提供明显的如厕标志,将厕所设在患者生活区的附近,定时提醒患者如厕,重新训练大小便习惯等等。

4. 进食障碍。痴呆患者常有拒食、贪食、随手乱抓东西吃的情况。故照顾好患者的进食直接有利于患者的健康,方法包括:定时进餐,选择有营养、易消化的食物,而且要根据患者的喜好安排食谱,以免引起拒食。喂饭时要慢一些,以便患者有充分时间咀嚼食物。

5. 性行为异常。性行为异常在老年期痴呆患者的身上是较为多见的,而且性

别差异并不明显。这些异常行为包括在异性面前赤身裸体、手淫等等。对此,照料者不要过分紧张。如果时间、场合不合适,就耐心、温和地劝说患者,决不要斥责、打骂,因为这可能是患者人生中最后的快乐所在了,怎么忍心再去剥夺它?所以与其制止,不如提供一个更为合适的环境或场所,允许他们有所发泄。

6. 精神症状。当患者出现幻觉、妄想时,不要与其争辩,可设法转移其注意力,再耐心解释,同时及时请精神科医生诊治。对于患者的暴力、攻击行为,仍以疏导、解释、转移注意力等方法为主,并可在医生的指导下,短期应用精神药物控制,同时应分析并找出引起患者不愉快的原因,防止其再发生。

7. 失眠。老年期痴呆患者经常会出现睡眠节律的紊乱,白天休息,夜间吵闹,或者根本就没有规律,使照料者疲惫不堪。对此,盲目依靠安眠药物往往不能解决问题,有时甚至会使睡眠节律的紊乱加重,或者引起过度镇静、摔倒等其他不良事件的发生,增加照料者的负担。对此,更好的方法是通过生活训练,尽量不让患者在白天睡觉,增加其活动,保持其兴奋,以使其能在夜间休息,建立正常的睡眠节律。此外,还有一种特殊的情况,有的时候,患者在夜间无目的地漫游,并不是真正睡不着觉,而是他忘记了自己的床铺在哪儿。这时,只要照料者将患者领回自己的床上,就能解决问题。

五、老年期痴呆的预防

到目前为止,对老年期痴呆如何预防是一个难题。但是多年研究仍有不少发现,在以下的几个方面多加注意,就有可能对老年期痴呆的预防产生积极的效果。

1. 多活动,多用脑,坚持做些力所能及的脑力劳动和体力劳动。曾经有人认为,年轻时用脑过度,老了后容易痴呆。这种观点是十分错误的。有研究发现,人在年轻时学的知识越多,越喜欢思考问题,那么在他老了以后,患痴呆的风险就越低。大脑是越用越聪明的。

2. 均衡膳食营养,不吸烟,不饮酒。大多数老年人都知道吃得过于油腻不利健康,所以喜欢清淡的饮食,甚至有人采取完全素食的办法。其实这么做效果并不好。真正利于健康的是均衡膳食,碳水化合物、植物纤维、脂肪、蛋白质均应适当摄入、杂粮、细粮都要吃,动物蛋白、植物蛋白都要摄入。动物蛋白营养价值更高,老年人可优先选食鱼类、禽类。而脂肪的摄入,要尽量选用含不饱和脂肪酸的油脂。至于烟、酒,不碰为好。

3. 保持和家庭成员的亲密关系,积极参加社会活动。老年人对家事、国事、天下事,要事事关心,做到"人老心不老",保持健康积极的心态(图6-3),不让自己落伍于社会发展。这样可以在很大程度上减少孤独、忧郁等不良情绪的滋生,进而提高老年人的生活质量。

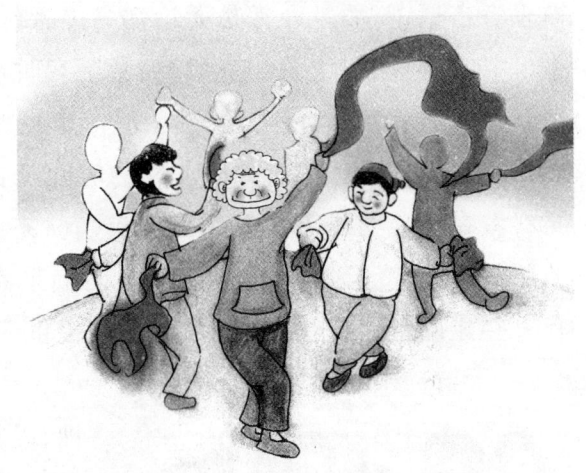

图6-3 老年人要保持健康积极的心态,参与社会活动

4. 积极防治可能引起痴呆的原发疾病。有些疾病的危害作用不一定被注意到。例如糖尿病,有研究发现,脑内胰岛素抵抗,有可能是引起老年期痴呆的重要因素。因此控制血糖,减轻体重,降低血脂、血压等,也对老年期痴呆的预防具有关键的作用。

5. 发现记忆减退时做出正确选择。当发现自己记忆力不如以前时,要敢于承认,要告诉家人和亲友你的现状,以获得帮助和理解。日常生活要安排得规律简单,可以做些帮助记忆的标签、卡片、记事本等。要保持和他人及外界环境的接触。然后可以到医生那里看一看是否需要治疗。

第三节 谈谈"治疗师"

给老年人做心理治疗是不容易的,给老年期痴呆患者做心理疏导更困难,它对疏导者提出了更高的要求。老年人的节奏是比较缓慢的,这就要求"治疗师"更加的耐心。老年人是敏感的,所以"治疗师"就要更加敏感,才能把握住患者心理上的细微波动。老年期痴呆患者在语言交流上是有困难的,这就要求"治疗师"能通过细致的观察,从患者的行为上洞悉他的内心世界。这些都不是一天两天内能够做到的,它需要在与患者的长期接触中,慢慢摸索,一点点积累。这一过程,会给作为"治疗师"的痴呆照料者带来巨大的生活和心理压力。你的所有时间和精力都被患者占据了,而且经常是无论你为患者付出了多少,都不能从他那儿得到一丝回报,例如一声谢谢或者一个微笑,甚至有时还会受到患者攻击行为的伤害。如此经年累月,既会给照料者自身的心理带来巨大的影响,也会影响到患者的健康。例如,让患者提前入医院,并使住院的时间延长,从而增加照顾痴呆患者的经济费用;照料者在精神上或躯体上也出现疾病状态,甚至有可能出现虐待老人的情况。帮助照料者保持健康的心态,是老年期痴呆患者康复治疗过程中极其重要的一环。有一些建议,希望能够对"治疗师"们提供一些帮助。

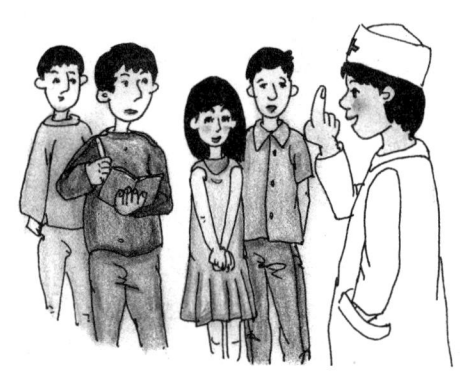

图6-4 对患者的照料者应进行适当的培训,加强他们应对痴呆患者的能力与技巧

1. 对痴呆患者的照料者应进行适当的培训,以加强他们应对痴呆患者的能力与技巧(图6-4)。

2. 要认识到,单靠一个照料者是应付不了一名痴呆患者的。对痴呆患者的照料要由患者的亲属、照料者及医生共同协作完成。

3. 应用药物治疗、行为治疗等方法,积极治疗痴呆患者的非认知症状,从而减轻照料者的压力。

4. 减少照料者接触痴呆患者的非认知症状的时间。可通过照料者轮班工作,或采用让患者住入日间医院的办法,使照料者得以休息。

5. 可组织照料者成立交流小组,定期活动,互相探讨照料痴呆病人的经验,互相鼓励,并宣泄压力。

总之,对于痴呆患者的心理治疗和康复工作是艰难和富有挑战性的,但是做好这项工作,却可改善痴呆患者的生活质量,使他们也像那些正常的老年人一样,享有一个幸福的晚年。

本章作者

马　辛　医学硕士、教授、主任医师、硕士生导师、国际老年痴呆协会中国委员会委员。

鲍　枫　主治医师、首都医科大学附属北京安定医院老年一病房主任。

第七章 对痴呆患者的认知训练方法

认知训练是对痴呆患者维持认知功能,促进其发挥最大潜能,使病情相对稳定的方法之一,其内容包括:记忆训练、现实定向、回忆与缅怀过去、行为管理及认知治疗等。

研究表明,通过教育、咨询、支持小组及短暂休息(如日间照顾中心)等支持方式,以及通过电话、计算机及网络等技术支持,向痴呆患者及照顾者提供痴呆病疾病知识、行为管理及护理技巧等,均可帮助其提高应对能力,提高患者的生活质量,减轻照顾者的负担和心理压力,从而建立患者训练及照顾者支持模式。

第一节 Reisberg(总体衰退量表)对认知障碍的评估

Reisberg(总体衰退量表)对认知障碍的评估分为7级。

一、第一级:无认知功能障碍

患者无主观叙述记忆不好,临床检查无记忆力缺陷的证据。

二、第二级:非常轻微的认知功能障碍

患者抱怨自己记忆不好,一方面表现为忘记熟悉的东西放在什么地方;另一方面检查不出记忆缺陷的证据,职业和社交场合无客观的功能缺陷,对症状的关心恰当。

三、第三级:轻度认知功能障碍

轻度认知功能障碍是最早而明确的认知缺陷,即轻微丧失记忆(常常只涉及短期记忆),其标志是存在下述两项或更多的表现:

1. 到不熟悉的地方迷路;
2. 对贵重物品可能遗失或放错地方;
3. 忘记已吃过早饭;
4. 不能长时间记住电话号码;
5. 记忆新认识人的名字有障碍;
6. 护理者发现患者回忆词汇困难;
7. 阅读一篇文章或一本书后记住的东西甚少;
8. 同事注意到患者的工作能力发生相对障碍;
9. 临床检查有注意力减退的证据。

注:只有深入检查才能获得记忆减退的客观证据,患者出现否认自己有工作和社交能力的减退,并伴有轻、中度焦虑症状。

四、第四级:中度认知功能障碍

患者有明显的认知缺陷,包括短期和长期的记忆降低。表现在以下几个方面:

1. 常记不起来主要的近期事件,对目前和最近的事件知识减少;
2. 对个人经历发生记忆缺陷,对过去的个人信息的记忆变得零散且不符合时间顺序;
3. 不能完成复杂的工作;
4. 从做"连续减法"中,可以发现其注意力不能集中;
5. 旅行、管理钱财等能力产生障碍;
6. 需要帮助才能有效地参与社会交往,如市场经营、金融管理、赴约会等事情。

注:通常无以下三方面的损害:(1)时间和人物定向;(2)识别熟人和熟悉的面孔;(3)到熟悉的地方旅行的能力。

在其心理防御机制中,"否认"显得突出,情感冷淡,回避竞争。

五、第五级:重度认知功能障碍

患者记忆丧失严重,短期记忆丧失,长期记忆也丧失。表现为忘记许多重要的个人情况,生活需要照顾,检查时半天不能回忆与目前生活密切相关的事情。具体表现为:

1. 忘记童年时在哪所学校上学,家住在哪个城镇,本人毕业的高中或大学的名称;
2. 忘记住址和使用了多年的电话号码;
3. 忘记亲属的名字(如孙子的名字);
4. 产生地点定向障碍;
5. 做40连续减4或20连续减2的计算有困难;
6. 日常简单活动如穿衣及个人卫生不能正常完成;
7. 只能完成仅有一个步骤的指令。

注:在此阶段,患者尚保留一些与自己或他人有关的重要事件的知识。进食和大小便无须帮助,但不少的病人不知道挑选合适的衣服穿。

六、第六级:严重认知功能障碍

患者认知功能丧失严重,短期记忆及长期记忆完全丧失,生活在永恒的"现在"(图7-1)。具体表现为:

1. 不知道最后一次进餐时间;
2. 不知道年份、季节或自己目前的位置等;
3. 忘记配偶的名字或认不出配偶的面孔;
4. 作10以内加减法可能有困难;
5. 日常生活需要照顾,基础日常生活能力下降,如吃饭或上厕所困难,可有大小便失禁;
6. 昼夜节律紊乱;
7. 在熟悉的家庭中迷路;
8. 外出需要帮助,但行走能力一般能保存。

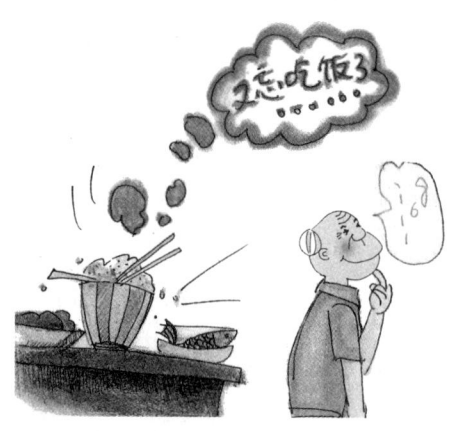

图7-1 患者认知功能受到严重损害

注：在此阶段患者几乎总能记起自己的名字，常常能区分周围的熟人与生人。患者出现人格和情绪改变，这些变化颇不稳定。如出现错觉或幻觉，可能把自己在镜子里的影子认成陌生人；出现强迫症状，重复动作、焦虑或躁动；甚至出现以往从未有过的暴力行为。

七、第七级：极严重认知功能障碍

此阶段患者丧失认知功能及基础运动能力，完全依靠别人帮助吃饭及大小便；不能走路，通常失语，只有咕哝声。

第二节 认知训练基本模式

认知训练的基本模式包括认知训练的评估、分析、计划、实施与评价5个阶段，如图7-1所示。

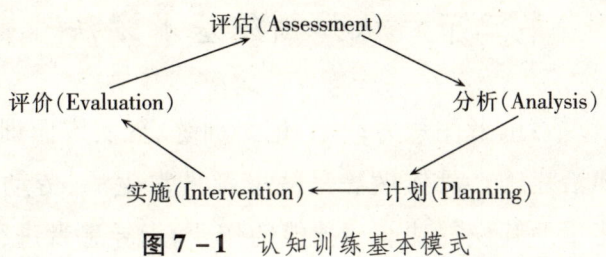

图7-1 认知训练基本模式

一、训练过程评估

痴呆患者训练评估是通过各种途径，观察了解与收集患者相关信息，了解患者的需求，判断患者存在和潜在的健康问题。评估往往采用Reisberg总体衰退量表（GDS）、简易智能状态检查量表（MMSE）、日常生活能力量表（ADL），从而依据评估，为训练者明确下一步训练的方向和目标，确定患者的认知缺陷程度。

二、训练的分析

训练者根据对患者的评估，制定三个月个体训练目标和训练计划。

三、训练的方式

1. 集体训练。即共性集体训练。患者接受全部的认知项目训练,训练过程中评估患者认知功能保留与缺失程度,同时补充个体目标,了解患者对训练方法、交流方式的适应水平,分享共同的感受。时间是每周至少1次,每次持续时间不超过1个小时。

2. 个体训练。最后1个月的训练以个体化训练为主,在掌握了前两个月患者训练情况的基础上,根据其个性特征进行必须训练项目和选择性训练项目。

四、效果的评定

经过3个月训练,训练者使用MMES、ADL量表进行心理测试,评价患者的认知变化。

第三节 认知训练基本方法

认知训练内容包括:患者注意力训练、记忆训练、现实定向训练、回忆与缅怀过去、行为管理及认知治疗等。具体做法是从患者日常生活、劳动或文体活动中,选出一些他感兴趣,能帮助其恢复功能和技能的作业,指导患者进行训练,逐步维持、恢复其功能。

一、注意力评估及训练

内容:评价患者的注意力能不能持久,能不能集中听讲,是否极易受外界干扰;患者听从简单或复杂指导的能力;在一个过程中追溯患者几个步骤的能力及专心于现有任务的能力。

举例训练1:钓鱼游戏(用于轻度患者)(图7-2)

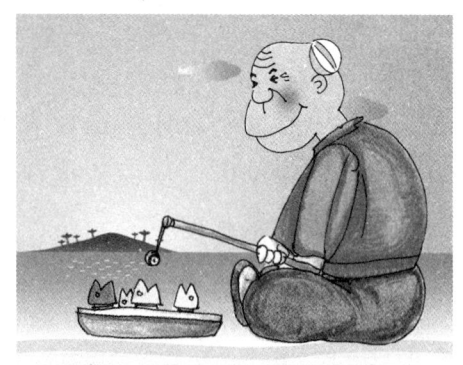

图7-2 注意力训练是帮助患者恢复功能和技能的作业

用物:静止钓鱼盘和电动钓鱼盘。

时间:约5分钟。

指导语:这个盘中有很多的鱼,您要将这些鱼钓上来,钓上来的鱼放到一旁,看您一分钟可以钓多少。

注意:(1)集中进行,每次3~5分钟;(2)成功后根据数目给予适当奖励(千纸鹤、小星星);(3)奖励数达到一定数值可换取患者喜爱的实物(香皂、牙膏、洗涤灵等);(4)当注意力改善后,逐步提高上述的给定值。

说明:(1)中度患者可用静止钓鱼盘,鱼全部钓出后,可让患者将鱼盘拼完整,或留出2~4个让其填充,轻度患者可拼接全部;(2)患者先做静止的,轻度患者熟练后再做电动的。

举例训练2:拼图或对图形。

用物:有各种形状孔的盒子一个,各种形状的图形块若干。

时间:10分钟。

指导语:(1)您看这盒子上有各种形状的孔,这里也有一些各种形状的塑料块,您拿这些塑料块找到与它们相对应的孔,从这里把它们都放到盒子里面;(2)您看一下这个孔是什么形状的,请您找到与这个孔相对应的塑料块,并把它放到盒子里面。

方法:(1)做之前要给患者做一示范。对轻度患者一次出示3~4块,对中度患者每次出示2~3块;(2)给患者拿出几块图形,让患者从盒子上找出相对应图

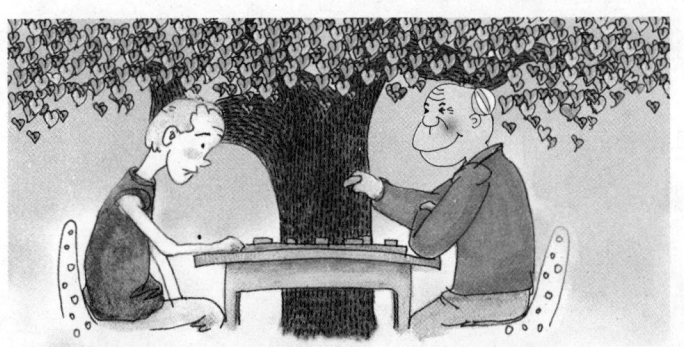

图7-3 开展多样化的娱乐活动是帮助患者恢复功能和技能的训练

形的孔,放入盒内;(3)可从盒子上指出一种图形,让患者从若干图形块中找出与之相配的图形块放入;(4)如患者2分钟内完成困难,可协助患者完成;(5)也可以给患者找出4至6块图形,在盒子上指出一种图形,让患者找出与之相对应的图形块放入。

除上述方法外,还可开展一些新奇和多样化的娱乐活动,如:简易的棋牌游戏(图7-3),阅读各种有趣的图书,观赏滑稽戏;也可根据患者爱好选择手工操作,例如刺绣、针织、工艺品,或书法、绘画及拼七巧板等游戏。

二、记忆评估及训练

记忆力的评估是通过询问患者在最近的饮食中吃了什么,本次治疗什么时间预约的,谁最近来探视过等来评价其近期记忆;可以在和患者面谈时询问他的工作、业余爱好、受过的教育、家庭中的成员等来评价他的远期回想能力。

举例训练

1. 复述幽默小故事(用于轻度痴呆患者)。

用物:幽默小故事。

时间:5分钟。

指导语:现在请您读一段报纸(短文、故事),等全部读完后,请您说一下其中都讲了些什么。

方法:(1)读一小段故事;(2)让患者说出主要内容;(3)反复数次,成功后更换内容;(4)如5分钟复述不出,可给予提醒。

注意:每次讲两个小故事,由两个人复述;第一次讲短的,成功后逐渐增加长度。

中度痴呆患者可以用看图说话的形式。

2. 地点训练。

用物:无文字标明的地图。

时间:5~10分钟。

方法:(1)告诉患者出发点;(2)告诉患者中间线路;(3)告诉患者走到某一点停住,中间经过的主要建筑物;(4)请患者指出返回到出发点的路线。如患者3分钟未成功,可予以提醒。

轻度患者:(1)家住在哪里?去天安门怎么走?要经过哪些地方?(2)以前工作单位在哪里?怎么走?(3)去香山怎么走?中间经过什么地方?怎么坐车?(4)从家到医院怎么走?经过什么地方?坐什么车?

中度患者:(1)家人每天会去哪些地方?看到什么?经过什么地方?(2)从家到过去工作的单位怎么走?中间经过哪些地方?(无工作者可问每天买菜怎么走)(3)从过去工作过的单位到家怎么走?(4)从医院到家怎么走?

注意:要求家属每次来医院的路上要告诉患者在哪里换车,中间经过什么地方,有什么有代表性的建筑物标志(图7-5)。

3. 顺序训练(与对图形相对应)。

时间:5分钟。

指导语:我现在让您看几种不同颜色的木块,看的时候您要记住先看到的是哪个,后看到的是哪个。等全部看完后,您要告诉我按先后顺序都看到了什么颜色。

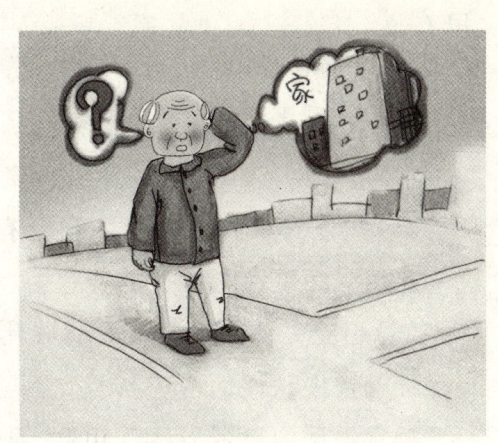

图7-5 辨认寻找曾经熟悉的地点是较好的记忆训练

用物:不同彩色积木块和一块秒表。

方法:(1)每3秒展示一块木块;(2)让患者按次序陈述,正确的记"+",不正确的记"-";(3)如3分钟答不出,给予提醒,反复进行;(4)增多木块数或缩短展示时间等。

注意:轻度患者出示3~4个,中度患者出示2个,成功后递增。

三、失认、失用评估及训练

(一)失认、失用评估

1. 视觉失认评估。

视觉失认是指患者对所见的物体、颜色、图画不能辨别其名称和作用,但一经接触或听到声音或嗅到气味,就能说出。

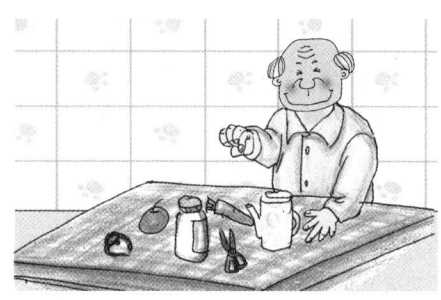

图7-6 将多种物品混放在一起,让患者根据物品的形状、材料、颜色、用途等进行分类,对视觉失认进行训练

(1)形状失认。取圆形、三角形、正方形、菱形的塑料块各两块,杂乱地混放于患者面前,让其分辨。

(2)物品失认。多种东西混放一起,让患者找出同样的物品。

(3)分类失认。将多种物品混放在一起,让患者根据物品的形状、材料、颜色、用途等进行分类(图7-6)。

(4)图形失认。将各种物品的图片平放在桌面上,让患者按检查者的要求挑选物品。

(5)颜色失认。给患者一张绘有苹果、橘子、香蕉的圆形的无色图,让其用彩色笔在每张图上涂上相应的颜色。

(6)相貌失认。在患者面前放几张众人皆知的名人照片让其辨认。

2.触觉失认评估。

触觉失认的患者虽然其触觉、温度觉、本体感觉的功能正常,但不能通过手触摸的方法辨认物体的形状。

(1)在桌面上摆放各种物品,如球、铅笔、硬币、戒指、纽扣、积木块、剪刀等,先让患者闭眼用手触摸其中一件,辨认是何物,然后放回桌面,再让患者睁开眼,从物品中挑出刚才触摸过的物品。

(2)塑料制成十个几何图形,如椭圆形、三角形、五星形、正方形、六角形、八角形、十字形、菱形、梯形、圆形。先让患者闭眼触摸其中一块,然后再睁开眼,试从绘画的图片中寻找出与刚才触摸过的物品相同的图形。

(3)闭眼用手触摸辨认粗砂纸、细砂纸、布料、绸缎。

3.穿衣失用评估。

患者可表现为对衣服各部位辨认不清,如辨认不清衣服的上下、前后及里外,因而不能穿衣。观察患者从哪个部位开始穿衣或从哪儿找到袖孔?是否穿衣时将衣服的里外及前后颠倒?扣子是否扣到正确的扣眼中。

4.结构性失用评估。

患者不能描绘或搭拼简单的图形。

(1)画空心十字试验。给患者纸和笔,让他照着一个"十"字画一个空心十字的图形。

(2)砌积木试验。用积木块搭成几种简单的图形,让患者仿制。

(二)失认、失用训练

1.视觉记忆。

用物:绘有日常生活的图片或日常用物。

指导语:我现在让您看几种不同图片或物品,时间是5秒,等全部看完后,请您告诉我您看到的图片或物品的名称。

方法:(1)为患者出示图片;(2)每张图片出示5秒,看后收起来;(3)让患者用笔写下所看到的物品的名称;(4)出示日常用物品;(5)让患者辨认一遍并记住它们的名字,然后撤出(图7-7);(6)让患者回忆刚才他面前的物品有哪些,反复数次;(7)成功后再增加卡片或物品的数目。

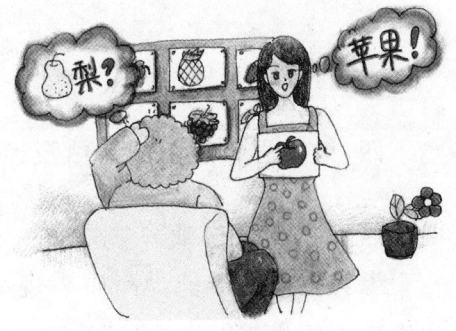

图7-7 在限定时间内让患者看几种不同图片或物品,然后让其述说看到的图片或物品的名称

2.听觉记忆。

用物:报纸。

指导语:我现在读一小段报纸,请您仔细听,听后请您说出主要内容。

方法:(1)读一小段报纸;(2)让患者说出主要内容;(3)反复数次,成功后更换内容。

3.地图作业。

用物:无文字标明的地图。

方法:(1)告诉患者出发;(2)中间线路;(3)走到某一点停住;(4)让患者指出返回到出发点的路线;(5)反复10次,连续两日无错误,再增加难度。

4.彩色积木块排列。

用物:不同彩色积木块和一块秒表。

方法:(1)每3秒展示一块木块;(2)让患者按次序展示,正确的记"+",不正确的记"-";(3)反复10次;(4)增多木块数或缩短展示时间等。

5.日常生活训练。

让患者给玩具娃娃穿衣(图7-8)。让患者自己穿衣,系扣,系鞋带,洗脸,刷牙,进食等,在活动中提高其认知能力,如物品的摆放、操作顺序等。每日活动安排要从简单到复杂进行训练,将整个练习分为若干小部分,一步一步训练。每次训练时间要短,并及时给予鼓励与奖励。

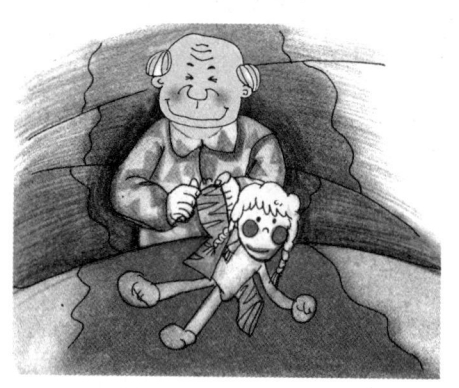

图7-8 让患者给玩具娃娃穿衣,训练他的日常生活自理能力

四、抽象思维能力的评估及训练

(一)抽象思维能力的评估

患者抽象思维能力障碍表现为不能执行运动的口头指令,也不能模仿他人的动作。如给患者茶叶、茶壶、开水瓶(盛温水以免烫伤)和茶杯,让其泡茶,则出现逻辑次序混乱。

(二)推理及解决问题能力的训练

举例训练。

1.选择训练。

用物:文字图片。

时间:5分钟。

指导语:我告诉您三样东西,请您告诉我其中哪一件是与其他两件不属于同类的东西。

(1)羊、马、桌子　　(2)金鱼、带鱼、羊肉
(3)书、笔、树　　　(4)柜子、椅子、电冰箱
(5)苹果、梨、火车

如患者3分钟回答不出,可给予提示,如仍回答不出则告诉患者答案。中度患

者可用图片代替。

2. 归类训练。

指导语:下面我说两样东西,请您告诉我它们都是属于什么类的或者有什么共同的地方。

(1)萝卜—菜花—蔬菜—吃的东西—活的东西—能做饭吃。

(2)写字台—书柜—家具—办公家具—放书用的。

(3)电冰箱—洗衣机—家用电器—生活用品—通电用的东西。

3. 问题状况的处理。

给患者纸和笔,纸上写有一个简单动作的步骤,如刷牙,将牙膏放在牙刷上,取出牙膏和牙刷等,问患者孰先孰后(图7-9)。回答正确后,再让他分析更复杂的动作,如油煎鸡蛋,补自行车内胎等,让患者自己说出或写出步骤,如漏了其中某一步或几步,可以问他这一步该放在哪里。训练成功后,可向患者提出一些需要他在其中做出决定的困难处境,看他如何解决。如问他丢失钱包怎么办,在新城市中迷了路怎么办,在隆重的宴会上穿着不恰当怎么办等。

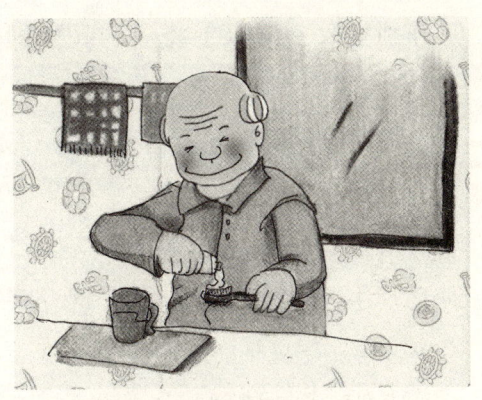

图7-9 对患者进行简单事物处理的能力训练,训练患者处理简单动作的步骤。如刷牙,将牙膏放在牙刷上,取出牙膏和牙刷等,训练患者正确的步骤

五、社会功能训练

举例训练。

1. 日常生活训练(沏茶)。

用物:茶叶、茶壶、开水瓶(盛温水以免烫伤)和茶杯,让患者泡茶。

2. 时间辨别训练。

用物:有刻度的木盘一块,黑红两色木钮若干。

时间:10分钟。

说明:(1)先教会患者认识时间;(2)说出时间,让患者将醒目的红、黑两色木钮分别插入刻度盘上相应的孔中即可。

3. 食物辨别训练。

用物：各种动物和画有动物喜爱的不同食物的木盘一块。

时间：5分钟。

指导语：这块木盘上面有不同的动物所喜爱的食物，您要将每种动物送到它所喜爱的食物面前。这里有一些不相干的东西，您可以把它们放到一边。

方法：将每种食物送到爱吃的动物面前也可以。

4. 找家训练。

用物：木盘一块，上面有不同的动物及各种动物的家。

时间：5分钟。

方法：将每种动物送到有自己家的图案前即可。

5. 穿衣训练。

用物：玩具娃娃、衣服（有扣子）、鞋子（有鞋带）、牙刷、牙膏、毛巾。

方法：(1) 把玩具娃娃、衣服出示给患者，让患者给玩具娃娃穿衣、系扣子、系鞋带；(2) 给玩具娃娃刷牙、洗脸。

注意：(1) 系扣子、系鞋带的动作要能独立完成，如不能完成要给予指导，直到患者能够独立完成为止。(2) 刷牙、洗脸的步骤要正确，必要时给予指导，直到能够独立完成。

以上训练以集体活动为主；重点进行交流、交往能力训练，正确语言表达能力训练，基本的情感表达能力训练和自信训练。

六、回忆及生活回顾训练

回忆及生活回顾训练的主要目的是通过回忆过去的经历，促进患者内在心理功能以及人际关系达到最佳健康水平。

由于痴呆患者远期记忆在疾病的大部分时间内仍保存着，因此有着许多回忆和整合过去的能力，表现为主动的回忆和重整过去的方式。回忆内容可能很难记清，但他保持着情感方面的记忆。

促进回顾生活的方法是:用小道具(相片、书籍或旧的物品)、激发物等,让患者通过剪贴簿、相册、收集旧信等(图7-10),建立个人的大事记。具体活动包括:朋友旅行、聚会,口头或书面的生活工作总结等。这些活动通常可在训练小组内进行。音乐熏陶也是一种手段,包括在家弹钢琴、唱歌等。

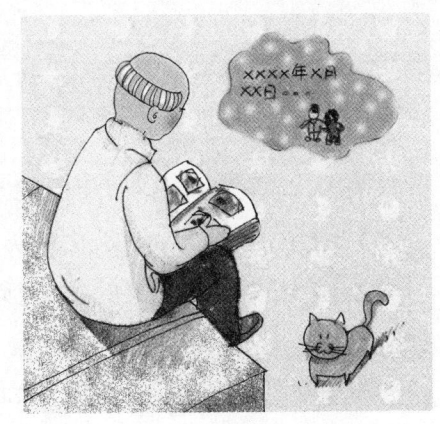

痴呆患者的回忆训练,不是个人内在的功能,主要是在社会的大环境中,激发患者回忆经历中各个方面的积极内容,如特殊人物、事件或时代,识别并强化其成就感。

图7-10 通过回忆过去的经历,促进患者内在心理功能以及人际关系达到最佳健康水平

需要注意的问题是:(1)激发物使用时应该灵活、有效;(2)要确保每个人都能参与;(3)限制重复谈论;(4)必要时用能激发回忆的提示或暗示;(5)避免将不同程度痴呆患者放在一起。

七、现实定向训练

现实定向训练是指导患者将每日要做的事情及活动写出来,提醒其去执行。

墙上的挂日历与时钟,常告诉患者时间与日期。将护理者与朋友的照片贴在病房里或患者看得到的地方,以加深患者对他们的记忆。将患者的物品写上其名字,以提醒患者哪些是他的东西。如患者不知厕所、饭厅及自己的房间,要反复带患者辨认,说明房间的特点,还可做些一目了然的标记(如图画、数字等),以协助患者找到自己的房间。有的患者不认识自己的亲人,每次与患者互动时,告诉患者其名字。对患者应多探望、聊家常,以强化他的回忆。应手把手地教患者做些力所能及的家务,如扫地、擦桌子、整理床铺等,以期患者生活能够自理。每次吃饭后,告诉患者吃的食物是什么,如吃面条,就告诉患者吃的是面条,以强化其记忆。

第四节 认知训练注意事项

在对患者做认知训练时,应注意以下几方面:

1. 直观。用直观形象化的方法,再配以鲜明的色彩,训练的效果最好。
2. 恒定。建立恒定的每日活动常规,让患者不断地重复和排练,不断复习,加以强化。
3. 耐心。耐心地向患者提问,等候其缓慢审慎的回答。
4. 简单。练习从简单到复杂,要将整个练习分解为若干部分进行。
5. 多视角。利用视、听、触、嗅和运动配合,时间要短,患者做的正确时要及时给予鼓励。
6. 多联系。将需要记忆的信息进行意义联系,以减少患者记忆难度,增加其记忆的可能性。
7. 利用现代化教学手段和方法。

为了训练的维持,可以建立支持小组,支持小组主要包括轻度痴呆患者、照顾者和医护人员。训练前要向患者家属及其照料者传授有关的技术、知识信息与服务方法,教育照顾者如何识别刺激因素,怎样判定行为问题等,制订计划处理这些问题。对照顾者的身心健康,要组织应对策略的学习。小组成员能够共同分享感受,交流学习经验,增加信心。通过教育支持可使患者与照顾者产生情感的融合,增添亲近感,减少患者的孤独感;也可使照顾者分享应对策略,促进信息交流,增强信心和希望。

本章作者

杨 莘 副主任护师、北京宣武医院护理部主任。

第八章 音乐治疗——防治老年性痴呆的好方法

在我国的广大地区,特别是城市,人们经常可以看到,每当清晨来临,在公园里,在绿地旁,在一些空场上,经常有三五成群的中老年朋友聚在一起,或唱歌,或翩翩起舞,或打太极拳……每一项活动都伴随着优美、动人的乐曲。音乐以其独特的调节心态、改善情绪、保持生理平衡、保健养生等功能,而越来越受到人们的喜爱。音乐治疗由于其治疗的独特性和广泛性,对人类的情感、情绪、心态的调适性功能,对疾病的预防与康复以及对治疗老年性痴呆的作用等,正日益成为国内外研究的新热点。

第一节 认识音乐治疗

一、音乐治疗的历史

早在远古时期,能够"通神"的巫师就已经用音乐和舞蹈给人们解除疾患的痛苦。古希腊的毕达哥拉斯就指出,音乐有治疗疾病的作用。在古埃及时代的古典著作中,称音乐是"灵魂之药"。中国古代也有"以戏代药"的说法。

我国古代名医朱震曾经说过:"乐者,亦为药也。"清代吴尚认为"七情之病,看花解闷,听曲消

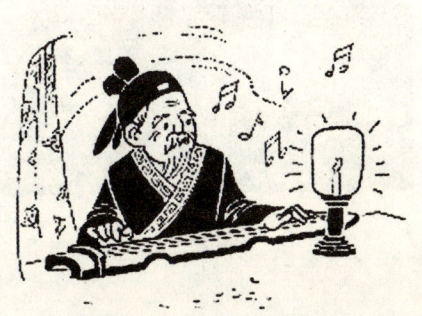

图8-1 欧阳修抚琴排忧

愁,有胜于服药者矣"。而宋代欧阳修以弹琴、听琴治愈了自己的抑郁症,以弹琴作为运动以治疗手指运动障碍。

音乐治疗起源于第二次世界大战期间。那时,战地的医疗条件很差,在一所美军野战医院中,伤病员被伤痛折磨得痛苦不堪,情绪急躁,怨天尤人,术后的感染率和死亡率居高不下,伤口愈合期大大延长,不少伤员到了绝望的地步。一个医生产生了灵感,在病房里放起了士兵的家乡乐曲,伤员们的情绪逐渐安静下来,随着乐曲唱了起来,精神状态迅速得到改善,健康状况明显好转,感染、死亡明显减少,恢复健康的比例大幅度增加。这一成功经验很快在其他野战医院推广。从这以后,医生们开始研究音乐的治疗作用,并越来越多地将其运用到临床当中。

20世纪50年代,美国堪萨斯大学设立了音乐治疗专业,最早是医生,后来是音乐家和心理学家大量介入。1950年成立了音乐疗法国际协会组织,从此在医学领域中应用了音乐疗法。北美、南美、欧洲、澳大利亚及亚洲的许多国家都开展了各种形式的音乐治疗。我国音乐治疗事业在20世纪80年代初开始起步,1989年成立了中国音乐家协会音乐治疗分会,这为音乐疗法进行深入研究、应用和推广提供了良好条件。现在,音乐治疗的方法已经广泛应用于心理、老年、儿童、身心疾病等多种领域。

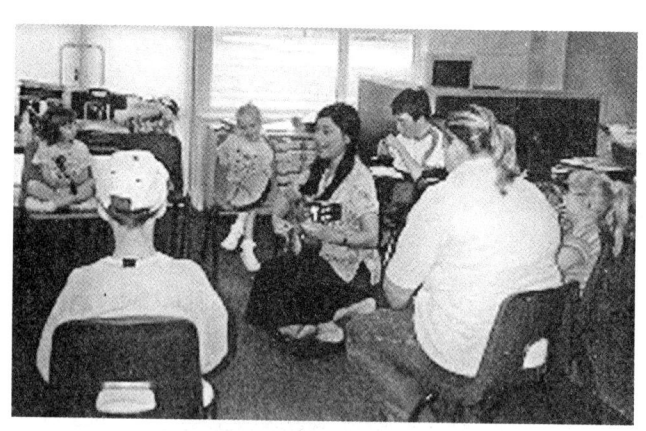

图8-2 愉快的音乐疗法

日本千叶县芳村的一个老年保健院里住着许多不能正常说话的严重痴呆患者和有着各种机能障碍的老年人。音乐治疗师笠岛道子对他们进行了音乐治疗。

首先,道子拉着老人的手,依次向他们打招呼问好;然后根据不同的病情,让他们敲打小鼓等一些简单的乐器或进行一些简单的发音练习;接着是让这些老人听一些熟悉的歌谣以唤起他们的记忆。据说当老人听到"桃太郎"这类歌谣时,他们会随着节拍来拍手,显得十分高兴。这就是一种音乐治疗。与常规的药物治疗等方法不同,是一种用歌曲和乐器来改善患者病情的治疗方法。

音乐治疗并不是一种简单、单一的疗法,并不是听听自己喜欢的音乐就是音乐治疗。音乐治疗过程必须包括音乐、被治疗者和经过专门训练的音乐治疗师三个因素,有长、短期治疗目的,治疗计划和疗效评价的系统干预过程。

音乐治疗运用一切与音乐有关的活动形式作为手段,如听、唱、器乐演奏、音乐创作、歌词创作、即兴演奏、舞蹈、美术等等,以音乐为媒介,在治疗师的引导下,使音乐行为接近、唤起、表达被治疗者的内觉形态的心理内容,使被治疗者宣泄内心情感,进而疏通不良情绪,纠正偏离客观存在的甚至是错误的认知,得到愉快的心情感受,最终达到恢复或增进身心健康的目的。

不同的音乐对不同的疾病具有不同的治疗作用。有些疾病用药物或现代医疗手段不能奏效,而用音乐治疗有时却可以收到意想不到的效果。

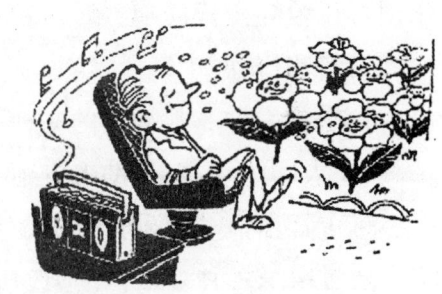

图8-3 闻花香音乐疗法

患者在音乐治疗师的共同参与下,通过各种音乐特有的治疗方式(物理的和心理的)以及专门设计的音乐行为,经历音乐体验,达到消除心理障碍,恢复或增进身心健康的目的。

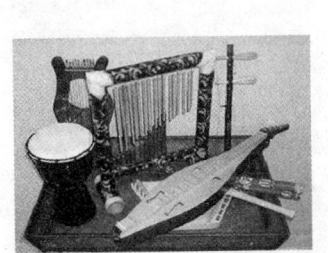

音乐治疗的各种乐器

音乐治疗椅

治疗琴

图8-4 各种音乐治疗工具

有人会问,难道音乐真有如此神奇的力量吗?音乐治病的奥秘在哪里呢?

西方国家将音乐配合医疗,发现音乐能刺激人的各种感觉,因此具有提高人们信息处理能力的功效,音乐对脑波、血流、激素分泌等都会产生影响。

日本学者曾观察音乐对哺乳期妇女乳汁分泌的影响,数据统计结果是:从扬声器中听到西方古典音乐时,乳汁分泌量增加20%;用耳机听古典音乐时,乳汁分泌量增加100%;听爵士音乐和流行音乐时,乳汁分泌则分别减少20%~50%。意大利外科医生扎帕洛通过研究认为:巴赫的音乐能减轻消化不良的症状,莫扎特的音乐能减缓风湿性关节的疼痛,舒伯特的音乐能帮助失眠者入睡。利用音乐的镇静作用可以治疗震颤麻痹、精神分裂症、孤僻症、精神迟滞等精神系统疾病,可以改善人的情绪和行动。

音乐是一种非常神奇的东西,它能直接影响一个人的内在感情,能使人感到满足,诱发人的活动力,帮助人宣泄内在的情绪。

每个音乐活动如乐器合奏、合唱、音乐游戏、舞蹈等,本身就是一种社会交往活动。通过组织各种音乐活动,让病人在情感交流中互相同情、理解和支持。患者在各种心理困扰和痛苦得到缓解的同时,也获得了自我表现和成功感的满足,从而增加自信心,提高自我评价,促进心理健康。

与常规的药物治疗方法不同,音乐治疗采取被治疗者乐于接受的音乐互动方法,通过唱、听、奏、律动、创作等形式,主动介入到被治疗者的内心世界,通过对人的情绪、认知产生积极影响,来帮助治疗对象达到身体健康的恢复、改善和维持作用,给患者以心理上的关爱与治疗。美国著名心理学家阿诺德认为:"如果一个人的情绪出现了问题,他的头脑中就一定会存在某些不合理观念。如果这种不合理观念得到纠正,情绪问题也就随之解决。"传统的心理治疗认为"认知决定情绪",而音乐治疗则认为"情绪决定认知"。音乐对于人情绪的影响力是非常巨大的,当一个人的情绪好的时候,往往看到事物的积极方面,把坏事看成好事。反之,当一个人的情绪不好的时候,往往看到事物的消极方面,把好事看成坏事。因此只要情绪改变了,人对问题的看法也会有相应的改变。

总之,音乐疗法不以药物,而是利用人与音乐的特殊关系来改善人的健康状态,因此是一种非常理想的"自然疗法"。现代社会生活节奏快,工作压力大,很多人处于"亚健康"状态,选择一些特定的音乐,既可以解除疾病,又可以保养心性,自然会有益于人的身心健康。近年来,欧洲等国已将音乐疗法广泛应用于综合医院临床。音乐治疗的作用主要体现在物理、生理、社会、心理四个方面,适用于身体健康的恢复、改善和维持。

二、音乐治疗的常用方法

音乐治疗的方法与技巧多种多样。在具体的运用上,应因人、因病而异,需要选择恰当的音乐和方法。常用的音乐治疗方法有单纯音乐疗法、音乐的物理疗法等。

(一)单纯音乐疗法

单纯音乐疗法是指利用音乐综合性的治疗特性,有目的、有计划地用于某些疾病的康复和机能改善的一种方法。它大体可分为:

1. 被动式音乐治疗(聆听式音乐治疗)。

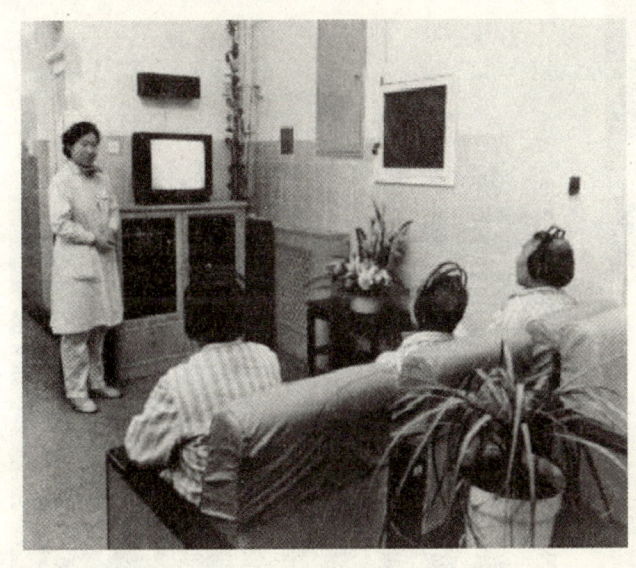

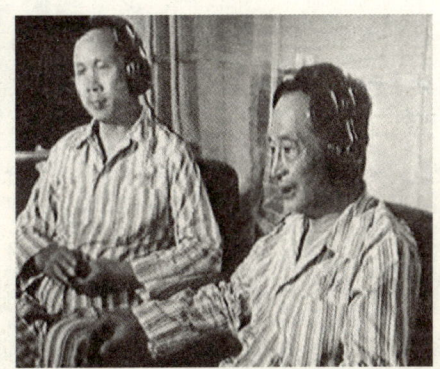

图 8 - 5 聆听式音乐治疗

这种疗法让患者聆听事先录制好的音乐或现场演奏的音乐,通过聆听音乐的方法引起患者在生理、心理认知、精神、情绪等方面的改变,使患者的精神、神经系统得到调节,从而达到治疗和康复的目的。患者在聆听过程中或过程后可能产生想象,生理放松,引发行为。对歌词的讨论可以引发记忆,创作故事,情绪宣泄,运动行为等。患者可根据治疗的需要和自己对音乐的欣赏能力、对音乐的爱好程度,选择一些优雅活泼的乐曲,每天抽出一定的时间,边听边闭目养神,品味乐曲所描绘的意境。

2. 主动式音乐治疗。

这是一种患者亲自参与音乐艺术之中的一种疗法,包括再创造式、创作式、即兴式三种音乐疗法。患者通过参与音乐行为(如演奏、演唱等)来达到治疗与康复的目的。

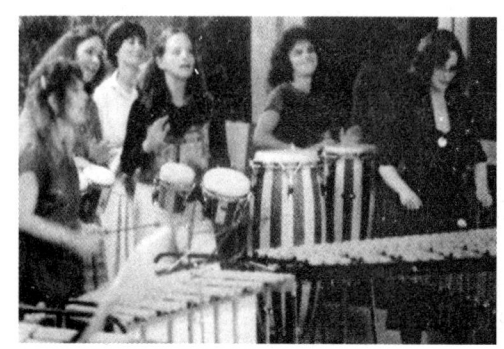
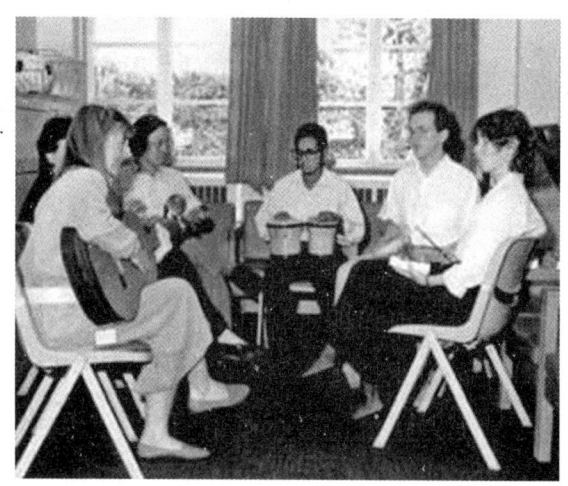

图 8-6　主动式音乐治疗

再创造式音乐疗法是指患者根据自己的能力参与音乐活动,包括歌唱和器乐演奏。学习如何用嗓音和乐器来演唱、演奏,模仿旋律、节奏,学习如何记忆旋律,根据乐谱演奏乐器,参与集体合唱,学习音乐课程、音乐表演、音乐戏剧等。

创作式音乐疗法是由患者创作音乐,例如歌曲的旋律、歌词、器乐音乐等。

即兴式音乐疗法是由患者自发地演唱或演奏。患者可以单独地与治疗师演奏,也可以在团体中与其他小组成员共同演奏。演奏可以在治疗师设定的规则、形式、情绪等主题下进行。

有高血压的朋友,不妨常听一些舒缓、松弛、柔和、优美的乐曲,如:《良宵》、《汉宫秋月》、《春江花月夜》等。

如果情绪出现焦虑忧郁,不妨选择一些优美、柔和、抒情、欢快的乐曲,如:《平湖秋月》、《茉莉花》、贝多芬的《D大调小提琴协奏曲第一乐章》等。

当有失眠时,可以选择一些舒缓、起伏小的乐曲,如:《小夜曲》、《二泉映月》、《烛影摇红》等。

每个人的情况不同,对音乐的接受能力也不尽相同,其效果也会有差异。为了预防老年痴呆的发生,老年朋友应当经常参加一些能培养多种兴趣的活动,如琴棋书画等,经常活动手指,常听一些自己喜欢的音乐,多参加演奏、舞蹈等益智活动,可活跃脑细胞,防止大脑老化。

(二)音乐的物理疗法

音乐的物理疗法包括音乐电(针)疗法、音乐体感振动疗法、音乐磁场疗法等等。

1. 音乐电疗和音乐电针疗法。

这是我国独创的两种治疗方法,是在单纯音乐治疗的基础上结合传统的电疗、针刺疗法等方式发展起来的。它将音乐疗法与其他疗法有机地结合在一起,各取其优点长处,疗效更加显著。

音乐电针具有刺激穴位和音乐治疗的双重作用。它与传统的针刺穴位一样,通过穴位的刺激,可疏通经络,调和气血,补虚泻实,提高免疫功能;同时,它又兼有音乐的欣赏性和娱乐性,充分发挥音乐的功能。尤其是音乐信号经过转换处理,具有音乐风格和特点的同步电流,刺激经络穴位,对某些疾病起到类似传统电针甚至优于传统电针的治疗效果。这种疗法应用范围

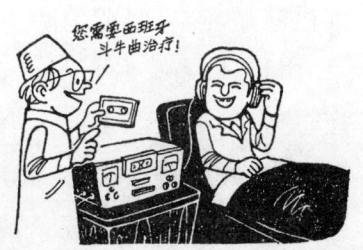

图8-7 音乐电疗法

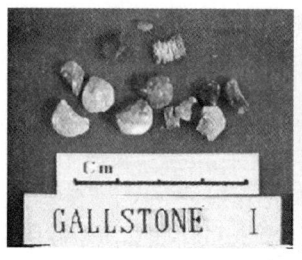 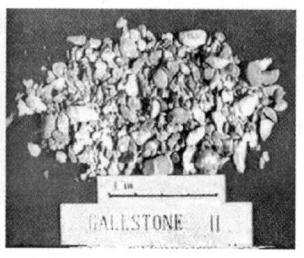

图8-8 用音乐电疗法打下的胆结石

越来越广。

音乐电疗通过音乐和与音乐同步产生的不规则电流来治疗疾病。音乐和它所变换的电流频率在 20~20000Hz 之间，随着音乐的变化而不断变化。本疗法改变了单一的药物治疗、康复治疗模式，采用了音乐和音乐调制下的电流刺激相结合、物理治疗和心理治疗相结合的新的治疗模式，临床用于治疗心身疾病，治疗脑中风后遗症、偏瘫、神经衰弱、高血压等疾病，能明显改善患者的临床症状，提高生活质量。

音乐电疗是各种不同频率的声波按照特定的、复杂规律组合起来的合成波，经过能量变换，把按照复杂规律组合起来的音乐信号转换成为与音乐节奏、力度、速度、调性相同步的电压、电流信号，并使之具有足够的能量，经过电极板或者毫针作用于机体。而优美动人的音乐旋律则通过耳机作用于患者的听觉器官，作用于大脑神经系统，调节情绪、血液循环等人体内在生理机能。这就是音乐电疗的基本工作方式。

在音乐电疗中选择《西班牙斗牛曲》、《迪斯科》等旋律热情、节奏激烈、速度快、力度强的音乐可引起人体强烈的震颤感和肌肉紧迫感，肌肉随着音乐的节奏运动，犹如一位按摩高手在推、拿、揉，无论是坐骨神经痛，还是梨状肌综合症等疼痛症，均可以收到明显到镇痛效果。

选择《溜冰圆舞曲》等旋律舒展、节奏平稳、调性明朗、速度和力度适中的音乐，给人体的刺激较弱，具有调节血压的作用。

选择《蓝色的多瑙河》等旋律优美、节奏轻快、调性明朗的音乐，可以改善脑血管血液循环，减轻或消除血管性头痛、头昏失眠等。

目前已有多种型号的音乐电治疗仪器，如康健音乐治疗仪，具有音乐、图像、电疗、热疗四种治疗功能。治疗时音乐的节奏、旋律、视觉刺激的变化与局部电流刺激、温热效应融为一体，同步作用于病人。这些治疗仪用于治疗身心疾病，在改善患者其局部症状的同时，可以使其最大限度地放松身心，使心理健康状况显著改善，具有身心兼治的独特疗效。

随着社会的发展,人类的身心疾病的发病率也不断上升。身心疾病的特点是患者既存在躯体的器质性病变,又存在心理、情绪和行为障碍,是躯体病变和心理情绪问题同时并存。音乐电疗因其具有身心兼治的整体作用,符合新的生物、心理、社会医学模式的要求和当代医疗保健发展的总趋势,开辟了身心疾病治疗的新途径。

2. 音乐体感振动疗法。

日本音乐疗法联盟理事小松明先生于1960年开始换能器的研究,进行体感音响的学术研究和产品开发,并将体感音响技术融入音乐疗法中,

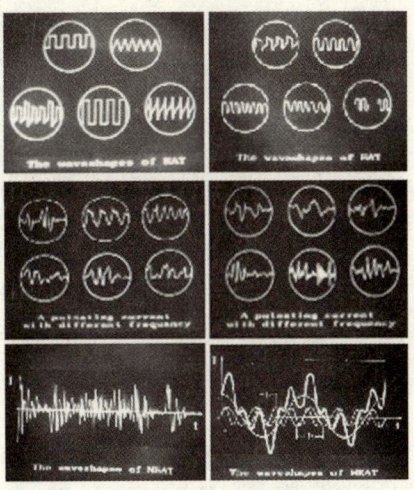

图8-9 各种电疗电流波型

开创了日本音乐体感振动治疗的先河。目前,日本的一些综合医院采用了音乐体感振动疗法,在临床中用于治疗失眠症、抑郁状态、过敏性肠综合症、神经性贪食、厌学症等身心疾病,同时也应用在输血、手术、血液透析的过程中以及老年痴呆、便秘和褥疮的预防等方面,获得较好效果。

第二节 音乐治疗与老年性痴呆

据报道,北京阜西社区退休干部隋玉旺的母亲吴文伶,93岁,从2003年发现患了老年性痴呆(阿尔茨海默病)已进入晚期。她生活不能自理,情绪暴躁,神志不清,像一个不懂事的婴儿,24小时不能离人,什么办法都无法让老母亲静下来,已经不再年轻的儿子日夜守护。一天,隋玉旺推着母亲到楼下晒太阳,路边的空地上,一些老人在音乐的伴奏下跳舞、扭秧歌。听着优美动听的乐曲,隋玉旺惊奇地发现,母亲突然变得安静了。隋玉旺像哄小孩子一样问母亲:"他们跳得好吗?"母亲回答说:"好。"接着又问:"录音机里的歌儿好听吗?"母亲又回答:"好听。"母亲安静地看着、听着,脸上还浮现出久违的笑容。从那天开始,只要天气暖和,隋玉旺都要把母亲推出来,推她到空地边儿上,看人家跳舞、扭秧歌,听录音机里的歌曲和锣鼓点儿。开始几次她还安静地看和听,时间一长,她又变得烦躁不安,在轮椅上

折腾,他就赶紧推母亲离开。一天傍晚,隋玉旺在推母亲回家的路上,母亲又开始闹腾。他突发奇想,说:"妈,我给你唱个歌吧。"还没等母亲有所反应,他就俯在母亲左边的耳朵旁唱了起来。他先唱了一首《解放区的天》,又唱了一首《红梅赞》。他刚唱了一句,母亲就安静下来,他继续往下唱,母亲目不转睛地望着他。在此之前,他的母亲因为内心烦躁,面目是狰狞的,现在变得柔顺了,浑浊的目光也一点一点明亮起来,精神状态有了很大改观。最后,母亲竟像陶醉了一般,头枕在他的胳膊上,静静地睡着了。从那以后,不管是在家里还是在外面,只要母亲一闹腾,隋玉旺就给她唱歌,一唱,她就能很快安静下来,并且枕着他的胳膊静静地睡去。为了母亲能多睡一会儿,睡得好一些,他就不停地在她的耳边唱,唱完了《永远是朋友》,就唱《我的祖国》,接着再唱《妈妈的吻》……

老年性痴呆,在现代社会的老年群体中越来越多见,怎样治疗、安置和照顾这些痴呆的老人,是一个世界性的话题。隋玉旺为婴儿般的老母亲唱歌,而且,一唱就是3年。他唱出了一个普通人的"孝"字,也唱出了治疗老年性痴呆的希望。

一、音乐治疗对老年性痴呆的可能作用

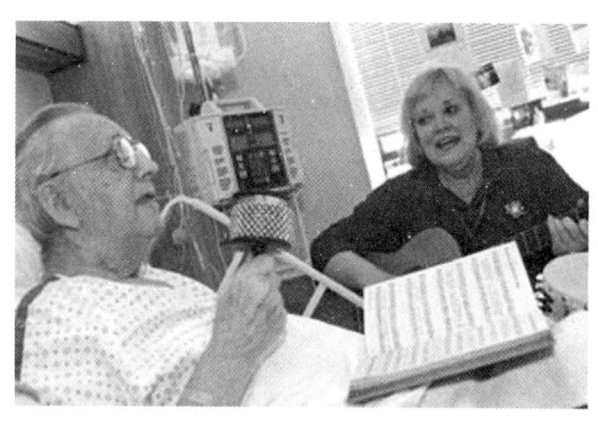

图8-10 老年病的音乐康复治疗

不久前,美国联邦政府资助15万美元开展了"音乐治疗对于提高老年人生活质量"的研究,主要针对早期痴呆患者进行音乐治疗的研究工作。研究结论是:音乐治疗对阿尔茨海默病十分有效,优美的音乐对老年人有益。对阿尔茨海默病的疗效归结为以下几点:

1. 功能暂时恢复或恢复。

音乐自然优美,对患者有永久的感染力。应用音乐或与音乐有关的活动,可以帮助参与者恢复某些技能,如恢复记忆力,恢复语言功能,稳定情绪,唱歌等。音乐可以刺激储存的记忆,使患者想起自己是谁,也许这是任何人也不能触及的地方,大脑深层的地方有自己的自我认同。患者还可以从音乐中找到自信,感受到成功。

2. 功能改善。

有些已经损失的功能不能恢复,但通过音乐治疗可以获得改善。这些改善表现为睡眠改善,情绪稳定,表达能力增强,参与音乐表演的数量、强度、时间的增加等。

3. 功能保持。

音乐治疗可以慢化衰退,扩大稳定性。临床实践中经常可以看到,患者已经损失的某些功能很难恢复,也很难改善,但是通过音乐治疗可以保持现有功能,使身体现有的各项功能维持在稳定状态。患者经过反复练习,还可以保留对音乐的节奏感,对音乐的感触,甚至失去语言功能后,也能长期保持熟练的某些技能。

4. 改善患者的认知及行为。

音乐疗法可以改善患者的某些认知及举止行为,引导人们步入音乐所赋予的意境,对患者的精神及心理能产生巨大的调节作用。

5. 预防作用。

音乐疗法对人的心理、生理都是非常有益的。例如:增加食欲可以预防营养不良,强化记忆可以防止记忆力和思维能力的退化(对轻度的、早期的病人),乐曲的陶冶可以调整患者心态,保留原有功能,防止进入残疾状态。这是很有意义的,它的作用已经超过了音乐疗法的本身。这些积极的体验有益于人的精神方面、创造方面、意志方面、美容方面以及人的智慧。

二、音乐治疗老年性痴呆的临床应用

老年性痴呆仍然可以保留对音乐的感受能力,音乐可以使患者体验美的感觉,使他们回到现实中来。音乐的这一特点对于临床治疗非常重要,特别是当语言的努力归于失败时,音乐可以帮助建立起良好的医患关系,而这一关系正是治疗成功的关键。

1. 改善睡眠,调节情绪。

对人们身心健康最为有利的声音莫过于音乐,我们都有这样的体会,在高兴的时候会情不自禁地哼起歌来;遇到情绪烦躁,特别是精神苦闷时,听听音乐,也可以使自己的心灵得到慰藉。

自古以来,音乐一直被作为一种镇静因子,作为缓解紧张和压力的手段。研究

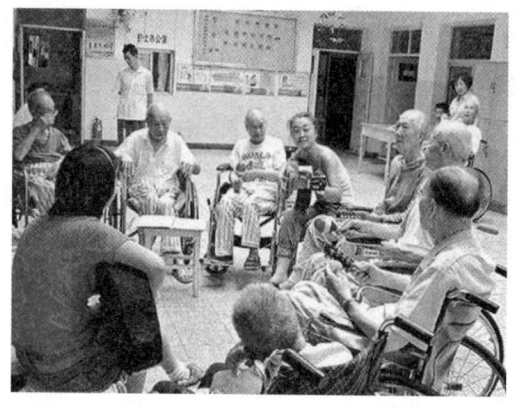

图 8-11　老年音乐康复治疗

证明,听音乐能够影响大脑中化学物质的释放,这种物质能够调节情绪,减少攻击性和抑郁,提高睡眠质量。研究发现,音乐疗法可以使一组早期痴呆患者的行为问题和睡眠障碍得到改善。接受音乐疗法的患者逐渐变得活跃,睡眠状况改善。为了达到平静和彻底的放松,患者可以在吃饭时、睡觉前和想放松的时候选择一段自己喜欢的轻松的音乐来欣赏。对于老年性痴呆除使用药物外,可以配合运用音乐疗法,给患者以心理上的关爱与治疗。

2. 刺激大脑语言中枢,改善记忆力。

在欧美国家的音乐治疗临床实践中,音乐早就被用来改善患者的记忆力。例如,在对老年人,特别是老年性痴呆患者的防止记忆力退化的治疗中,音乐治疗师有意识地使用老年患者青年时代曾经流行的音乐和歌曲,刺激患者对自己青年时代生活的回忆,并通过唱歌来恢复其已经开始严重退化的语言能力。音乐治疗师在心理治疗的过程中,通常都借助音乐来唤起人们的记忆。他们先进行催眠,然后播放音乐,引导患者逐渐回到自己的童年生活。这时候患者通常都可以逐渐回忆起童年生活的种种经历。

现在虽然还不能从神经心理学上确定音乐对记忆的作用是怎么发生的,但是音乐可以刺激人的记忆却是生活中的事实。很多上了年纪的人喜爱怀旧的歌曲和音乐,就是因为音乐能够唤起他们尘封已久的美好回忆。

最近,香港中文大学主持的研究报告,认为音乐能够刺激大脑语言中枢,音乐训练可以提高记忆力。该研究报告对 90 名 6 至 15 岁、经

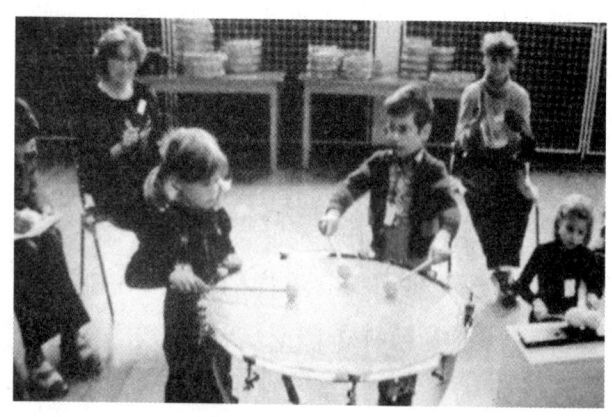

图 8-12　用音乐开发儿童智力

过1至5年西洋管弦器乐训练的学生和45名没有经过音乐训练的学生进行词汇记忆能力的测验比较,结果发现,受过音乐训练的学生对词汇的记忆能力明显高于那些没有受过音乐训练的学生。在一年后的追踪调查中发现,那些继续进行音乐训练的学生对词汇的记忆力继续得到提高,而停止音乐训练的学生记忆力没再得到提高。研究者认为这可能与音乐可以改善人的神经解剖结构有关,音乐可能刺激了大脑左半球的某些区域,如语言中枢,从而产生了一些有益的影响。尽管该实验结论还有值得争议的地方,但仍然受到心理学界的重视,并引发更多的有关音乐和记忆的研究。

3. 调节老年人的心理状态。

痴呆患者从音乐疗法中可以得到心理上的关爱与治疗。在美国西部的老人院,那里的音乐治疗师最受欢迎。80～100多岁的坐在轮椅里的"老人乐队"演奏者,每个人乐呵呵地握着特殊的乐器,即只有一个单音的"音块",治疗师按事先编排好的曲调指挥,指向哪一个老人,那位老人就击一下"音块",钟琴般的美妙旋律就在老人击打"音块"的传递中流出,老人个个注意力集中,等待着指挥棒点给自己的节奏,并摇晃着身体配合音乐的律动,一曲奏完,个个脸上现出愉快和满足。可以观察到,在疗养院中,即使是最消沉的和迷乱的患者,也积极地参与了音乐治疗。医院的护士介绍说,这些老人平时失去了行动能力,一切只能被动地听从别人,依赖别人,只有在音乐治疗中才能主动地发挥自我,所以这是老人院里很受欢迎的治疗形式。

生活在都市里的老年人由于长期缺乏与人沟通,易产生孤独、自尊感不强和老而无用的感觉。也有些老人将自己的利益看得太重,影响了身体健康与家庭和睦。有心理问题的老年人时常会表现出健忘、失眠、心情焦虑等症状,并影响到日常行为,在旁人眼中就常常以为是"老糊涂"了。长此以往,就形成了心理疾病。这些老人是一个弱势群体,他们的心理问题常被人们所忽视。正因如此,如果不及时发现并得到有效的治疗,就有可能导致老年期痴呆。所以呼吁全社会,千万不要忽视老人的心理问题,要给予老人更多的关爱。

三、音乐治疗是延缓衰老的有益形式

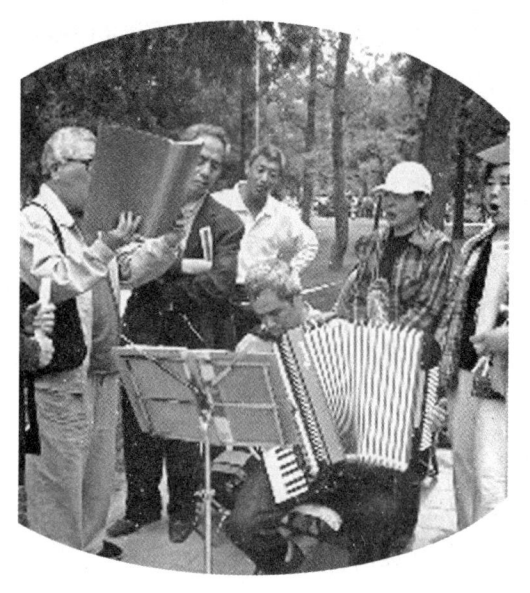

图 8-13　您拉琴我唱歌

对老年人来说,音乐会带来力量和生命。我们社会中的老年人伴随着年龄的增长而自然带来的躯体不适,易导致一种自我概念的削弱,通常会认为已经步入耄耋之年,年轻时代已经一去不复返了。当他们能得到在音乐中的合作机会,或去演奏,或去作曲,或去欣赏时,这些问题就会有所改变。当老人们发现他们仍具有创造力且能学习新技能时,就会从原先的废弃感和绝望感中走出来,并产生自豪感。当老人们每个人都能发挥自己最高的创造性潜力,积极参与音乐活动时,能产生一种对过去快乐时光的怀念之情,回想起过去的幸福时光而沉浸于其中。音乐感受能大大地激发一个人的活力,使人振奋,有抗焦虑作用。

既然音乐和我们有如此密切的关系,每一位老年朋友都应以音乐为友,参与到音乐活动中,尽情地唱、尽情地舞、尽情地去演奏、去创作,在音乐声中度过美好的老年时光。

四、用音乐和音乐疗法来自我保健

既然音乐和音乐治疗有这么多好处,那么它能不能用于自我保健呢?当然可以。

1．经常参加一些有益于身心健康的音乐活动。

乐观的精神状态和良好心态是预防老年性痴呆的关键。可以根据自己的情况和条件,经常参加一些有益于健康的各种音乐活动,以保持良好的心态。

在我们日常生活中,常常有以音乐作为媒介的活动,这些都是音乐保健的具体形式。比如:可以适当选择音乐欣赏、独唱、合唱、器乐演奏、作曲、跳舞、扭秧歌、打太极拳、舞太极剑等形式,用音乐促进健康,特别可作为消除心身障碍的辅助手段。俗语说"笑一笑十年少",就是说时刻保持乐观的心态,每天快快乐乐,有益于健康。

2. 经常欣赏一些自己喜欢的音乐。

音乐可以唤起对往日的回忆,使心境回到美好的记忆之中。可以选择自己喜欢的、熟悉的乐曲,一边欣赏,一边可随曲自演自唱。也可以自己创作简单的曲子,用喜欢的乐器演奏。在欣赏音乐时音量可以放得小一些,以不影响他人为度,光线要柔和。然后轻轻闭上眼睛,随着乐曲回想以前曾经经历的美好时光、最有趣的事件、最美丽的风光等等,理解和体会乐曲中所描绘的一切,慢慢进入梦乡。

3. 经常做音乐游戏。

做音乐游戏是锻炼大脑反应能力和肢体配合能力的一种好方法。具体做法是:3-5个人(多了不限),各选一种乐器(种类不限)。开始先选择一首简单熟悉的乐曲,大家根据乐曲音符从第一个人起一直到最末一个人依次按节奏演奏,依次循环,直到乐曲演奏完毕。刚开始可能演奏不连贯,不成调,几次之后就会配合默契。进而选择比较复杂的乐曲,即兴演奏。在演奏中,每个人都必须精神集中,适时用好自己手中的乐器,相互配合,发扬团队精神,才能达到最理想的效果。

第三节 治疗音乐的分类与作用

音乐是人类表达思想感情的一种工具,每个国家每个民族都有自己喜爱的音乐,可以说音乐是一个取之不尽、用之不竭的汪洋大海。但是,我们不可能把如此丰富的音乐都搜集起来,只能根据我们的需要选取其中的一小部分,也并非任何音乐都能达到很好的治疗目的。

音乐不同,作用也不同。音乐的节奏、旋律、速度、和声、音调以及音色等对人体可以起到兴奋、抑制、促进血液循环、调节神经等作用。音乐不同可以起到不同的、甚至是相反的作用。优美的乐曲可以使人心旷神怡,轻松,愉快。紧张而深沉的乐曲可以使人感到压抑、紧张和恐怖。选曲不当不但对病情无益,相反会加剧病情恶化。神经衰弱的患者在治疗时如采用节奏紧张、力度强、速度快的乐曲进行治疗,只会引起患者烦躁,加重病情;而采用轻松、优美,节奏舒缓、力度较弱的乐曲才可收到较好的效果。

不同的音乐又会给人以不同感受效果。优美、轻松、愉快的音乐可以使我们心情舒畅,视野开阔,感到美的享受;雄壮、激昂、奔放有力的音乐会使人热血沸腾,热情洋溢。

一、治疗音乐的选取原则和注意事项

音乐治疗是一种精神治疗和身心治疗相互配合、相互依存的治疗手段。在精神治疗方面应采用不同种类、不同风格的音乐去调动、引导患者对音乐产生共鸣,使其成为"知音",进入音乐所赋予的意境,使音乐对患者的精神及心理产生巨大的调节作用。在治疗过程中一成不变的曲目常常会使人感到枯燥厌烦,使治疗效果降低。经常根据病情更换曲目,使患者有新鲜感,往往会收到比较理想的效果。

1. 选曲应因病而异。音乐由于它的节奏、速度、力度、调性以及所包含的频率不同而对疾病的治疗作用也不同,因而选曲应因病而异。

2. 音乐的创作与民族、文化传统等多方面因素有关,不同国家、不同民族以至不同地域其音乐都有不同的风格,治疗时必须考虑不同对象,则因人而异。对于我们国内而言,则应以中华民族的乐曲为主。这类乐曲具有中华民族的传统及特点,体现了中华民族的精神,易懂,也易被广大群众所接受。

3. 照顾不同音乐素养、欣赏能力,不同阶层的人的需要。采用优美、奔放的音乐给人以美的享受,选曲应因人而异,依据病情而有所区别。音乐治疗的效果主要取决于把注意力投入作品以及把自己融入音乐意境之中的程度。深刻体会和理解乐曲所表达的思想而引起共鸣,以致进入角色,达到身临其境的效果。

4. 应使音乐的声音从小逐渐增大,音量恰到好处。在音乐治疗开始之前,选择一个安静的地方,光线不宜过强,采取坐、卧、躺姿势均可。闭上双眼,排除杂念,集中精力,每次治疗以20分钟为宜。

5. 不是任何音乐都可以用来进行音乐治疗。据美国研究人员报告,从事摇滚乐、嘈杂的爵士乐演奏的乐队队员,心律不齐、脑电波异常者占93%以上。曾有报道,在美国得克萨斯州发生的两起凶杀案中,音乐可能起了决定性的影响作用。案件之一,一个19岁的司机枪杀了拦他并对他进行罚款的警察。律师在为他辩护时说,当他向警察开枪时,他正在听激烈的 Rap 音乐,这种音乐导致了他的凶杀。陪审团的成员承认音乐在青年行为中起了重要作用。在另一案件中,一个 15 岁的少年肯定地交代,他听了一首叫《沉重的金属》的歌,接受了魔鬼的指令,枪杀了他的母亲。因此选曲时一定要注意。

二、治疗音乐的分类

治疗音乐的分类有多种形式,现只将原前线歌舞团何化均指挥对治疗音乐的划分简述如下,以供参考。

1. 平稳、松弛、安静类音乐。

此类音乐进行速度与节奏比较平稳,旋律轻悠、舒缓,起伏不大;调性平和,力度较弱,变化较少。此类音乐能调节人的心律和呼吸,具有镇静、缓解精神紧张、降压、松弛的作用。

这类音乐有:贝多芬的《月光奏鸣曲》(第一乐章),舒伯特的《摇篮曲》,舒曼的《梦幻曲》;中国古曲如《关山月》、《春江花月夜》、《二泉映月》、《彩云追月》、《牧歌》等。

高血压、神经衰弱、冠心病患者应选择此类音乐。

2. 柔和、优美、抒情类音乐。

这类音乐一般是中速、中慢或慢速进行,旋律柔美、抒情而动听,调性明朗,力度中等或偏弱。这类音乐能调节人的心律和呼吸,特别对心血管系统具有良好的反射作用,可以促使血管舒张,改善心肌供血状况,具有镇静、降压、调节情绪等作用,可帮助人们排除忧郁及焦虑的情绪,使人心情舒畅,心胸开阔。

这类音乐有:贝多芬的《D 大调小提琴协奏曲(第一乐章)》、《第六交响曲(田园)(第一、二乐章)》,舒伯特的《小夜曲》,勃拉姆斯的《A 大调圆舞曲》;中国古曲《渔舟唱晚》,民乐《寒鸦戏水》、《平湖秋月》等。

冠心病、神经官能症、焦虑、忧郁患者适合此类音乐。

3. 活跃、欢快类音乐。

音乐的速度为中快、快速,旋律进行跳跃、活泼、明快,节奏活跃,调性明朗,力度中等。这类音乐具有镇痛、兴奋、解除忧郁、调节情绪之作用,使人轻松愉快,精神开朗。

这类音乐有:莫扎特的《土耳其进行曲》,波开里尼的《小步舞曲》,勃拉姆斯的《匈牙利舞曲》;中国民乐《步步高》、《娱乐升平》、《阳春白雪》、《喜洋洋》等。

抑郁症、压抑者适合此类音乐。

4.激情、兴奋类音乐。

此类音乐速度有快有慢,旋律或激情或雄壮有力,节奏强烈,调性开朗,力度较强。这类音乐具有鼓舞斗志的作用,使人精神振奋,意志坚强,同时可使痛阈升高,所以有较好的镇痛作用。

这类音乐有:贝多芬的《第一交响曲(第四乐章)》,李斯特的《匈牙利狂想曲第二号》,柴可夫斯基的《天鹅湖组曲》第一首,李焕之的《春节序曲》,彭修文的《丰收锣鼓》,刘天华的《光明行》等。

5.趣味性、故事性音乐。

这类音乐具有特定的意境和情节,使人听起来津津有味。其主要对象是儿童及精神障碍患者,音乐可使他们安静,情绪稳定。

这类音乐有:柴可夫斯基的《胡桃夹子》;中国罗杰斯的《音乐之声》插曲《多、来、咪》,罗杰斯的《英俊少年》插曲;中国任同祥的《百鸟朝凤》等。

6.低沉、伤感、悲哀类音乐。

此类音乐速度较慢,旋律低沉、压抑、伤感,一般用于对抑郁症、焦虑症的诱导,将其内心的忧怨外泄,起到疏散情绪的作用,然后再用其他类音乐进行治疗。

这类音乐有:俄国民歌《伏尔加船夫曲》,柴可夫斯基的《忧郁小夜曲》,马斯涅的《悲歌》;中国古曲《阳关三叠》、《塞上曲》,民乐《双声恨》、《汉宫秋月》等。

音乐治疗学是一门集音乐、心理、医学等学科为一体的边缘学科,音乐治疗不同于一般的音乐欣赏,不是只要听一听音乐就可以治病。由于治疗对象不同,所用方法也不一样。有的不仅听,还需要参与;有的则需要治疗师的诱导;有的在治疗中往往要做各种生理检测等等。治疗方案要根据实际制定,没有一个固定的治疗模式,在实践中需不断总结,不断改进,才能达到最理想的效果。

每一个家庭都有老人,每一个人都会变老。科学证实,人类大脑细胞的衰亡是不可逆转的,现有的科学技术手段还不能使已衰亡的大脑细胞死而复生。但科学研究和临床实践同时也证实,掌握必要的知识,采取积极的预防措施,能使老年性痴呆的发病率降低,临床症状得到改善和缓解。音乐疗法是治疗和延缓衰老的一种很有益的形式。作为一门新兴的学科,音乐治疗在我国正在逐渐发展和成熟。

本章作者
徐　燕　主任医师,中国人民解放军青岛第一疗养院理疗科主任。
赵裕民　高级工程师,中国音乐家协会音乐治疗分会副秘书长。
刘继红　副主任医师,中国人民解放军青岛第一疗养院特诊科。

第九章 老年期痴呆与有关的经口及非经口营养

一些营养相关因素,如叶酸、烟酰胺、维生素 C 等的摄取量不足,与老年期痴呆的发生可能相关。摄取充足且均衡的营养素能够预防老年期痴呆的发生。改善老年期痴呆的营养问题是延缓该病发生的因素,同时又是维持患者基本生活质量的保证。患者的营养状况好坏与其临床结局有相关性。

老年期痴呆患者在早期常常表现出贪吃症状(图 9-1)。患者食欲旺盛,每餐吃大量食物,且容易饥饿,导致体重增加。有时表现出血糖增高、胰岛素抵抗综合征,随着年龄的增加,可发展为糖尿病。早期发现并提供正确的营养建议,能够有效避免慢性并发症。

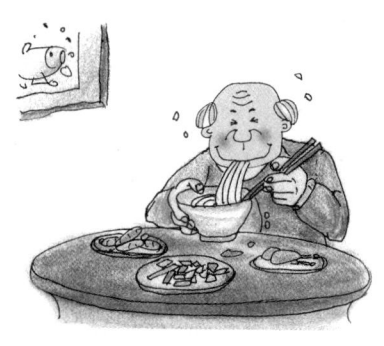

图 9-1 有的老年痴呆患者在疾病早期常常表现出贪吃症状,且容易饥饿,体重增加

老年期痴呆中、晚期,患者由于对生活、感情自我控制能力的下降,逐渐出现挑食,偏食,食欲减退,进食不专心,口味异常等,这些都会影响能量和各种营养素的摄取、吸收和利用。重症患者常表现为无法自主进食和吞咽,严重影响机体的营养状态。体重下降、营养不良是中、晚期老年期痴呆患者最常见的问题,并由此增加了家属护理的负担。

第一节　营养与预防老年期痴呆的相关性

目前,老年期痴呆尚无肯定的治疗方法,合理营养可以延缓该病的发生。原则是保持营养摄入平衡,增加植物性蛋白质及富含钙食品,适量补充维生素 E 和卵磷脂,多吃新鲜蔬菜和水果。

应注意减少铝和铜的摄入,饮水的去铝和铜可用普通的国内上市的"反渗净水"装置。长时间肠外营养或长时间输液时,液体中的铝和铜含量要合乎 FDA(美国食品和药品监督管理局)标准。

还要少吃肥肉,减少钠盐和单糖的摄入。

一、胆碱与烟酰胺

烟酰胺能刺激脑血液循环,帮助多数早老性脑软化患者提高脑细胞康复。最近研究表明,老年期痴呆患者的记忆和学习能力欠佳与体内乙酰胆碱不足有关。因为神经冲动传递需要胆碱,胆碱在胆碱乙酰基转移酶催化下与乙酰基酸结合形成乙酰胆碱,后者能越过神经细胞之间的间隙,传导神经冲动。卵磷脂是脑内转化为胆碱的原料,人们从食物中摄取适量卵磷脂可能对预防老年期痴呆有帮助。

在日常的食谱中,大豆及其制品、鱼脑、蛋黄、猪肝、芝麻、山药、蘑菇、花生等都是富含卵磷脂的天然食品(图 9-2)。但过多摄取卵磷脂可能对血胆固醇有负面影响。

目前成人胆碱的参考摄入量为每日 500mg。

含胆碱丰富的食物包括蛋黄、肝、大豆、麦麸、干酪、大麦、玉米、稻米、小米、啤酒酵母等。

含烟酰胺丰富的食物有动物肝、肾、瘦肉等。

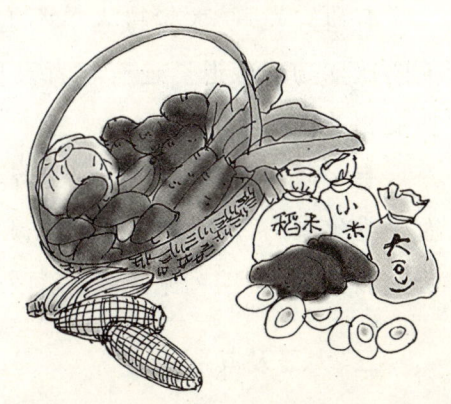

图 9-2　大豆及其制品、鱼脑、蛋黄、猪肝、芝麻、山药、蘑菇、花生等都是富含卵磷脂的天然食品

二、叶酸与 B 族维生素

老年期痴呆发生还与 B 族维生素、叶酸缺乏有关。Goodwin 等的早期研究发现，B 族维生素摄入量与认知功能之间存在相关关系。与对照组相比，B 族维生素、叶酸摄入不足者，发生老年期痴呆较多，且患者会出现血清同型半胱氨酸水平升高。而叶酸与维生素 B_{12} 能降低体内高半胱氨酸含量，故补充叶酸及维生素 B_{12} 有助于防止老年期痴呆的发生。

有一项为期 9 年的临床研究发现，若摄取叶酸量低于标准推荐量，则发生老年期痴呆的危险性增加一倍。研究人员对 573 名（353 名男性，220 名女性）志愿者进行了膳食调查，他们在 60 岁左右均未患老年期痴呆，追踪观察 9 年，有 57 人患了老年期痴呆。研究人员把患老年期痴呆与未发生的人每日摄取营养量进行了对比。结果显示，食用足量叶酸者发生老年期痴呆的概率降低 60%。

含叶酸多的食物包括柳橙、香蕉、绿色叶菜类、芦笋、球花甘蓝、动物肝脏、各种不同的豆类以及强化叶酸的面包。

虽然美国心脏学会并不建议广泛使用叶酸补充剂来降低患心脏病和中风的危险性，但建议应用健康、均衡的饮食，包括至少每天 5 份新鲜水果和蔬菜，以确保每日所需的叶酸。

有研究发现，大量摄入单不饱和脂肪酸可以保护机体延缓出现与年龄增长相关的认知功能减退。还有学者发现，维生素 C 的摄入量及其血液水平与个体认知功能相关。

有一研究观察 4809 名受试者，经过调整年龄、教育程度等因素后，发现血清中血浆维生素 E 下降水平与记忆减退程度相关。用较大剂量维生素 E 进行的干预研究显示，老年期痴呆患者的痴呆严重程度出现一定的好转。

三、大豆及其制品

大豆（黄豆）含蛋白质约 40%。1 公斤大豆的蛋白质含量相当于 2.5 公斤瘦猪肉或 2 公斤瘦牛肉的蛋白质含量。除富含蛋白质之外，大豆还含有磷脂、胡萝卜素、B 族维生素、烟酸、叶酸、胆碱、皂甙以及铁、磷、钙、钾等多种营养素。大豆含有丰富的异黄酮、皂甙、低聚糖等活性物质。

研究发现大豆异黄酮的化学性质极为稳定,无论炒、煮、炖均不会破坏其结构,也不影响其效果,所以常食大豆不仅可以摄取充分的植物蛋白(图9-3),还有一定的预防血脂异常的作用和抗癌及预防老年期痴呆等作用。

大豆具有多方面的"健脑"机制,是由于它富含蛋白质、磷脂、异黄酮、不饱和脂肪酸、钙和维生素。

蛋白质中所含的谷氨酸是人脑生理活动的物质基础之一。每100克大豆含谷氨酸约6.6克。大豆

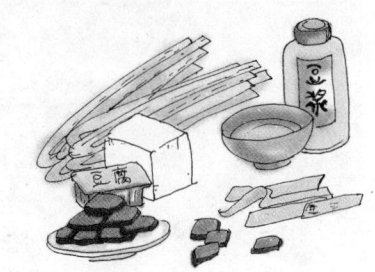

图9-3 大豆由于富含蛋白质、磷脂、不饱和脂肪酸、钙、异黄酮和维生素,具有一定的大脑保健作用

中磷脂的含量也很高,约占总重量的2%。磷脂的功能可能有以下几点:(1)磷脂能够协助胆固醇的转运,可能清除血管壁上的胆固醇,可能防止脑动脉硬化,有助于减轻血管性痴呆。(2)卵磷脂可制造乙酰胆碱,后者是神经冲动传递的主要递质。目前普遍认为,中枢胆碱能传递缺陷是老年期痴呆的主要发病机制之一。

四、粗杂粮的健脑作用

人们逐渐重视粗杂粮对于中老年人的保健作用,但尚缺乏临床有效性证据。

这里,我们仅举燕麦一例。燕麦,又称野麦子、雀麦子。燕麦可食部分每100克含蛋白质15.6克,脂肪6.7克,糖类66.9克,钙、磷、铁、维生素B_1、维生素B_2、尼克酸等含量也较高。近年来,一些研究成果表明,在裸燕麦中含有亚油酸。燕麦具有抑制胆固醇升高的作用。每天吃60克燕麦,有时能使人体总胆固醇水平降低30%。

英国医学家认为,燕麦能够降低胆固醇的主要原因,是其含有一种特殊的可溶性纤维,同时还含多种酶类。

五、鱼类、核桃等食品的作用

1. 鱼类食品。

加拿大的科研人员对70名多伦多老人(其中约1/4患有阿尔茨海默病)研究

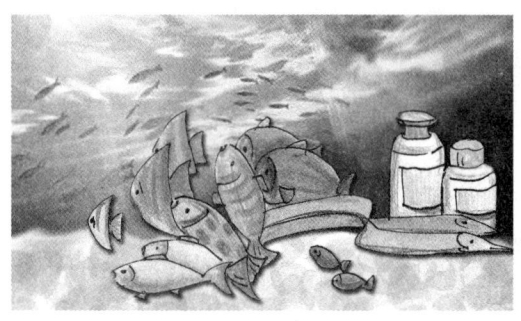

图 9-4 鱼肉含维生素 A、D、B_1、B_2、B_{12}、欧米伽 3 脂肪酸等,有降低胆固醇、减少动脉粥样硬化和血管性痴呆的作用

发现,健康的老人血液中 $\Omega-3$ 多不饱和脂肪酸(尤其是二十二碳六烯酸 DHA)的含量远高于痴呆的老人。这种脂肪酸在深海鱼油中含量较丰富,有一定的预防心脏病的功能。因此,适当吃鲑鱼等,有一定的预防痴呆和冠心病的功能。深海鱼所含的脂肪中,不饱和脂肪酸高达 80% 以上,而且碳链又较长,因此多吃鱼油,有一定的降低胆固醇、减少动脉粥样硬化和血管性痴呆的作用。

鱼肉也含维生素 A、D,此外还有维生素 B_1、B_2、B_{12} 等(图 9-4)。从营养学的角度来看,鱼肝、鱼脑的磷和维生素含量都较高,鱼脑的卵磷脂含量高于其他动物。但过量卵磷脂可能对血液胆固醇有负面影响。

2. 核桃等坚果类食物。

核桃又名胡桃,有较高比例单不饱和脂肪酸的油脂(58% ~ 74%),所含的微量元素和磷脂等成分能促进神经细胞的增生。

六、适量的葡萄酒

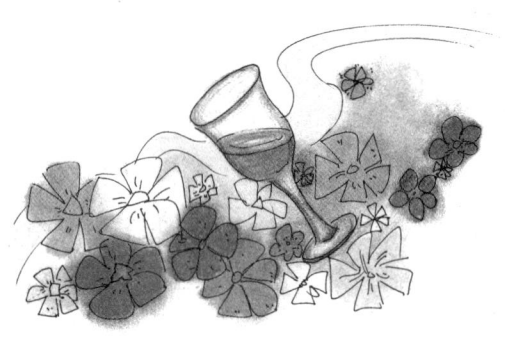

图 9-5 葡萄酒含有类黄酮、钙、镁、铁、硫、单宁、花青素等成分,适量饮用对大脑、心脏可能有益

葡萄酒含有葡萄糖和果糖,并可直接被吸收。1L 葡萄酒含有 5 ~ 7g 的有机酸,其中有乳酸、醋酸等。这些有机酸可刺激消化系统,增进食欲,有利于蛋白质和维生素的消化吸收,减少胆固醇蓄积。葡萄酒还含有类黄酮、钙、镁、铁、硫、单宁、花青素等成分,用量合适时(50mL/d 左右)这些成分对大脑、心脏是有益的(图 9-5)。

七、对大脑记忆可能有损害的食品

1. 过量酒精。

各种酒类饮料中均含有乙醇(酒精)。若超量饮用,则可严重损害大脑组织和神经组织,出现神经障碍,甚至痴呆。

2. 糖精及高糖食品。

糖精是从煤焦油中提炼出来的一种化学产品,含有糖精钠、氨化合物等。多食、久食可产生神经炎并造成大脑受损。

蔗糖作为糖类之一,是大脑所需的营养物质,正常摄入量可给大脑提供能量。但如过多食用,可使人体内环境呈酸性。大脑细胞在酸性环境中接受和输出信息的功能下降,从而影响到人的智力。蔗糖食入过多,还可造成维生素 B_1 缺乏,钙的消耗增加,使大脑生理活动所必需的营养减少,从而引起人的智力下降。所以糖应按正常需要量摄入,不可太多。同时单纯蔗糖中不含其他营养素,也不提倡过多食用。

3. 含铝、铅食品。

在我们日常的食物中并不含有过多的铝,但一些食品添加剂中常能见到铝的踪迹。如家用酵母粉、干酪和苏打饼干,其量虽不大,但值得老年人注意。它们制作中使用的膨松剂中有些情况下含有明矾,而明矾中含铝。如老式油条、油饼,其中铝含量较高,不宜长期过量食用。

含铅食品多指那些在街头小巷,利用加热、加压的膨化器加工的食物,包括爆年糕干、爆米花等。因为这种膨化器含有大量的铅,所以爆米花中铅的含量较高,常超过允许的标准量。而铅进入人体后,会影响人的大脑细胞和神经系统,甚至引起中毒。

4. 人工色素及罐头类食品。

食品中的人工色素及低标准的罐头类食品中可能含有防腐剂,长期过多食用,可能会损害智力。

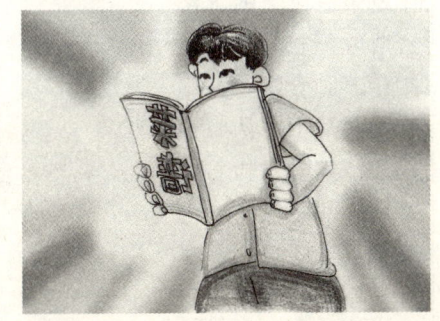

图 9-6 医生及家属应高度关心与重视老年期痴呆患者的日常营养摄入

第二节 老年期痴呆患者的营养安排

痴呆患者由于记忆障碍、健忘,往往会刚吃过饭就忘了,认为没吃过,造成饮食过度;或因痴呆关系,不知饥饿,不能主动进食或拒食,长期发展势必影响营养的摄入,最终不利于临床治疗。因此对老年期痴呆患者的日常营养摄入,医生及家属应高度关心与重视。

合理营养管理的目的就是维持并改善患者的营养状况,提高机体的抵抗力,减少并发症,降低致残率,最大程度地降低社会、家庭的负担。

一、原 则

1. 营养干预前对患者摄入情况的评估(表9-1)。

表9-1 进餐障碍调查表

内容	从不	有时	经常
能吃完应吃食物			
在正餐能独立进食			
接受帮助能使用餐具			
主动取餐桌上的食物			
经哄劝能独立进食			
拒绝某种食物			
吃食物后不承认			
用手或匙丢食物			
不能自然张口			
受到称赞张口			
间断咀嚼食物			
把食物放入口中不知咽下			
受到称赞可咽下			
固体食物咽下困难			
液体食物咽下困难			
可用吸管吸液体食物			

经过评价,根据患者进食障碍的表现确定饮食原则。

(1)能自动进食者,按照平衡膳食配膳。

(2)有贪食症者,应控制总热量,保持正常体重和血糖,适量增加蔬菜。

(3)食物的制作要多样化,因患者记忆力差,在短时间内不重复食物种类,可刺激食欲,防止拒食。

(4)注意一周内选1~2次富含铁、钙、镁、钾的食物。

(5)盛装食物的容器应适应患者的喜好。

(6)水果要去核。

(7)吞咽困难的患者应采用鼻饲匀浆膳或肠内营养制剂。

(8)对于消化道功能障碍的患者可以选择家庭肠内、肠外营养支持。

2.老年期痴呆患者的营养治疗原则。

老年期痴呆患者营养治疗的原则是根据痴呆的程度和进食障碍的程度,给予合理的饮食营养补充,以延缓痴呆发展的病理过程,尽可能维持身体各器官、组织的功能。

(1)增加蛋白质供给。应保证生理价值高的优质蛋白,其中动物性优质蛋白应占蛋白质总量的50%左右。以素食为主者,则应补充黄豆及其制品,不少于60克/天蛋白质。要求提供富含蛋白质的食物易消化,并切细煮软。

(2)减少脂肪和碳水化合物供给。脂肪的供给量控制在热能的20%~25%为宜(50~60克/天),包括食品中所含的油脂与烹调用油。应以含亚油酸丰富的大豆油、玉米油、芝麻油等植物油代替动物油脂。胆固醇量控制在300毫克/天以内。碳水化合物应控制在占总热能的55%~60%。

(3)增加维生素摄入。维生素C和维生素E为天然抗氧化、抗衰老的保护剂,B族维生素参与三大营养物质的代谢,是多种重要的酶类的辅酶,对老年痴呆患者应增加供给。应多食新鲜蔬菜和水果等,并应注意微量元素如铁、硒、锌等的补充。

(4)其他。减少钠盐摄入,适当增加钙、镁等供给量。增加餐次,少量多餐,不暴饮暴食。不能自己进食者要加强喂养,以易消化的流质饮食、半流质饮食为主,甚至鼻饲管供给。

(5)食物烹调注意色、香、味。不吃油炸、油煎、烟熏食物,不吸烟,不饮烈性酒。

二、需要肠内营养支持的老年期痴呆患者

部分老年期痴呆患者因病不能或不愿摄取自然膳食,或摄食量不足以满足生理需要,在胃肠道功能允许的条件下,可采用肠内营养支持。这些情况可能包括:

1. 因中枢神经系统紊乱、知觉丧失、咽反射丧失、食管运动障碍等而不能吞咽或吞咽困难者。

2. 严重口腔疾患,牙齿及牙周疾病而不能咀嚼者。

3. 营养需要量增加而摄食不足的老年期痴呆患者,如大手术、严重感染、甲亢、恶性肿瘤及化疗、放疗等。

4. 伴有胃肠道疾患不能摄取自然食物,如炎性肠道疾病、胰腺疾病、肝脏疾病、吸收不良综合征等,或伴有功能性消化不良、厌食症等的老年期痴呆患者。

5. 部分合并糖尿病、慢性阻塞性肺病、肾脏疾病、心血管疾病等,因疾病本身的影响,加之胃肠动力减弱、功能紊乱等,需采用特殊疾病专用型肠内营养支持以替代自然食物作为营养补充。

一般来说,对于痴呆患者选择肠内营养支持的适应证可适当放宽,很多患者在可以少量摄入自然食物的同时,还可采用肠内营养进行营养补充,即所谓"食物+肠内营养"的联合应用。学术上称为经口营养补充(Orat Nutrition Supplement,ONS)。

三、老年期痴呆肠内营养制剂的选择

关于肠内营养制剂的选择,一般开始时先选择较易消化和吸收的化学精制要素膳或液体要素膳,然后渐进至整蛋白为氮源的肠内营养液。自始至终仅仅使用一种肠内营养制剂不是必须的。对部分合并糖尿病、慢性阻塞性肺病、肾功能不良、肝功能不良的老年期痴呆患者等,需采用特殊疾病专用型制剂。以合并糖尿病的老年期痴呆患者为例,应采用低能量密度(0.75~0.9千卡/毫升)、高单不饱和脂肪酸产热比、以多糖(如木薯淀粉等)为碳水化合物主要来源、含可溶性膳食纤维的糖尿病专用型制剂进行肠内营养支持。应注意包括谷氨酰胺、精氨酸、$\Omega-3$

多不饱和脂肪酸、可溶性膳食纤维、中链甘油三酯（MCT）等特殊营养物质的添加和应用。

目前有的医院已经有10种以上的不同的肠内营养制剂，有丰富的品种，均为高科技工业化的无菌产品，为不同需要的患者提供全方位的营养支持。

在启用肠内营养或肠外营养支持前，应做一次简便的营养风险筛查，明确是否有应用肠内营养或肠外营养支持的适应证。

四、老年期痴呆肠内营养的实施和并发症的防治

对于长期禁食、胃动力功能严重障碍、创伤后或大手术后胃肠功能恢复较慢或恢复不良的痴呆患者，应用鼻饲管肠内营养支持的开始时间和诱导时间应适当延长，如6天或更长。

过渡过程中仍需由肠外营养予以支持和补充，即从肠外营养逐渐过渡到肠内营养。

1. 待胃肠蠕动恢复后用鼻饲喂养管。试用24小时鼻饲胃肠滴入10%葡萄糖250毫升，若无不适即开始鼻饲滴入要素膳或短肽型肠内营养。可先以10毫升/时开始，直至其全量约需3~6天过程。目前的商品制剂一般均为等渗透压的。高龄病人用输液泵来输入肠内营养是合理的。

2. 肠内营养液一般无需配制，打开后当天用完。如温度太低，可能出现不耐受现象，如腹痛、腹泻等，这时可适当加温，但一般肠内营养液不要加温过高。肠内营养液易变质，一般优质肠内营养制剂均无乳糖。

要尽量避免从喂养管内灌注其他药物，尤其对胃肠道有刺激作用的药物，以减少对本已脆弱的胃肠道的刺激以及防止胃肠道菌群失调。

3. 痴呆患者对肠内营养喂养管的要求。管径不能超过3毫米，管径过粗，易发生鼻、胃、食管压迫症状，应根据病人具体病情选择管径。

定期更换鼻饲管，两鼻孔交替插入以防止因鼻饲管长期刺激、压迫等所造成的鼻咽部溃疡、胃部侵蚀以及食道损伤。定时检查胃内残留液，监测尿糖、血糖以及血液生化指标的改变，定期测体重、血常规，包括淋巴细胞计数、血浆白蛋白、前白蛋白等。如胃残留液过多（100毫升），则应减少供给量及减慢供给速率等。

4.老年期痴呆患者常见的肠内营养支持并发症与青壮年基本相同,如腹胀、腹泻、腹痛、胃内潴留、恶心、呕吐、误吸、鼻咽部溃疡、管腔堵塞、高血糖症、低血糖症、高血氨症等,但其发生率均较青壮年者为高,应特别注意。

老年期痴呆患者因常常处于昏睡与昏迷状态,失去吞咽功能,咽部感觉迟钝,对于反流至口腔的胃肠液无力再吞咽而吸入气管,造成肺部损害。在伴有胃食管反流症的老年期痴呆患者中更易发生吸入性肺炎。当患者吸入含有肠内营养液的胃肠道分泌液时,对支气管肺组织有强烈的化学刺激作用,引起气管及肺组织水肿,从而继发感染而形成肺炎。此时降低肺泡交换氧的能力,减弱患者清除支气管分泌物的能力,从而形成恶性循环,不及时处理会影响患者的生命。

有许多方法可防止吸入性肺炎的发生:(1)将患者置于半卧位,进行肠内营养的滴注;(2)经常检查胃潴留情况,必要时停止滴注营养液或减慢速率;(3)呼吸道原有病变时,可考虑行空肠造瘘,再行肠内营养支持;(4)必要时选用渗透压低的营养液。

一旦出现误吸现象,应立即停用肠内营养,并将胃内容物吸净;立即从气管内吸出液体或食物颗粒。即使小量误吸,亦应鼓励咳嗽,咳出气管内颗粒。若食物颗粒进入气管,应立即行气管镜检查,并清除所有食物颗粒。进行静脉输液消除肺水肿,适当用抗生素治疗肺内感染。

五、老年期痴呆的肠外营养

老年期痴呆患者如有胃肠功能障碍、胃肠道梗阻、出血、严重肠道吸收功能障碍、严重腹泻、顽固呕吐、重症急性胰腺炎等情况时,不能采用肠内营养,应借助肠外营养支持。

肠外营养支持中,采用终端过滤器以减少败血症或菌血症的发生率是必要的。应使用有微电脑控制的泵,这种泵均有气泡或走空报警器。对泵的流速要定期进行校正。

经外周静脉的中心静脉插管(PICC)是采用无菌技术通过肘前窝的头静脉或贵要静脉置入导管而达到中心静脉。由于是经周围血管导入,所以由此产生的副作用很小,并可有效避免血胸和气胸的发生。

家庭肠外营养支持是现代肠外营养支持技术不断提高和完善的结果,是其在临床应用方面的重大发展。安全的家庭肠外营养支持需要包括医护人员、病人及家属成员的共同参与来完成。

对老年期痴呆患者使用家庭内肠外营养支持,其适应证与医院内肠外营养支持的适应证基本相似,但应更多地考虑其实施的安全性及效益,以便长期应用。由于我国已经有36年的肠外营养应用经验,所以使用方面相当有条件,但仍需要有经验的护士、医师、药剂师、营养师的合作,才能保证安全性和有效性。

本章作者

蒋朱明　教授、主任医师,北京协和医院肠外肠内营养中心。
于　康　副教授,北京协和医院营养科。
陈　伟　主治医师,北京协和医院肠外肠内营养中心。

第十章　家有痴呆患者怎么办

随着老年期痴呆疾病的病程进展,痴呆患者逐渐丧失每日生活自理的能力,他们越来越依赖家人的照顾。照料痴呆患者是一项非常艰巨的工作,不管从体力上还是精力上都需要付出巨大的努力。

丽明和她的母亲(退休职员,现患有老年性痴呆)住在一起,对于照料自己痴呆母亲典型的一天生活,丽明是这样记载的:

2005年10月18日　星期二　天气:晴

清晨,我5点醒来,一睁眼就想起了妈妈。我赶紧起来,走进妈妈的房间,房间的灯已打开,从妈妈浮肿的眼皮看可知她一夜未能睡好。她正烦躁地抓掀衣被,我为妈妈穿衣、洗漱,准备早饭,并给她服药、喂饭。早餐后大约9:00,我让她坐在轮椅上推着她到外边去散步(图10-1)。迎面走来了几个熟人,但她想不起来他们的名字了。在操场上,她不愿

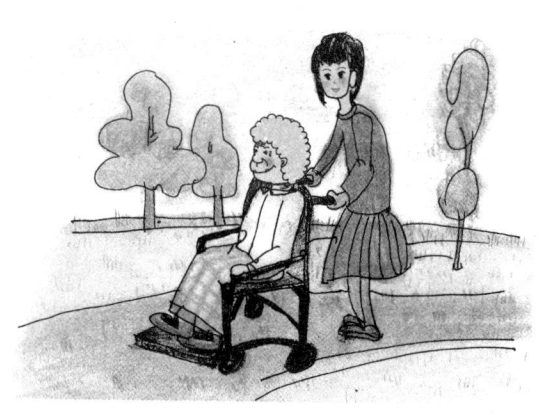

图10-1　推着妈妈到外边去散步

与人说话。10:15左右,我们回到家里。妈妈看电视,我赶紧收拾床铺,擦桌子,拖地板。妈妈要解大便了,我拿来解便器,让她坐在上面,往肛门中注"开塞露"后,大便解下来了,给妈妈洗了肛门。接着就给妈妈加了一顿点心。午

饭后，妈妈躺在床上休息，我准备榨汁机，榨好下午的加餐果汁。在这当中，妈妈叫了我几次，我去把她安顿好。下午和晚上做着同样的事，只是增加了做全家人的晚饭和给妈妈洗澡、按摩。

过了一会儿，妈妈因为小保姆对她的玩笑话变得焦躁起来，于是她用力掐小保姆的手，并告诉我："她欺负我！"当我问妈妈小保姆如何欺负她的时候，她却忘记了刚才的任何事。

晚上10:30我安排妈妈睡觉。在昏暗的灯光下，我坐在妈妈身边，头发沉，直到妈妈入睡。晚上12:00我离开妈妈去睡觉。夜里2:00，妈妈要小便，但尿在了床上，我帮助换完了干净床铺，两人就都睡不着了。为了使她安静下来，我轻轻地给她按揉穴位。凌晨3:00，我们都上床睡觉，到5:00，我又要起床了。

目前，全世界老年性痴呆（阿尔茨海默病）病人已达2400万，照料者群体随即也大量增加。痴呆患者自发病起可以存活3~15年。公认的看法是：痴呆患者和家人住在一起，将带给患者更多的亲情和爱护。

这就给家人和照顾者带来了一个异常艰巨的任务，即使痴呆患者未表现出精神症状或焦躁不安，他们仍一直需要监护，许多痴呆患者睡得很少，他们几乎需要24小时的不断照料和看护。如何帮助照料者更好地照料痴呆患者，同时又能适当减轻自己的心理压力呢？在本章中，就谈谈这个问题。

第一节 照料者存在的心理压力

一、要意识到存在心理压力

许多痴呆患者的照料者是家人，对他们来说，照顾痴呆患者，存在心理压力和心情紧张是一种自然、普遍的现象。承认心理压力，是我们对事物的正常反应，认识心理压力，才能正确对待并想办法缓解它，这一点十分重要。

压力不仅是为病人做护理，而且是照料者不得不放弃休息时间和社交生活，有些人可能还要中止自己的工作。如果他们继续上班，就必须处理好工作和痴呆患者要求之间的关系。照料者感到,他们已经不再能自己支配自己的时间,而往往要服从被照料者的需要。

二、照料者出现的心理压力表现

1. 睡眠困难和睡眠规律状态改变。
2. 变得越来越容易受刺激。
3. 比较容易发火。
4. 注意力不能集中。
5. 短期记忆力下降。
6. 常有重复的动作或行动。
7. 开始忽视自己的外貌。
8. 忽略其他的家人。
9. 怀疑自己得了某些疾病。
10. 免疫功能下降。
11. 患心理障碍的风险性增高。

三、心理压力和疾病的关系

Hans Selye 证实了心理压力和疾病的关系。运用压力反应模式实验,能够解释为什么照料者自己容易患病。

照料者是痴呆后果的承受者之一,痴呆患者记忆力下降以及经常出现的精神行为异常,往往使家人难以接受。长此以往,照料者不由自主地产生厌倦感,妨碍了对痴呆患者的正常治疗和护理,以至于使痴呆患者的病情发展和加剧。接踵而来的负疚、压力、痛苦、烦躁、恐慌和无可奈何的种种感觉,会久久地萦绕在家属及照料者的心中,使他们难以自拔。

情绪和压力所引起的机体反应是非常不舒服的。对照料者来说,压力能持续很长的一段时期。在慢性压力下,照料者自己会逐渐患病,包括精神和身体上的疾病。

四、心理压力反应的三个阶段

心理压力的反应通常表现有三个阶段。

1. 第一阶段:是警觉或紧张的反应,是身体在压力之下进入了觉醒的状态。

2. 第二阶段:是抵抗和耐受压力的反应时期。机体在高度警觉或紧张的状态下调整并想法适应压力,但机体逐渐形成慢性长期的超负荷,很难继续适应这种不适宜的环境。

3. 第三阶段:是精力、体力耗竭的反应。机体无力应付慢性、长期的高度警觉或紧张的状态,对超负荷的精力、体力的支出逐渐不能耐受。当体力耗竭以致身心交瘁,就使我们更容易受疾病的侵害。常见的发病有:高血压、心脏疾病、颈椎病、肩周炎、周期性偏头痛和肠胃消化道疾病等。

认识心理压力和压力反应是不难的,关键在于全面地分析问题症结和找出解决问题的方法,这样才能对症下药。

第二节 对待心理压力的技巧和策略

每个人都有遇到心理压力的经历,我们总结了对待心理压力的技巧和策略,可能对照料者有所帮助。

一、策 略

当老想一个问题而又找不到解决的办法时,应马上停止这种不必要的思维。要意识到这是心理压力和压力反应的症状。必须相信这种思维能够被阻断,并且有能力阻断。阻断的策略是重新构筑思维,这是十分直接和有效的方法。

二、技 巧

要停止思维。可以大声喊叫"停止",或者很生气地向远方皱眉瞪眼。这看起来有点奇怪,但对停止思维很有作用。

三、方　法

1. 有一些想法常常会重复出现，就像可怕的毒蛇缠绕难以摆脱。坚持用喊叫"停止"的方法，能够排除不想要的、无用的思维。这是心理医生广泛采用的方法。

2. 如果以上的治疗不成功，还可以用敲打桌子或敲打别的东西来中止思维。有人发现，声音可以终止不想要的、无用的思维。如果用声音来停止这种思维，最好是在一个人独处的时候做比较好。一旦习惯了这种方法，再用可能就无效了，可以再用大声喊叫"停止"的方法。

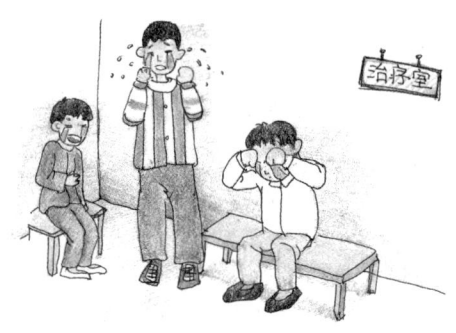

图 10-2　放声大哭成为一种缓解压力的手段

据报道，日本目前流行痛哭减压方法（专门组织人们痛哭的活动），放声大哭成为一种缓解压力的手段（图10-2）。不久前在日本对1800人进行的调查结果显示，人们在痛哭一场之后会感觉轻松很多。

用很长时间不断地练习以上的方法，的确可以达到彻底终止不想要的思维，这是一种很好的治疗心理压力的方法。

四、任何一种能缓解压力的方法都值得一试

以下一些能缓解压力的方法都值得一试。

1. 定期与人交流。

照料者应当定期与一位能向他提供建议的人会面，如心理专家、社会工作者、朋友、能够聆听你倾诉的人，或者是老年痴呆防治协会的成员。他们可以告诉照料者，如何照料痴呆患者，教他们应对焦躁情绪的简单方法和艺术，向他们推荐一些能减轻他们负担的服务机构。总之，照料者需要定期与人交流，向人倾诉，寻找固定的咨询专家提供家庭咨询，这些对照料者很有帮助。

2. 定期安排休息。

照料者要安排每周休息一次或至少一个月外出休息两次，通过适当休息，使自己精神爽朗，情绪愉快。外出期间，由于突然改变了周围的环境，有的照料者反而

更容易对自己照料的痴呆亲人挂念不止。脱离照料环境,是缓解压力和焦虑的有效方法,有利于更好地进行下一阶段的工作。

3. 与朋友保持友谊。

人是需要友谊的,朋友的友谊对人们是最宝贵的,无论照料者在工作中怎样疲惫不堪,心力交瘁,仍然要随时注意与朋友保持联系。与朋友保持来往,既可以宣泄心理郁闷,又可以在交流中增加快乐。诙谐的语言、幽默和风趣的谈吐是快乐交流的方式,朋友的友谊和支持可以使照料者获得信心和鼓励,从而有利于减缓心理压力。

4. 感觉不适时要及时就医。

许多痴呆患者的照料者是家人,因为对亲人的爱、感恩、责任和珍惜亲人的生命而全身心地投入照料工作,在照料中常常浮现出痴呆亲人以往对自己的关爱和呵护的身影。他们因为深感到痴呆患者(父或母,妻子或丈夫)对自己恩重如山,所以要求自己的照料尽可能完美和周到,在生活上要自己与被照料者节奏一致,有时不知道白天和晚上的时间轮回,不知道饥饱的差别,甚至不知口中食物为何味!照料亲人的忘我和投入,使照料者无论在哪里,无论做什么,眼中都会涌现出痴呆亲人的身影。久而久之,照料者可能患上抑郁症或高血压、糖尿病、心脏病等(图10-3)。而长期的心情郁闷使照料者出现以下表现:

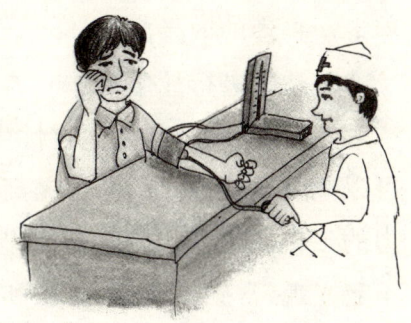

图 10 - 3 照料者可能患上抑郁症,出现高血压、糖尿病、心脏病等疾病

(1)情绪变得低落。

(2)血压持续增高,头晕头疼。

(3)心慌心悸,全身无力。

(4)免疫功能下降。

(5)难以与人相处,失去自控能力。

(6)感到失去继续生存的意义。

当人的情绪低落时,就会变得懈怠、懒散、无信心,其智慧和才能发挥受到阻

碍。这种低落情绪能在数小时、数日、数月控制人的心境和感受。因此,照料者应努力尽早地走出情绪低谷,要给自己拟定一个定时检查身体的计划,有不适感要及时就医服药。在家庭中既做照料工作,又要有机会回到熟悉的人际环境中去。在两种角色中交换,更有利于照料者调整情绪。

5. 可以加入老年痴呆防治组织。

据许多国家报道的经验,照料者可以加入老年痴呆防治组织。这种组织可以为照料者提供一些忠告、友谊以及来自同一境遇下的人们才有的那份理解。全方位的咨询和支持可使患者和照料者均受益。在一项针对200多名痴呆患者和其照料者的研究中,接受这类服务的家庭,照料者在家里护理的患者比那些送到固定的养老所护理的效果要好。

6. 适时进行性生活。

定期、适时地与配偶过性生活对照料者来说是非常重要的。性爱有益于健康,可以减少压力,舒缓紧张,提高克服困难的信心和勇气。照料者在长期的、充满压力的工作环境中容易上火,容易受刺激,并逐渐不注意自己的仪表,对什么事都引不起兴趣,常感到疲惫、无助和孤独。他们如不适时调整自己,很容易在护理痴呆患者的过程中发生错误和出现不应该有的反常现象,从而给工作带来损失。

性生活过程中,人体激素的释放,肌肉的兴奋紧张,心跳、血压的变化,热量的消耗,都使照料者无论从生理上还是心理上得到适当的调节,从而对照料工作提高了自信,充满了希望。但也要注意两点:

(1) 性生活时排除"认知干扰"。"认知干扰"是指那些产生干扰,使一个人无法专注于性爱体验的念头。照料者在体验性生活过程中,不要再考虑自己护理的痴呆患者(尤其当这个患者是自己的亲人时)。照料者的性反应迟钝往往是由于注意力分散,这个问题从根本上讲是"注意指向"的问题,要把注意力集中在自己所感受到的感官的愉悦上去,只关注自己的性体验,从而增进愉悦感。

(2) 让爱延续更长。性交之后,要与自己的爱人维持肢体的接触,感受彼此的呼吸,这样,仍然会延续满足感。爱抚和被爱抚可以使爱延续更长,此时的聊天要摆脱任何压力,最好不要谈论护理病人的内容,这是一个继续轻松休息的时刻。轻松幸福、充满温暖的时刻可以使人松弛(图10-4),这个过程明显的有助于休息和睡眠。

照料者适时进行性生活，可以不断地为其注入新的活力，培养其积极健康的人格、感情和信念，而这些最终将会使其照料对象——痴呆患者受益。

7. 挤出时间锻炼身体。

每天挤出 20~30 分钟做操或其他锻炼，对任何人都是有益的，但对于照料者来说，挤时间锻炼异常困难。由于痴呆患者近乎需要 24 小时的陪护和照料，因此使照料者难以离开自己的岗位。但是，无论照料者多么繁忙，多么劳累，他们也要挤出时间锻炼身体。应当认识

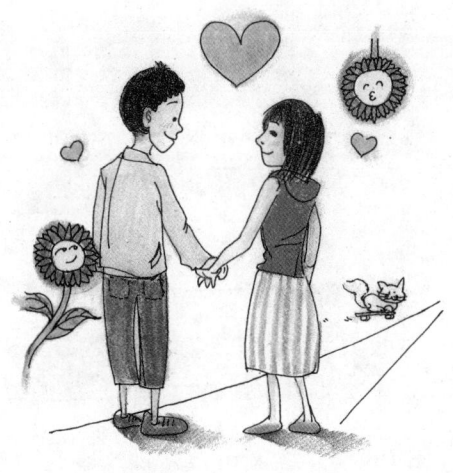

图 10-4　照料者应当保持充满温暖的家庭生活和休息睡眠

到，不保持一个健康的体魄，是不能坚持照料患者的，什么时候照料者坚持不住了，他们的亲人——痴呆患者的末日也就到了。

各种各样的锻炼方法均对照料者有益，而且不需要占用大块的时间。美国的科研人员对 61 名乳腺癌手术后的妇女进行了对照研究。她们进行了为期 6 周的放射性治疗，其中 30 人接受了一周两次的瑜伽课程，而其余的人则不参加。研究证明：练习瑜伽的一组妇女在所有方面的分数都高出近 20%（82 分），在生理功能上尤其明显，而另一组为 69 分。练习瑜伽组的总体健康状况更好，不易疲劳，白天睡眠时间更少。2000 年美国纽约康奈尔大学医学院的史蒂文·格戈德曼博士在试验中证实，运动可以刺激大脑生成神经细胞，脑源性神经营养因子可因身体运动而激活。瑞典弗赖堡大学的神经学家约瑟夫·比朔夫贝格尔说，运动可使发育因子通过血液循环进入大脑，促使神经新生，因此体育运动可以改善人的大脑机能（图 10-5）。他同时预言，这些研究成果有朝一日可用于治疗痴呆或帕金森等由神经衰退引发的疾病。

8. 努力学习照料痴呆患者的常识。

"无知酿成过错，过错导致更大的失误。"每一个照料者和其他相关的人都应当努力学习和掌握照料痴呆患者的常识，学习才能提高照料者的水平，不断地学

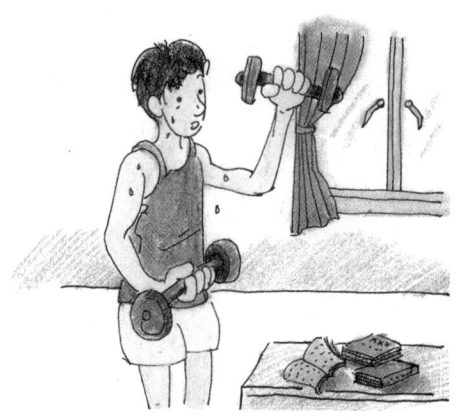

图 10 – 5　体育运动可以改善人的大脑机能

习,才能更深刻地理解痴呆亲人的行为、思维和现状。

目前几乎没有什么有效的、能够治愈痴呆病的药物,行为和康复训练能缓解痴呆患者的症状,虽然镇静剂也可能有用,但对有些患者却会加重病情。现在许多痴呆患者是和家人住在一起或请人看护,那些依靠专业团体或专业机构支持服务的家庭,患者和照料者同时受益。这种支持服务业的发展,是最有希望缓解退行性脑障碍的办法之一。

第三节　对痴呆患者的照料

对照料者新的挑战是适应痴呆患者逐渐降低的生活自理能力。在没有得到家人、朋友和社会足够支持的时候,照料者面临最大的困难之一是照顾痴呆患者每天的生活,例如,穿衣、洗澡、吃饭等基本生活和活动。照料者应制定一个怎样度过一天的计划,来帮助照料者更好地完成这项艰巨的任务。有很多照料者发现并总结出一些解决困难和缓解紧张情绪的办法。

一、正确对待亲人患老年期痴呆的诊断

照料者得知亲人患老年期痴呆的诊断结论后,开始可能难以接受,感到有压力,产生惧怕,甚至难以招架。这时,采取以下几种策略可以缓解压力:

1. 可以找医生了解老年期痴呆病的知识,医生可以回答你的问题并帮助你了解这个疾病,告诉你可能采用的药物和治疗的方法。

2. 可以联络有关老年痴呆组织,如老年痴呆防治协会和它的网站,老年教育和疾病的转诊中心和其他各种组织。这些组织可以提供痴呆病人的照顾服务,为照料者授课,提供老年期痴呆病的资料,解决家庭困难等问题。

3. 可以寻找支持小组或团体,支持小组或团体的成员是一些具有类似经历和

经验的人,他们可以对照料者提供一些有益的想法和适用的办法。

4. 可以到网站上去了解老年期痴呆病的知识,寻找支持群体,不必出门就能得到需要和帮助。

5. 可以仔细安排时间,当患者不太糊涂并合作较好时,做日常必需的常规安排。当患者较糊涂并不太合作时,做特殊安排。

6. 可考虑使用成人日托服务,以缓解日益增长的照顾痴呆患者的压力,有时间使自己做一些其他事情和得到必要的休息。

7. 可着手计划不可避免的未来的安排。这包括某些财务和法律文件,为了对痴呆患者长期照顾,需要确定可靠的医疗保险和经济来源。

二、思想交流

有句歌词唱道:"聊天是个甜蜜的习惯"。大多数时候,与早期痴呆亲人聊天内容多是车轱辘话不停地转。但是,聊天是照料者的必修课,慢慢地就会成为一种习惯。无论照料者的年龄有多大,有"爸爸"或"妈妈"叫的日子是幸福甜蜜的,无论对聊天的内容感不感兴趣,有与父亲或母亲、丈夫或妻子聊天的日子是最宝贵的。

照料者与痴呆患者沟通和交流有特别的困难。痴呆病人的记忆力减退,对照料者的姓名都不一定记得,对他说话的意思理解都有困难。照料者经常与痴呆患者交谈叙旧,是唤起患者记忆的方法之一。采取以下方法可能有所帮助:

1. 选择使用简单的词和短语,用温柔、平和的语气与老年痴呆患者沟通和交流(图10-6)。

2. 应避免用对幼儿的语气对与痴呆患者说话。

3. 室内要尽量降低噪声和干扰,如电视或收音机的声音不要太大。

4. 照料者应亲切地称呼痴呆患者的名字,讲话前先确定是否引起了患者的注意。

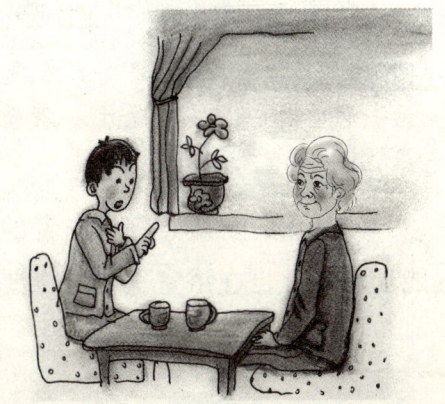

图10-6 照料者应用温柔、平和的语气与患者沟通和交流

5. 要认真听取痴呆患者的言谈。

6. 给予足够的时间让痴呆患者作出反应,小心不要中断患者的说话。

7. 痴呆患者说话有时是在努力地寻找一个字或一个词来表达自己的意思,照料者应尝试着为他找字或词,以达到与患者沟通和交流的目的。

8. 照料者要以积极主动的态度发现问题和指导痴呆患者。

三、洗　澡

有的痴呆患者对洗澡有着恐惧的感觉。提前安排洗澡的时间对照料者和痴呆患者都有好处。

1. 在患者最平静、最配合的时候安排其洗澡,最好能在每天固定的时间内进行,以便形成规律。

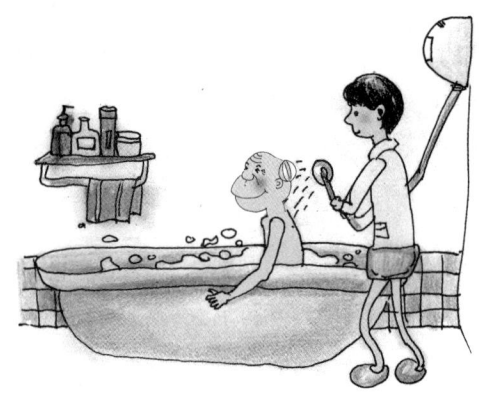

图10-7　照料者帮患者洗澡时,要一步一步地告诉患者将要做什么,尽量让患者自己洗

2. 对某些痴呆患者,洗澡是一件可怕和不舒服的事情。洗澡时,照料者动作要轻柔,心情要平静,说话要耐心,要尊重患者。

3. 洗澡前,提前准备一切必要的物品,如浴液、毛巾、浴衣等。将浴室的室温调到适当的温度,将洗澡水调试到适当的水温。

4. 洗澡前让痴呆患者先热身,尽量使用手持淋浴器湿身。

5. 照料者帮痴呆患者洗澡时,要一步一步地告诉病人,将要做什么,如果可能,尽量让患者自己洗(图10-7)。

6. 洗澡时要注意痴呆患者的安全。对行动不方便的患者,照料者不要离开,不能让患者独自在浴室里沐浴。要避免其被烫伤、滑倒和淹水窒息。

四、穿　衣

有些痴呆患者很难自己穿脱衣服,不能自己扣纽扣和拉链。对此照料者要注意:

1. 每天尽量在同一时间给痴呆患者穿衣脱衣,以形成规律(图10-8)。

2. 鼓励痴呆患者自己穿衣脱衣,容许他用较长的时间更衣,不要催促。

3. 容许痴呆患者选择其喜欢的衣服和装饰物。

4. 为痴呆患者选择舒适的、容易穿脱的衣服,按顺序放好,协助患者由里到外穿好衣服。

5. 如果痴呆患者穿衣需要指导,照料者应一步步清楚指点。

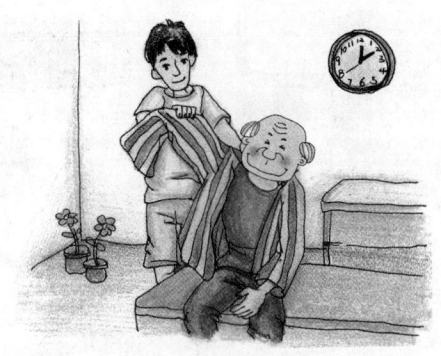

图10-8 尽量在每天同一时间给患者穿衣脱衣

五、饮 食

有些痴呆患者总是喜欢吃东西,而有些患者则不想吃饭。照料者要鼓励患者保持良好的饮食习惯。

1. 确保在一个安静、平和的气氛中和光线充足的场合下进行饮食。限制噪声和别的干扰,可以让痴呆患者集中精力和时间吃饭。

2. 可提供有限的食品选择(包括不太烫的软食、切碎的菜)和部分小型食品。吃饭时为防止患者噎食,要拿走桌上的调味品。照料者可为患者提供几个小餐来代替一天内的三大餐。

3. 用吸管或有盖的杯子,使痴呆患者容易喝水。

4. 如果痴呆患者对用筷子有困难,可以改用汤匙。

5. 可准备一些健康食品,放到痴呆患者随时可以看到的地方,方便其随时食用。

6. 要让痴呆患者定期地看口腔科,以保持其口腔和牙齿的健康。

六、活 动

安排适合痴呆患者的活动是一件有趣的事。对患者一天的活动不要期望值过高,以最简单的活动为好,如徒步走,看图书,看漫画,玩扑克,打麻将,玩玩具等(图

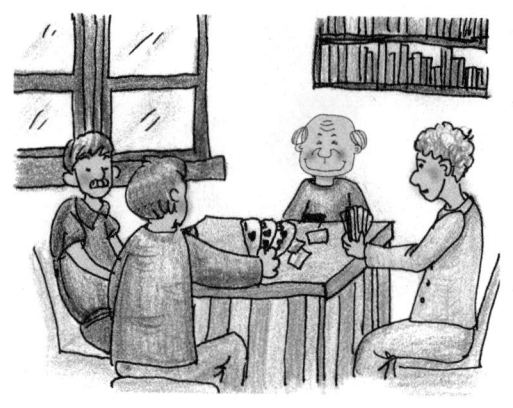

图10-9 鼓励患者开展各种益智活动

10-9)。

1. 帮助痴呆患者开展活动,将活动分为几个小步骤,鼓励他一步一步地完成。

2. 密切注意痴呆患者在活动中的任何不安或不满情绪,耐心温和地帮助他参与活动。

3. 照料者也要与痴呆患者一起参加活动,让患者感觉照料者和他一样在享受这项活动。

4. 照料者还可将痴呆患者送到提供痴呆患者活动的中心,或成人照料日托,或其他机构参加活动。

七、身体锻炼

步行、游泳、打乒乓球、舞蹈、园艺等活动对痴呆患者和照料者都有益。进行这些活动时,要注意以下几方面:

1. 确定每天在一定的时间和地点进行。

2. 痴呆患者的锻炼应缓慢地进行,在走到院外之前,应先开始在院子里短距离地行走。

3. 应密切注意了解痴呆患者的任何不适或超负荷的迹象,如果发生这种情况,有必要紧急处理或告诉医生。

4. 在一定条件基础上,可以允许痴呆患者尽可能独立地进行身体锻炼,寻找使用附近有利于身体锻炼的器具(老年活动中心或公园的体育器具)。

5. 在天气许可时,要鼓励痴呆患者多参加体育活动,多花时间参加户外锻炼,这样能帮助患者更好地休息和睡眠。痴呆患者进行身体锻炼可以增进健康,达到身心欢愉的效果。

八、大小便失禁

痴呆患者随着病情的发展,开始出现大小便失禁的问题。大小便失禁使患者

很不愉快,也给照料者增加困难。对此,照料者可采取以下方法:

1. 照料者在白天应定时让痴呆患者去厕所,可以每隔3小时去一次,不要等患者要求时才去。

2. 应让痴呆患者穿松软而富有弹性的裤子,以便容易拉开(图10-10)。

3. 应仔细观察痴呆患者要上厕所的迹象。如,当痴呆患者显得不安或拉衣服时,照料者应有快速反应。

4. 如厕时,帮助痴呆患者有一个舒服的体位。如果患者排尿(便)困难,可放流水声,或轻轻按摩患者骶骨尾部的排便中枢(穴位)来诱导排便。

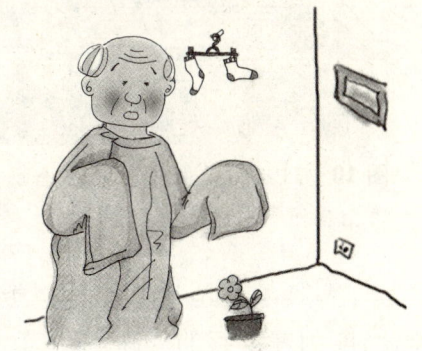

图10-10 照料者应让患者穿松软而富有弹性的衣服,方便更衣

5. 当痴呆患者大小便失禁发生后,照料者应平静和表示理解,尽量安抚病人,尿布及时更换,可想办法事先在床上放置柔软的尿布等。

6. 为防止痴呆患者夜间发生大小便失禁,要在其睡前限制饮用某些含咖啡因类的液体,并在其床边放置便盆。

7. 带痴呆患者外出,要提前了解哪里有厕所。让其穿简单、易松解的衣服,并携带额外的服装,以处理发生大小便失禁的问题。

九、睡眠问题

对大多数痴呆患者来讲,晚上是一段很难度过的时间。许多患者晚饭时出现不耐烦、易激动、急躁等现象,称为"日落综合征"。照料者让患者上床时,应在床边陪伴的时间要长一些,如果让患者睡得太早,将不利于整夜的睡眠。

1. 在痴呆患者睡觉前,应用安静、平和的语调鼓励其睡觉。房间保持微弱的光线,避免大声喧哗。如果患者愿意,可放一些平稳的音乐。

2. 尽量让患者在每晚的同一时间上床,建立常规的睡眠时间。

3. 应鼓励患者白天多活动,少睡午觉。

4. 下午和晚上限制患者饮用含咖啡因的饮料(图10-11)。

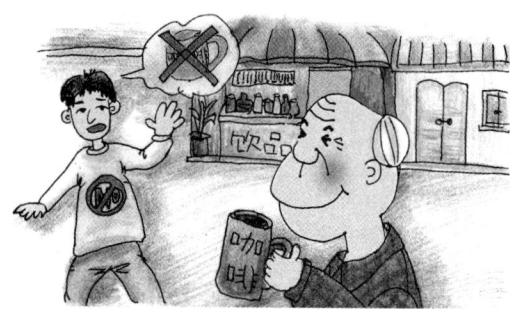

图 10-11 为了保持良好的睡眠,下午和晚上应限制饮含咖啡因的饮料

5.如果患者害怕黑暗或需要光线,可在卧室、洗手间和走廊上安装光线较暗的灯。

十、异常行为和精神症状

随着病情的发展,痴呆患者可能出现如下精神症状。

1.幻觉或妄想。

幻觉是感觉到不存在的事物。例如,看到并不存在的房子,听到并没有的声音,闻到并没有的气味。

妄想是错误地相信根本不存在的事实。例如,器官变异妄想,认为身体的器官和功能发生了变异。

痴呆患者出现幻觉或妄想是由于疾病造成的,照料者应密切观察并及时告诉医师,要避免与患者争论他所说看到或听到的是并不存在的事物,应温和地回答患者的问话并安抚他。当妄想出现时,应分散他的注意力,转移话题或做别的活动(转移到另外一房间或外出散步)。

2.痴呆患者出现情绪不稳,易吵闹、激怒、哭泣,被称为情感失禁。尤其是电视上出现暴力画面时患者容易出现这种情况。这时应更换频道或关掉电视,因为患者分辨不出电视节目和现实生活的区别。

3.患者出现缺少羞耻感、表现奇异的行为,如:抚摸照料者的乳房,拍臀部,脱衣服,裸露生殖器等。此时要认清这是患病造成的行为,要分散患者的注意力,转向做别的活动。

4.患者出现睡眠倒错,夜间不睡,白天嗜睡。此时白天要带患者活动,外出晒太阳,养成定时睡眠习惯。

5.患者不认识人,无法与人来往,完全不能自理生活等。

十一、漫 游

有些痴呆患者往往会离家出走,保证患者的安全是最为重要的。照料者要知道怎样限制患者漫游的发生,才能保护患者不会丢失。

1. 要在痴呆患者身上携带一张写有姓名、住址和家庭电话号码的卡片或 GPS 器,当其走失时,这些信息可以帮助路人能将其送回或打电话通知家人,或由 GPS 发回的信息告知患者所处的位置。

2. 要保存痴呆患者最近的照片或录像,一旦其走失,照片或录像可以帮助警察或在电视上寻找漫游丢失的患者。

3. 一定要锁好房门,收藏好钥匙。门闩尽量不要让痴呆患者打开,以防其走失。

4. 要确保房内外没有任何可对人有伤害的物品。

十二、家庭安全问题

家里有了痴呆患者后,照料者要重新考虑家庭安全问题。要避免不安全的危险因素,创造一个安全的环境可以防止意外事情的发生。

1. 对有外出漫游倾向的患者,家里所有的门窗都要装上安全保险锁或保险扣。去掉卫生间的门扣,以免痴呆患者被关在里面。

2. 厨房里的清洁剂柜要关好,最好用不能随便打开的开关。

3. 标记好药品并上锁,放好容易造成危险的物品,如刀具、火柴、绳索等。将杀蚊虫剂等放在痴呆患者接触不到的地方。

4. 保持房间的整洁,去掉分散的小块地毯、易滑的地板,整理不平的地面和可能引起痴呆患者摔跤的其他物品,确保室内外有良好的照明设施。

5. 妥善处理家用电器和炉灶,将火炉开关隐藏起来。家用电器用完后,要拔掉插头,切断电源,放置到安全处,以防引起火灾或烧伤。

十三、驾　驶

60 岁以上的人逐渐出现痴呆的症状之后,要耐心地说服他们不再继续驾驶汽车。

1. 痴呆患者保证安全驾驶是不可能的。他驾驶车辆可能太快或太慢,容易迷路,也可能不顾交通标志(图 10-12)。

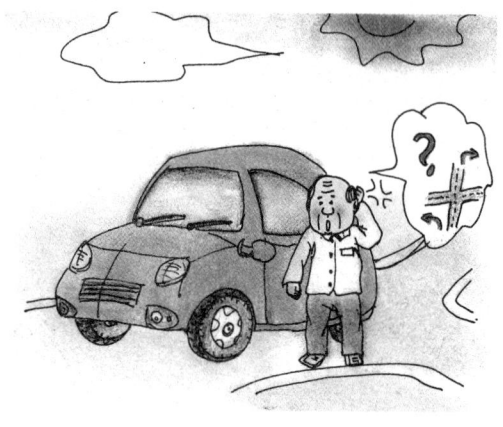

图 10-12 痴呆患者驾驶行车有很大的安全隐患

2. 对痴呆患者失去安全驾驶能力的情感要安抚,但要明确指出其不能再驾驶,要制止患者驾车出行。

3. 可向医生求援,或要求发放驾驶执照的机构重新评价痴呆患者的驾驶能力。

4. 可采用收藏汽车钥匙的措施。如果痴呆患者只想要汽车钥匙,可以给一套替代的汽车钥匙。

5. 如果以上方法都不能制止痴呆患者驾驶,那么就要开走汽车或使汽车不能发动。

十四、定期去医院

对痴呆患者来说,重要的是接受医院正规的治疗。预先计划,可以帮助痴呆患者到医院去更加顺畅。

1. 尽量安排在痴呆患者情况较好,医院不太拥挤的时间去看病。

2. 让医生事先知道这个痴呆患者的情况,这样,看病的过程会更为顺利。

3. 不要对痴呆患者提前说看病的事,可以在看病的前一天甚至更晚的时间告知他。

4. 看病时要带上食物、饮水和玩具。

5. 邀请朋友或其他家庭成员一道陪痴呆患者去看病,这样,一方面可以照顾患者,另一方面可以和医生谈病情。

十五、节日假期

节假日对照料者来说不是一个愉快的时候。过去节假日美好的记忆此时涌上心头。与现在的困难相比较,照料痴呆患者所付出的大量时间和精力,令照料者产生巨大的压力和心理的不平衡。因此,照料者要挤出时间休息并调整自己的心态。

1. 尽量保持以往家庭节假日举行活动的习惯。

2. 要"直面痴呆,正视现实",尽可能参加家庭节假日的活动。

3. 鼓励亲友探访,但限制每次探访的人数和时间。安排探访的日程要在痴呆患者情况最好的时候(图 10-13)。

4. 照料者在节假日尽力做自己喜欢的事情。需要外出时,可以请亲友帮助照料痴呆患者。

5. 在多人来访、大型聚会、家庭团聚或结婚典礼时,尽量找空间和时间让患者休息,并尽量让其少接触人。

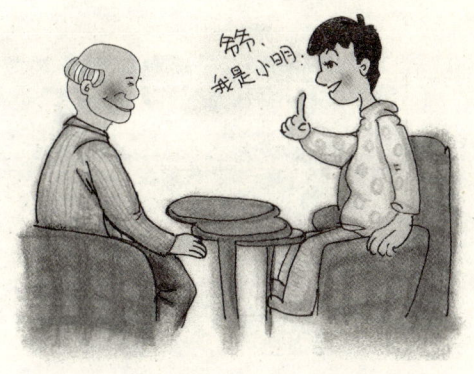

图 10-13　在患者情况最好的日子里鼓励亲友探访

十六、探望痴呆患者

探望者对痴呆患者也很重要。虽然痴呆患者可能记不住探望者是谁,但保持其与亲友的联系是必要的。

1. 计划在痴呆患者情况较好的时候探望。可以考虑携带某种物品,例如一些熟悉的照片或写真集,给患者看,但也要做好其不看的准备。

2. 探望者要心平气和地与痴呆患者说话。不要使用高语调。要尊重患者的个人空间,不要靠得太近。

3. 尝试用眼睛建立联系,并称呼痴呆患者的名字以引起他的注意。如果患者不记得你,应给以提醒。

4. 如果痴呆患者被搞糊涂了,不要与其争论。对患者的情感要有反应,必要时可以转换别的话题(图 10-14)。

5. 如果痴呆患者不能认识你,对你不友好,或者对你发脾气,不要介意,因为这是患者犯糊涂的反应。

6. 在探望者来到痴呆患者身边时,照料者不要当着患者的面叙说病情。例如照料者不要说如下的话,"他现在都不认识某某了"、"医生说他怎样了"、"要给他服治痴呆的药了"、"治痴呆的药加量了"等等。

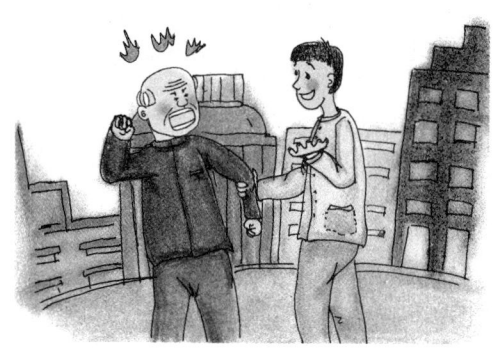

图 10－14 永远不要与痴呆病人争论

7. 探望者要多向患者表达让其开心和祝愿身体健康的话语,如"你现在气色好多了"等。

十七、选择痴呆患者护理机构或养老院

自己的亲人患了痴呆,可以在家护理,但到了严重的晚期,就难以在家自行护理了。

对许多照料者来说,最终有一天不能在家里照料痴呆患者了。这时,选择一个痴呆患者的护理机构是非常重要的。对此,照料者需要注意以下事项:

1. 收集痴呆患者护理机构的有关资料,了解所住的区域有什么样的痴呆护理机构,也可以请朋友们帮助了解痴呆护理机构的特点。

2. 列出要了解的问题,例如:痴呆患者活动的项目、交通、特殊的房间等。

3. 电话访问有关痴呆患者的护理机构,与管理人员、护士和住在那里的痴呆患者及家人交谈,了解情况。

4. 亲自观察痴呆患者护理机构的工作方式,如:痴呆患者是怎样被治疗和护理的,对痴呆患者和家属提供什么样的项目和服务,询问工作人员接受过何种照料培训,对家属参与痴呆患者治疗和护理计划有何种规定等。

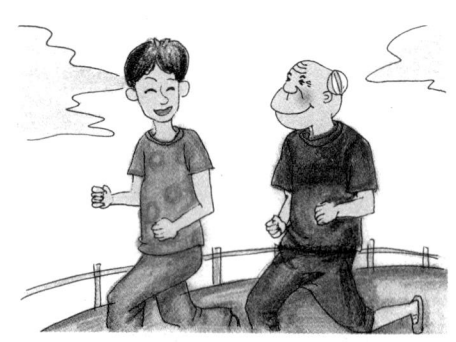

图 10－15 除了正规治疗和护理之外,家人和照料者应花费较多的时间去指导和帮助患者

5. 了解痴呆患者护理机构或养老院的房间或床位,需要多少资金,付钱方式,医疗保险是否能支付患者的费用。

6. 决定选择某个痴呆护理机构或养老院,就要确定其是否能履行合同。在双方签字之前,可以请律师帮助审核将要签署的协议。

7. 搬家,对于痴呆患者和照料者来说都是一个重要的事情。痴呆患者护理机构或养老院的社会工作者可以帮助做计划和协调搬家的事情。在这个艰难的过渡期中,要得到亲友和他人的支持。

总之,对于痴呆患者不仅要进行正规治疗和护理,还要花费较多的时间去帮助患者的其家人和照料者(图10-15)。要让他们学习和掌握照料痴呆患者所需的医学知识,帮助他们正确地调整心态,树立正确的照料观念,包括对痴呆患者的看法,对照料中出现的各种问题的处理,以及对病情客观的、现实的、发展的状态的接受等。

本章作者

王虹峥　医学硕士、研究员、主任医师、国际老年痴呆协会中国委员会秘书长。

张　斌　医学博士、博士后、高级研究员、国际老年痴呆协会中国委员会美国地区主任。

第十一章 痴呆患者的运动功能康复训练

痴呆患者最早出现的症状常常是记忆障碍,尤其是近记忆障碍。此后,由于记忆缺损,不能回忆以前学到的信息,思维和判断受到影响,学习新信息的能力缺损,会相继出现躯体运动及相关运动功能障碍。越来越多的证据表明,有规律的运动康复训练,不仅可以维持活动能力和运动功能,降低慢性疾病的危险性,调节情绪,甚至可以帮助提高和保护智力,改善认知功能。总之,运动康复训练可以显著改善痴呆患者的健康状况、情绪状态和生活质量。

第一节 痴呆患者的运动功能障碍

痴呆患者一般不伴有病理性的运动、感觉和意识障碍,但由于认知功能障碍和活动减少,中晚期后常出现运动功能障碍,主要表现有以下几种。

一、失用症

失用症是指一些后天习得性运动技能的运用障碍。所谓运用是指一切后天习得、有目的运动过程,通常包括产生动作意念、制定运动计划以及执行运动计划三个阶段(图11-1)。

痴呆患者尽管具有完整的运动能力和感觉功能,并理解要求完成的任务,但执行运动的能力受损。由于运用过程的某个环节发生障碍,表现为以往熟练的运动技能或日常生活活动能力减退或丧失,严重者不会使用任何工具,甚至不能执筷或用勺吃饭。失用症通常出现于痴呆中期,即在明显记忆和语言障碍发生之后和运动不能变得明显之前。根据症状的表现不同,失用可分为意念性失用、意念运动性失用、结构性失用和穿衣失用等几种类型。

1. 不知如何使用物品——意念性失用。

有些痴呆患者在吃饭时不知道该怎样使用餐具,甚至不知道在什么情况下需要使用餐具以及使用哪一种餐具。这是由于患者对于完成一项复杂运动需要做什么、怎样做和用什么做,缺乏正确的认识和理解。这种意念性失用,是由运动意念或运动概念形成障碍所致,即动作的构思过程受到破坏致使复杂动作的意念性组织发生障碍。

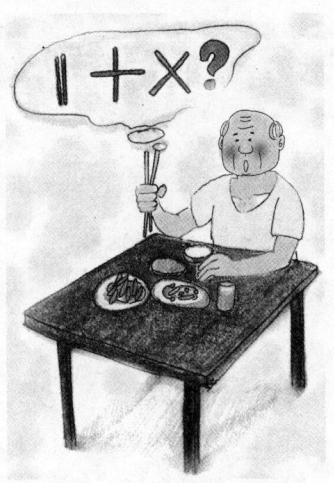

图 11-1　患者在吃饭时不知道该怎样使用餐具

有些意念性失用的患者虽然可以正确地完成复杂动作中的每一个分解动作,但不能将这些分解动作按照一定顺序连贯起来,表现为动作的逻辑顺序出现混乱,或某一个动作被省略、重复。有的患者尽管能够认识物品本身,但由于对工具的选择和使用障碍,不知道物品的功能和用法,因此不能将几个物品按正确的使用顺序排列,如用牙刷梳头,用洗脸毛巾擦洗脸盆等。如果给患者烟和火柴,令其点燃香烟,患者可能会将火柴放进口中,或用未点燃的火柴去"点燃"香烟。

意念性失用可在日常生活中发生,也可在检查时发现。

2. 不能按指令执行动作——意念运动性失用。

意念运动性失用主要指运动的计划和编排阶段发生障碍(图 11-2)。其特点是,患者可以理解一项具体动作的概念,并能正确描述该动作,却不能按照指令完成或模仿一项以往熟悉的动作;由于对肌肉运动的感觉记忆有所保存,患者在适当的时间与地点可能会下意识地完成某些从前熟练的操作,并能够描述动作过程。例如,患者不能按照检查者的指令执行刷牙动作,但在家中晨起后却可以自发地拿起牙刷,将牙膏挤到牙刷上,然后开始刷牙。

肢体意念运动性失用的患者不能完成精确运动,也难于做快速重复的动作,如不能用手指连续敲击桌面,在功能活动中则表现为动作笨拙、不准确及反应延迟。

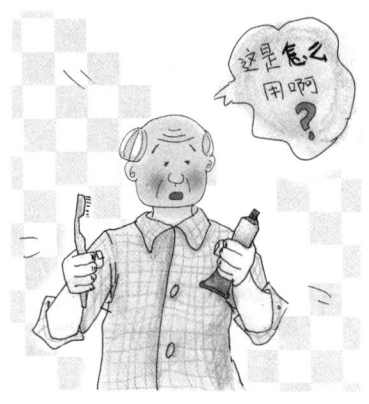

图 11-2 患者按照检查者的指令执行刷牙动作有困难

患者也不能模仿他人的手势。意念运动性失用不易在生活中观察到,一般仅在检查时被发现。这种失用可局限于口或面部、上肢、下肢,也可累及全身。

意念性失用通常与意念运动性失用同时存在,意念运动性失用则可独立存在。

3.组合或空间构成困难——结构性失用。

当一项作业需要将各个部分以一定的空间关系组合而成为一个整体结构时,患有结构性失用的患者就会感到困难,这是因为其丧失了对任务的空间分析能力,不理解部分与整体的关系。

结构性失用最常见的表现是,不能自发地或根据指令用图画、积木或其他零件、物品制作或组装成二维或三维结构。患者虽然认识每一个部件,却不能将它们正确地组合在一起。实际上,结构性失用并不是运用本身的问题,而是一种视空间功能的运用技巧障碍。严重的结构性失用会影响患者的日常生活活动,如做夹馅儿的食物、裁剪衣服、组装手工艺品及玩具等。

4.不能穿衣——穿衣失用。

穿衣失用是指患者辨认不清衣服的上下、前后及里外,因而不能自己穿衣服。这也是一种视觉空间关系障碍,其原因可能是结构性失用,也可能是躯体构图障碍或单侧忽略的结果。

二、日常生活能力下降

日常生活活动是人在社会生活中必不可少的活动。这些活动是生活自理和保持健康所必需的功能,主要包括躯体自理能力(刷牙、进食、穿脱衣服、洗涤和大小便等)和使用日常工具的基本能力(打电话、乘车、用钱和扫地等,见图 11-3)。

痴呆患者日常生活功能障碍,一般先表现为使用日常工具能力受损,不能像以前一样开车,买东西,使用手机,做饭等。以后发展到不能料理自己的日常起居,例如,不能自己吃饭、穿衣、洗脸、梳头等。早期痴呆患者除有时外出迷路找不到家门外,其他日常生活功能问题尚不明显;中期患者主要表现为部分复杂日常生活能力损害；晚期患者则完全丧失生活能力，犹如婴儿一样，需完全依赖别人的照顾。

三、协调运动功能障碍——共济失调

要准确地完成一个动作，通常需要有若干肌肉的共同协作运动，才能产生圆滑、准确的运动。当某一主动肌收缩时，要有协同肌的协同收缩、固定肌的支持固定以及拮抗肌的松弛，以便保证以适当的速度、距离、方向、节奏和肌力来完成运动。这种肌肉间的配合叫作协调运动功能。

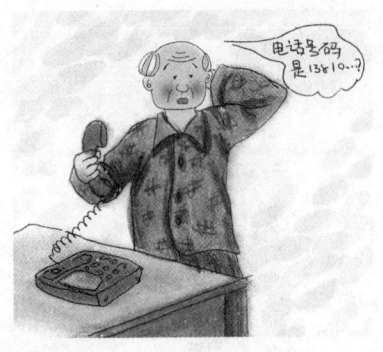

图 11-3 患者打电话经常忘记从前熟悉的号码

痴呆患者晚期常伴有运动协调障碍，表现出笨拙的、不平衡的和不准确的运动，此种协调功能障碍又称为共济失调。

四、姿势维持困难——平衡障碍

平衡是指人体自动地调整并维持姿势的能力，可分为静态平衡和动态平衡。静态平衡是指人体维持静态姿势的控制能力，动态平衡是指当有外力作用于人体时通过调整姿势来维持平衡的能力。大部分日常生活动作的完成，都要依赖于静态平衡和动态平衡的维持能力。

痴呆中、晚期患者的认知功能明显减退时，视觉及空间感知能力降低，或者由于活动减少，造成肌力与耐力下降、关节的灵活度和软组织的柔韧度降低以及运动协调能力下降等多种因素，都可造成平衡能力受损。动态平衡能力受损往往较早且较重，病情继续发展，静态平衡也会受到影响。

五、行走和移动困难——步行障碍

行走和移动是所有日常生活活动中最基本的动作。协调性、可动性和稳定性是步行的三要素。正常步行必须具备支撑体重、保持平衡和迈步的能力。其中所含的动作（足跟着地、单腿支撑、足跟离地、摆动等）都要求身体各部位的协调运动，在步行中形成一个完整、精细、熟练、连续的过程。

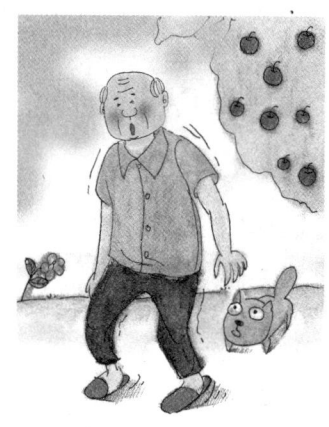

图 11-4 患者行走和移动缺乏协调性

丧失步行能力的痴呆患者(图 11-4),因疾病性质、造成障碍的原因不同,其存在的问题和康复的目标也不同。

六、肢体瘫痪

早期痴呆的患者,运动系统常正常,神经系统检查无局灶阳性体征,但可出现原始反射。晚期本能活动丧失,大小便失禁,生活不能自理,逐渐出现锥体系统和锥体外系统的症状和体征。最后出现强直性或屈曲性四肢瘫痪,智能全面衰退,对外界刺激无任何有意识的反应,表现为无动性缄默。

老年期痴呆尤其是血管性痴呆或痴呆伴有脑卒中的患者,常有神经功能缺损的临床表现,如半身不遂,站立行走困难,生活自理能力下降,或四肢瘫痪,卧床不起,日常生活完全依赖他人等。

第二节 运动功能评定

功能评定是康复训练实施的基础,没有评定就无法进行康复训练和评定训练效果。通过运动功能评定,一方面可以客观、准确地分析患者的功能状况和障碍的性质、程度及康复潜力,以便确定康复目标和制定康复训练计划;另一方面,还有助于评定康复疗效,及时调整康复目标,估计预后和转归。

运动功能评定通常分期进行,分别在康复训练开始之前进行初期评定,在康复训练过程中进行中期评定,到康复治疗结束时进行后期评定。痴呆患者运动功能康复评定的内容包括:失用症评定、日常生活活动能力评定、平衡能力评定、运动协调性评定等。

一、失用症的评定

1. 意念性失用和意念运动性失用的评定。

意念性失用和意念运动性失用的检查方法相同。鉴别两者的关键在于患者对于检查的反应。意念运动性失用的患者不能按指令做动作,但在恰当的时间和地点能够自动地完成该动作。意念性失用患者既不能按指令做动作,也不能自动地完成动作。根据从难到易的原则,评定可分三个步骤进行。

(1) 执行口令。要求患者按检查者的口头指令而不用实物表演某个动作,如表演用锤子敲钉子、挤牙膏刷牙等。意念运动性失用患者和意念性失用患者均不能执行口令。意念运动性失用患者可能表现出动作重复、笨拙、不准确,用身体的某一部分代替使用工具,如用拳头当锤子而不是手握一把锤子的姿势。

(2) 动作模仿。当患者不能执行口令时,检查者做示范动作,要求患者模仿。此外,检查者示范各种姿势和肢体运动,要求患者模仿。意念运动性失用患者不能模仿他人的动作或手势(图11-5)。

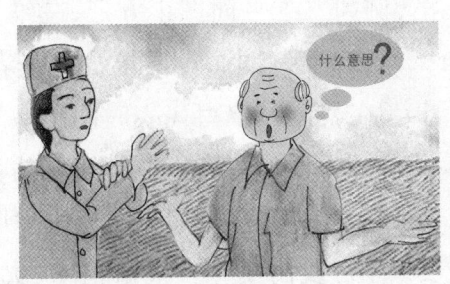

图11-5 患者模仿他人的动作或手势有困难

(3) 实物操作。在检查者示范后,患者也不能模仿其动作时,应给予实物进行操作,如牙膏、牙刷、信封、信纸、邮票和胶水等。如果动作顺序错乱,物品使用错误,提示患者存在意念性失用。

对疑有意念运动性失用者应向家属或病房护士了解患者日常生活中完成该动作的情况。要确定意念运动性失用所累及的部位是局限在面部或肢体,还是累及全身,可采用以下检查法,其动作包括以下三个方面:

面颊:鼓腮,吹哨,用吸管喝饮料,吹熄蜡烛,撅嘴等。

肢体:挥手告别,举手行礼,将食指放在嘴唇边示意请安静,用手示意"停止",两手手指交叉相握,刷牙,梳头,打手机,锯木板,使用螺丝刀等。

全身:模仿拳击手的姿势,足球射门的姿势,士兵正步走,铲雪的动作,起立,原地转两圈然后坐下等。

如能按照口令完成大多数动作,无需实物者为正常;如需提供实物方能正确完成大多数动作者,提示存在失用;即便给予实物也不能做规定动作者,提示重度失用。

2.结构性失用的评定。

(1)画钟试验。要求被检查者依次完成以下四个步骤:先画一个闭合的圆圈代表钟表轮廓;而后把3、6、9、12点数字标在钟的正确位置;再把1、2、4、5、7、8、10、11点的数字标在钟的正确位置;最后画出长短时针并指向当时时间的正确位置(标明时间,如9点20分)。四个步骤每项1分,满分4分为正常。如不满4分考虑存在结构失用或有轻度记忆障碍,需进一步检查。本试验对痴呆患者检测的灵敏度和特异性可高达90%,对早期痴呆患者的诊断有一定价值。

(2)复制几何图形。出示一些几何图形的图片,要求患者仿照画出相似的图案,例如二维平面图正方形、三维立体结构图正方体等。

(3)复制图画。要求被检查者仿照图片,画房子、花和钟面。手眼协调性差的患者在表盘内填写代表时间的数字时可选用数字模型来代替手写。无缺失或多余线条,空间排列正确者正常;有线段缺失或弯曲,空间排列不合理,但尚能识别图形者提示有结构性失用;无法识别所模仿的图画者提示重度结构性失用。

(4)复制模型。根据积木、火柴棒或木钉盘的设计图纸让被检查者进行模型复制。遗漏、角度偏斜或放错位置均提示异常。检查时应注意排除手功能失调和运动失用等。

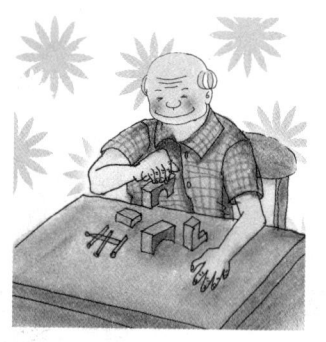

图11-6 患者根据图案进行拼图有困难

(5)拼图。根据图案让被检查者进行拼图,图案不宜过于复杂。有视空间关系障碍时,会缺乏透视感和缺乏分析各部分之间相互关系的能力,使图中各部分分散、错位而不能形成合理的空间关系(图11-6)。

3.穿衣失用评定。

请患者脱下或者穿好上衣,观察其动作表现。如:患者决定从哪个部位开始穿或从哪儿找到袖孔?是否忽略穿身体左半侧的衣服?是否穿衣时将衣服的里外及前后颠倒?扣子是否扣到了不对应的扣眼里?回答肯定则是穿衣失用的临床表现,并非运动瘫痪所引起。也可用结构性失用的评定方法检查穿衣失用。

二、日常生活活动能力评定

康复医疗中的大部分患者,日常生活活动都需要别人帮助。因此,要对这方面能力进行全面评定,确定患者不能独立完成哪些动作,需要多少帮助,这种量化性评定是确定训练目标和训练计划的重要环节。

常用的痴呆患者日常生活功能评定量表,包括躯体生活自理能力和工具使用能力两部分,共有 20 项内容(见第六章表 6-2)。其中,躯体生活自理能力是指自己完成日常生活活动的能力,如穿脱衣服、梳头和刷牙等;工具使用能力即患者使用日常生活工具和设备的能力,如打电话、乘公共汽车和自己做饭等。

三、平衡能力评定

1. 闭目难立征。

这是临床常用的简易平衡能力评定方法,可以初步筛查患者是否存在平衡功能障碍。检查时,让患者双足并齐站立,或双足一前一后足跟碰足尖站立,或单足交替支撑站立。先睁眼站,后闭目站,观察睁眼和闭眼两种情况下,各种站立姿势时身体的稳定性和平衡能力(图 11-7)。

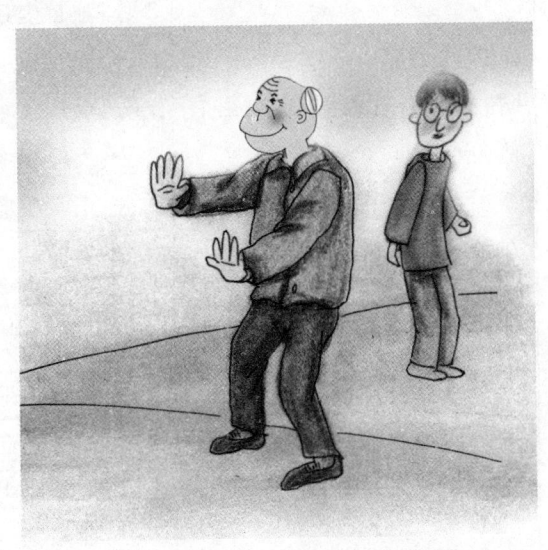

图 11-7 患者闭目站立时,不易保持身体的稳定和平衡

2. Lindmark 平衡反应测试。

Lindmark 平衡反应测试方法是一种量化评定方法,由瑞典学者 Birgtta Lindmark 修订而成,较适用于痴呆患者平衡能力的评定(表 11-1)。

表 11-1　　　　　　　Lindmark 平衡功能测试

内容	评分标准
自己坐	0 分：不能坐 1 分：稍许帮助（如一只手扶）即可坐 2 分：独自坐超过 10 秒 3 分：独自坐超过 5 分钟
保护性反应——患者闭上眼睛，由左侧向右侧推，再由右侧向左侧推	0 分：无反应 1 分：反应很小 2 分：反应缓慢，动作笨拙 3 分：正常反应
在帮助下站立	0 分：不能站立 1 分：在 2 个人全力帮助下才能站立 2 分：在 1 个人中度帮助下能够站立 3 分：稍许帮助（扶一只手）即可站立
独立站立	0 分：不能站立 1 分：能站立 10 秒，或重心明显偏向一侧下肢 2 分：能站立 1 分钟，或站立时稍不对称 3 分：能站立 1 分钟以上，上肢能在肩水平以上活动
单腿站立（左腿、右腿）	0 分：不能站立 1 分：能站立，不超过 5 秒 2 分：能站立，超过 5 秒 3 分：能站立，超过 10 秒 可能最高得分：15 分

四、运动协调性评定

运动协调性评定按如下方法进行：记录患者一定时间内连续完成某一单纯动作的次数或完成一定次数动作所需的时间，观察进行复杂动作时的失误次数或完成动作的方式。

1. 上肢协调性评定。

（1）按动计数器。记录患者 30 秒内按动计数器的次数，或记录按动 20 次所需的时间。

(2)抓取玻璃球。记录患者1分钟内从盒中抓取玻璃球的个数,或抓取10个玻璃球所需的时间。

(3)穿纽扣。记录患者1分钟内用针线穿纽扣的数目,或穿10个纽扣所需的时间。

(4)垒积木。记录患者30秒内垒起正方形积木的数目,或垒5个积木所需的时间。

2.下肢协调性评定。

(1)睁眼步行。分别记录患者前进、后退和横行10米所需的时间。

(2)闭眼步行。分别记录患者前进、后退和横行5米所需的时间。

(3)绕瓶步行。将10个矿泉水瓶每隔50厘米放置一个,令患者绕瓶子步行,计算其走完所需的时间及被碰倒的瓶子数。

第三节 痴呆患者运动康复训练的意义

痴呆患者运动功能障碍的原因,主要归咎于早期多种认知功能缺陷所致的运用障碍,以及后期运动减少或制动(即不活动,包括主动活动停止和被动活动受限)造成的运动耐力和体质下降,最终出现继发性肌力下降、肌张力异常、运动协调性障碍、步行能力以及日常生活能力衰退或丧失。

一、认知功能与运动功能的关系

行为是有一定目的的活动,是大脑意识的一种具体体现。运动是肌肉在空间和时间上协调地收缩和舒张而产生的,同样是在脑的支配和调控下进行的。脑和计算机一样,一切活动都是按程序运转的。但二者不同的是,脑可以自己学习、编排、记忆和不断修饰程序。中枢神经系统对运动的控制是按大脑皮层、脑干和脊髓的"阶梯水平"组织,并由小脑和基底神经节两个"侧环"修饰、协同完成的。大脑皮层额叶负责编制行为的程序,调节和控制人们的行为和心理过程,同时还要将行为的结果与最初的目的进行对照,以保证活动的完成。

记忆是脑对外界输入信息进行编码、存储和提取的过程。记忆联结着人们的心理活动的过去和现在,是人们学习、工作和生活的基本机能。编码、存储和提取是记忆的三个基本过程。编码是个体对外界信息进行形式转换的过程,它包括对外界信息进行反复的感知、思考、体验和操作;存储是把感知过的事物、体验过的情感、做过的动作、思考过的问题等,以一定的形式保持在人们的头脑中;提取是指从长时记忆中查找已有信息的过程。程序性记忆是指如何做事情的记忆,包括对知觉技能、认知技能和运动技能的记忆,这类记忆往往需要通过多次尝试才逐渐获得。

二、运动减少或受活动所限导致的废用综合征

长期卧床或制动常引起废用综合征。对于严重疾病和损伤后患者,卧床是保证度过伤病危重期的必要措施。但是,近几十年逐渐认识到,长期卧床不活动的后果有时较原发病和外伤对机体的影响还要严重得多。它不仅会加重残疾,甚至是一个或多个器官和系统功能障碍的普遍原因。制动所致废用综合征的临床表现很多,涉及以下的器官和系统。

1. 智力障碍加重、感觉异常和心理社会剥夺。

(1) 智力障碍。躯体不活动而又与社会隔离的患者易有认知能力下降。判断力、解决问题能力、学习能力、记忆力、协调力、精神运动能力、警觉性等均有障碍。以上变化在卧床几日后即可发生。

(2) 感觉异常。由于感觉输入减少,患者易产生感觉减退和痛阈下降。

(3) 情感障碍。由于缺少感觉输入并与社会隔离,患者易产生焦虑、抑郁、情绪不稳和神经质,也可能有感情淡漠、退缩、易怒、攻击,严重者有幻视与幻听。

2. 肌肉萎缩和肌力下降。

患者由于长期活动减少,可造成肌容积减少、肌纤维变性、脂肪和纤维组织增加等改变。肌酸与糖原等储备减少,可导致运动时对氧的耐受力减低,乳酸堆积较早而较久。同时,肌组织本身分解代谢占优势,肌蛋白降解增加而收缩蛋白合成减少,均可导致肌肉萎缩。值得注意的是,即便是健康人,绝对卧床也可使肢体的肌力大约以每周下降15%的速度逐渐减少。运动减少或不活动对肌肉系统的影响可谓最早发生而且最显著。

3. 骨质疏松和关节变性。

患者由于长期卧床和制动,对骨骼系统的影响主要是骨质疏松,其次是关节变性。站立位时,身体沿长骨纵轴产生的重力对维持正常骨的代谢和保持骨形态及密度都有重要作用。长期处于水平卧位且无肌肉活动,可使骨吸收特别是骨小梁的吸收加快,这是造成骨质疏松的原因之一。

长期制动会发生严重的关节退变。首先是关节本身的改变,包括软骨增厚、变性,水分减少,常伴有关节疼痛。继而关节囊收缩,关节挛缩,透明质酸盐和硫酸软骨素减少。慢性关节挛缩时,关节囊内和关节周围结缔组织重组,软骨变薄,血管充血,骨小梁的吸收加快(图11-8)。

4. 运动耐力下降。

患者机体活动减少时,氧的输送和利用就会降低。最大摄氧量的降低与不活动的时间有关,卧床时间越长,最大摄氧量减少越明显。此外,由于肌力和耐力下降,肌肉功能容量减退,这也是导致运动耐力下降的原因。

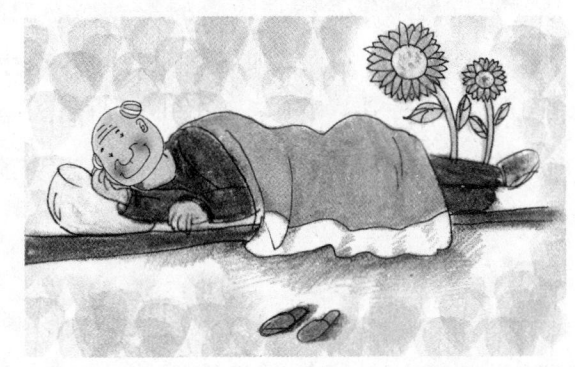

图11-8 长期卧床可发生骨质疏松和关节变性

5. 导致心动过速或心绞痛。

患者的基础心率增加,心脏储备减少,冠状动脉血流减少,最终即使轻微的体力活动也可能导致显著的心动过速或心绞痛。

三、运动康复训练的作用

越来越多的临床和实验证据表明,通过运动康复训练,可以改善痴呆患者的运动功能障碍,并能预防和延缓其认知功能衰退的发生和进展,增强社会参与的适应性,改善生活质量(图11-9)。运动康复训练主要内容包括:牵张患者短缩的肌肉、肌腱及其他软组织,扩大关节活动度;增强肌肉的肌力和肌肉活动的耐

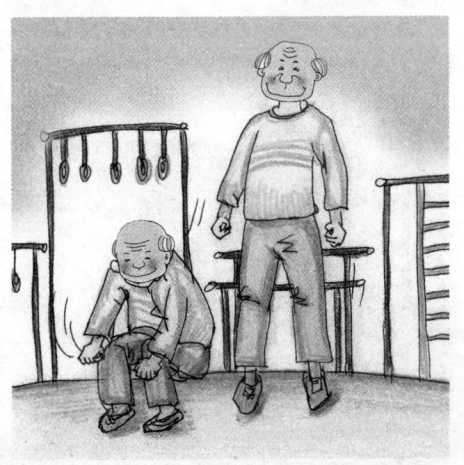

图11-9 通过运动康复训练改善患者的生活质量

力;克服运动功能障碍,提高患者身体移动和站立行走功能;提高患者的平衡和协调能力及日常生活活动能力。通过运动疗法,增进患者的体力,改善全身功能状态;通过运动疗法的活动刺激,改善心脏、肺脏等内脏器官的功能;通过运动训练预防或治疗各种临床并发症,如褥疮、肌肉痉挛、关节挛缩、骨质疏松等。

第四节 痴呆患者运动康复训练方法

根据痴呆患者运动障碍的特点,运动康复训练的常用技术主要可分为以下几大类:维持关节活动度和增强肌力的运动疗法;增强肌肉协调能力和改善日常生活能力的作业疗法;恢复平衡和步行功能的康复训练方法;增强肌肉耐力和心肺功能的有氧运动疗法;改善运动技能和认知功能的运动再学习方案;以及医疗体操、太极拳等。

一、运动疗法

运动疗法是康复医学重要的治疗技术之一。运动疗法主要是通过运动的方法,治疗患者的功能障碍,提高个人的活动能力,增强其社会参与的适应性,改善患者的生活质量(图11-10)。从这个总目标出发,运动疗法的主要目的包括以下几个方面。

1. 牵张患者短缩的肌肉、肌腱、关节囊及其他软组织,扩大关节活动度。

2. 增强患者肌肉的肌力和肌肉活动的耐力。

3. 抑制患者肌肉的异常张力,使肌肉松弛,缓解其紧张度。

4. 对平衡功能和运动协调性有障碍的患者,施行提高平衡和协调性功能的训练。

5. 提高患者日常生活活动能力的运动动作训练。

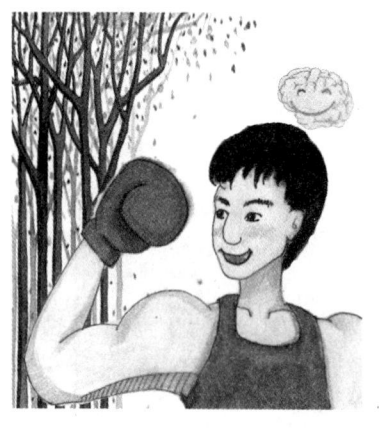

图11-10 通过运动疗法改善患者的功能障碍,提高个人的活动能力

二、作业疗法

作业疗法是以有目的的、经过选择的作业活动为主要治疗手段,用来维持和改善患者运动技能的专门学科。作业疗法能够帮助痴呆患者最大限度地改善与提高自理、工作及休闲娱乐等日常生活能力,提高生活质量,回归家庭与社会。作业疗法主要有功能性作业疗法和心理性作业疗法两种。

1. 功能性作业疗法。

功能性作业疗法是为了改善和预防患者身体的功能障碍而进行的治疗活动。根据障碍的不同,这种疗法包括关节活动度训练、精细动作训练、肌力增强训练、耐力训练等。应针对患者运动障碍的程度、心理状态和兴趣爱好,设计和选择相应的作业活动,如工艺、木工、雕刻、游戏等。患者通过完成治疗师精心设计的某项感兴趣的活动,达到治疗的目的。因此,治疗师要根据患者的功能状态,设计出行之有效的作业活动,这是提高疗效的关键(图 11-11)。

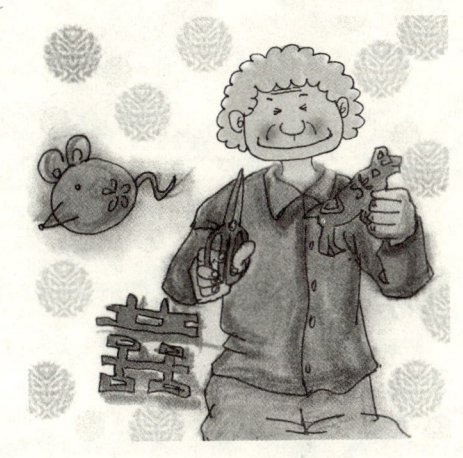

图 11-11 设计和选择相应的令患者感兴趣的作业,改善和预防其功能障碍

2. 心理性作业疗法。

痴呆患者在出现身体功能障碍时,往往伴随着继发性心理障碍。可根据其心理异常的不同阶段,设计相应的作业活动,帮助患者摆脱消极、愤怒、抑郁、失望等不安的状态,向心理适应期过渡。对具有情绪异常的患者,可以设计陶艺、金工、木工等活动,通过敲敲打打进行宣泄。

三、日常生活能力训练

日常生活能力的评定与训练是痴呆患者康复训练的重要内容。但是,进食、更衣、梳洗和修饰、如厕、家务劳动等项目难度较大,不仅要对患者进行专门训练,而且在其功能难以改善时还要进行环境控制、改造等。

日常功能训练的目的在于提高早期、中期痴呆患者的生活自理能力,增强其独立生活的信心;争取使晚期患者恢复或部分恢复基本生活功能。因此应根据病情的严重程度、患者的年龄和一般身体条件等综合考虑,有针对性地选择并进行日常功能的训练。

1. 早期患者。

对生活尚能自理的患者,提醒和督促他们主动完成日常事务劳动,不要简单包办代替。也可同患者共同商量,制订有针对性的能促进日常生活功能的作业活动,如规定每天做饭、洗碗、扫地、拖地板、洗衣服等家庭作业的次数和时间(图 11-12)。也可进行一些有益的体育活动和社交活动,如跳绳、下棋、打球、参加舞会等。通过进行从简单到复杂的日常功能训练,可保持患者较完善的独立生活能力。

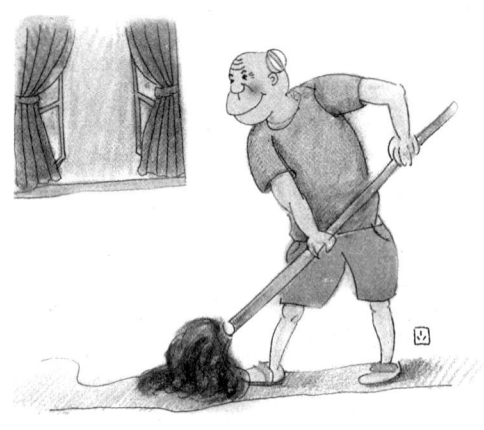

图 11-12　督促早期患者主动完成日常家务劳动

2. 中期患者。

除采用上述家庭作业疗法外,还可通过训练来恢复患者丧失的部分生活能力。凡是有能力独立完成的,要让其有充分时间完成,不限定时间,少催促,如洗脸、刷牙、梳头、进食等。鼓励患者做力所能及的家务活,如收拾房间、扫地、擦桌子等。对其失去的日常生活能力,可采用多次提醒、反复教、反复做等方法,日复一日地训练,直到学会为止(图 11-13)。训练时要有耐心,决不能训斥和嘲笑,以免伤害患者的自尊心以拒绝今后的训练。

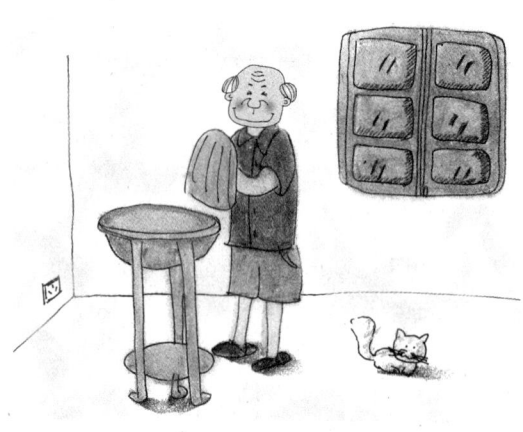

图 11-13　鼓励中期患者做力所能及的家务活

3. 晚期患者。

由于此期患者吃饭、穿衣、走路和刷牙等日常生活能力严重受损,康复训练有一定的难度,需要长期反复训练,才能获得一定的效果。对日常基本生活能力尚有所保留并稍能合作的患者,应从基本的生活功能着手训练(图 11-14)。如训练其进食时,可分为喂食→自喂加协喂→自行进食三个步骤,在此过程中,把每一步的具体动作加以分解进行训练。如先训练患者握勺动作,再训练将装饭的小勺送到嘴边,再训练向嘴里填送。当用勺进食的几个步骤熟练后,再进行系统的练习,即:握勺→到碗中盛饭→把装有饭的小勺送到口边→再送到口中。勺放到嘴边时,接着训练向嘴里填送。当用勺进食的几个步骤熟练后,再进行系统的练习,即:握勺→到碗中盛饭→把装有饭的小勺送到口边→再送到口中。

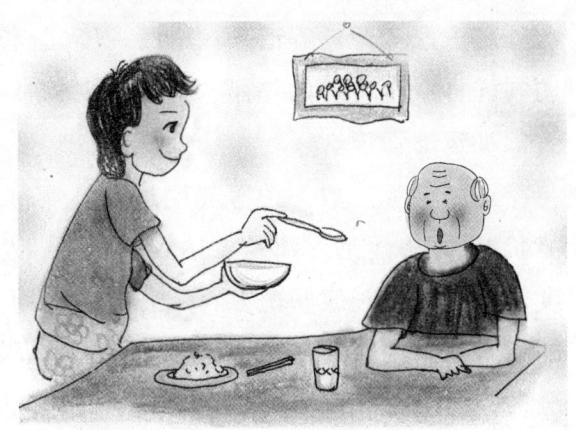

图 11-14 训练患者自行进食动作

四、有氧耐力训练

有氧耐力训练是以身体大肌群参与、强度较低、持续时间较长、以规律的运动形式为主的训练方法。旨在改善患者运动时有氧供给能力,提高机体心肺功能,调节代谢。

1. 运动形式。

有氧耐力训练的运动形式多为四肢大肌群参与、肢体周期性往返式的动力性运动,如步行、慢跑、游泳、骑自行车、滑雪、滑冰等。非周

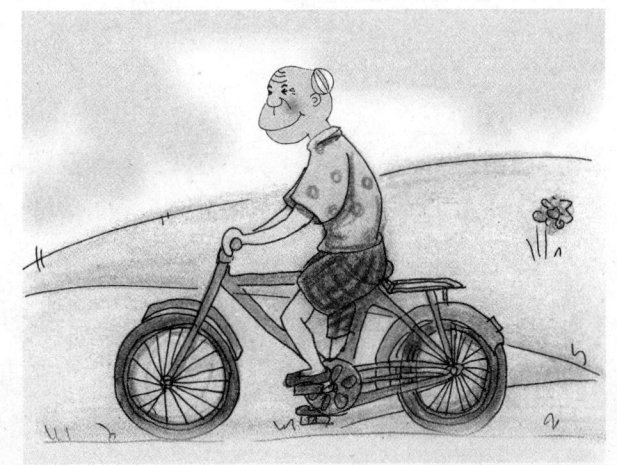

图 11-15 进行有氧耐力训练

期性动力性运动如果达到一定的强度和持续时间,也属于耐力运动,如各种球类运动、园艺、家务劳动等活动(图11-15)。但对年老体衰者,力所能及的日常生活活动同样可产生有益的作用,如整理床铺、收拾房间、打扫卫生等。

2. 运动强度。

这种训练一般为中等强度运动。实际上,需要根据患者的病情、年龄、心肺功能状况、过去运动习惯及要达到的康复目标,制订出适合患者情况的个体化运动强度。如果患者健康状况好,体力适应佳,可采用较长时间的活动;而体力衰弱、高龄的患者可采用短时间、一日多次、累积运动时间的方式活动。一般认为基本训练部分,即达到靶强度的运动,需要持续 10~20 分钟以上。在运动前应做 5~10 分钟准备活动,运动结束后做 5~15 分钟整理活动。在开始运动训练的 4~8 周内运动持续时间可适当短些,之后,逐渐增量至目标时间。

3. 运动频率。

目前推荐的运动频率为每周 3~7 次。一般认为,患者每周训练 3 次即可达到理想效果,少于每周 2 次的训练不能提高机体有氧耐力,而超过每周 5 次的训练,不一定能增加训练效果。此外,运动频率还取决于患者运动量的大小,如运动量大,运动使机体产生变化的持续时间长,可达运动后 24~48 小时;若运动量小,应增加每周运动次数,最好每天都活动,才能产生最佳训练效应。通常,训练效果在 8 周以后出现,患者坚持训练 8 个月才能达到最佳效果。如果中断锻炼,患者的有氧耐力会在 1~2 周内逐渐退化。因此,要保持患者机体良好的有氧做功能力,需坚持不懈地锻炼。

4. 训练程序。

患者每次训练应包括准备阶段、训练阶段和放松阶段 3 个部分。充分的准备与放松是防止出现训练意外的重要环节(图11-16)。

(1)准备阶段。为训练前 10~15 分钟的热身活动,一般采用医疗体操、太极拳等强度较小的运动,也可采用步行等小强度耐力训练,使患者身体

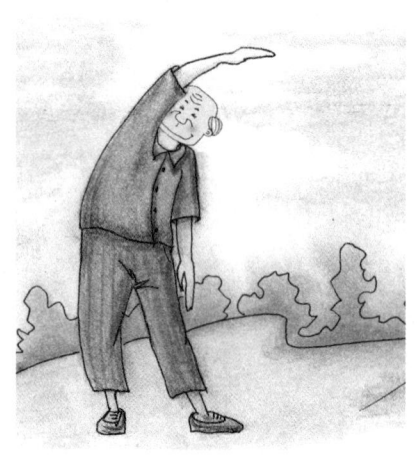

图11-16 训练前要进行充分的准备活动

主要肌肉、关节、韧带处于适应状态。

(2)基本训练。通过30~60分钟高强度训练,患者可产生最佳心肺和肌肉训练效应。其中达到靶心率的训练强度的时间不宜小于10~15分钟。

(3)放松阶段。高强度运动后,患者应进行5~10分钟的"冷却"活动。采用放松体操、自身按摩等,让高度兴奋的机体应激水平逐步降低,以适应运动停止后的改变。

5.有氧耐力运动的作用。

改善运动功能使人们在日常生活中精力更充沛,生活内容更丰富,更有利于增强痴呆老年人的生活自理能力。长期有氧运动可调节情感,减少心理应激,促进机体内激素的平衡,享受生活乐趣,还有益于调节代谢,预防高血压、高血脂、肥胖、糖尿病等代谢疾病的发生,增进健康,提高生活质量,延缓衰老,增加寿命。

五、卧床期的被动运动

痴呆晚期患者活动能力明显降低,运动减少,甚至卧床,产生躯体和智能上废用,可引起全身各系统的功能紊乱,加重残疾或威胁生命。预防和康复的原则在于针锋相对,以动制静,使全身功能,包括体能与智能均活跃起来(图11-17)。

关节被动运动不仅能预防关节挛缩,也可以维持肌肉的弹性,延缓其萎缩。被动运动必须活动到每个关节,作各个关节轴向的全范围运动,每日1~2遍,每遍每个关节活动3~5次,每次在极限位置停留1~2秒。

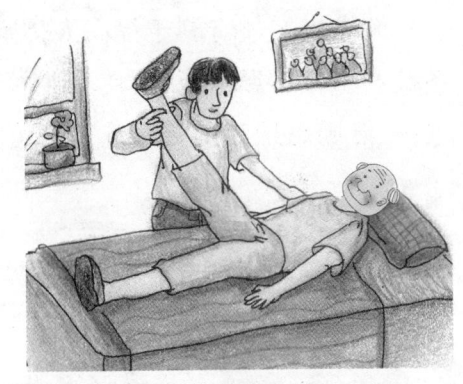

图11-17 痴呆晚期患者活动能力明显降低,应进行被动运动

六、体育运动

爱好体育运动是一种良好的生活方式,不仅可以改善运动功能,对防治老年性痴呆,延缓各种并发症的发生也大有益处。根据病情,痴呆患者可在医护人员、家

属的陪护下进行一些力所能及的运动。早期痴呆患者,病情较轻,生活自理能力及自控能力尚可,可以进行一些运动,如打乒乓球,打羽毛球,下棋,打扑克,钓鱼,慢跑,散步,练体操等。中期痴呆患者,病情较明显,但可以由家属陪伴进行散步、简易手指操等运动。晚期痴呆患者,病情较重,若卧床不起,也要进行关节活动、翻身及肢体功能锻炼,以减少褥疮等的发生。

七、太极拳

太极拳在我国源远流长,蕴藏了我国传统医学的精髓。它强调和谐完美,注重"天人合一",动作柔韧、稳定、缓慢、连贯,涉及全身各个肌群和关节。

从中医学角度讲,太极拳有利于健脑益智。现代医学证明,练太极拳时,精神贯注、意守丹田、排除杂念的意识境界,与身体运动相结合,使大脑相应的皮质功能区形成一个特殊兴奋灶,而其他无关区域则处于抑制状态,有利于修复和改善高级中枢神经的功能,起到健脑强身作用。

练太极拳还有利于提高人体动作的平衡性与协调性。练太极拳可对自主神经系统产生良性影响,从而使自主神经系统活动紊乱得到调整和改善。它对心血管系统、呼吸系统和消化系统等都可产生积极影响。

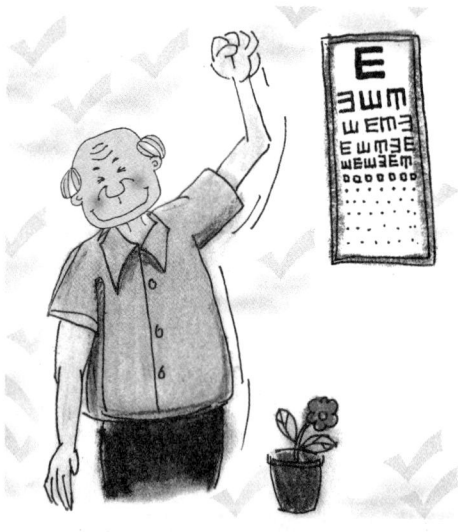

图 11-18 举臂运动锻炼

八、单侧健脑操

单侧健脑操就是通过左半身的运动来提高大脑功能,达到健脑增智,防治痴呆的作用。

1. 举臂运动。

身体直立,两眼平视前方,两臂自然下垂。举臂时,先将左手紧握成拳,再使前臂前屈,弯曲成90°,然后慢慢上举上肢,举至上肢伸直;放臂时,先慢慢弯曲左前臂,由左侧缓缓放下,恢复垂手直立姿势。进行上述动作时,动作要平稳,连续做5~10遍(图11-

18)。

2. 划弧运动。

直立不动,左臂平举于身体左侧,然后慢慢上举,直至左臂直立,再以相反顺序回到垂手直立姿势。这几个动作要注意以下几点:身体保持平衡,头部直立,两眼平视,头部不要侧向右侧,也不要靠向左臂。动作要连贯,不要中断,连做5~10遍。

3. 抬腿运动。

仰卧,两腿伸直,两臂平放在身体两侧,上身不可弯曲。左腿伸直上抬,抬至与身体垂直;再使左腿倒向左侧,直至与身体平齐,但不要使左腿搁在床上或所躺的其他地方,即左腿不要松劲。随即按相反顺序返回,最后恢复平卧姿势。做以上动作时,左腿必须最大限度地伸直,不能弯曲,连做5~10遍。

4. 侧卧运动。

先直立,再向左侧倒下,以左手和右脚尖支撑身体使身体呈三角形;然后弯左膝,跪姿,再起身,直立。在倾斜侧身横卧和弯膝跪地时,要停顿10~20秒。连续做5~10遍。

九、不对称运动游戏

不对称运动游戏方法很多,对于中老年人健脑,预防老年期痴呆大有裨益。操作如下:

1. 指鼻子指眼。

一人握住患者伸开的一只手掌,用另一只手拍打患者手心,患者的另一只手用食指按在鼻尖上,其余四指握拳。拍打患者手掌的同时,发出"鼻子"、"眼"、"嘴巴"、"耳朵"等各种指令,除喊"鼻子"患者手指不动外,在喊其余指令的瞬间,患者要迅速地将食指指向所喊指令的部位(图11-19)。这种游戏对训练早期痴呆患者的反应和判断能力有一定帮助。

2. 摩膝敲膝。

左手伸开,手心紧按在左膝头;右手握拳,拳头搁在右膝头。喊"开始"后,左手沿大腿前后摩擦,右手同时用拳头上下

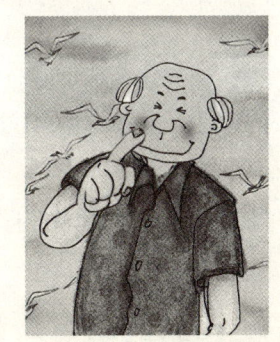

图11-19 用游戏来训练早期痴呆患者的反应能力和判断能力

敲打膝头。这个游戏开始做的时候,左手总是不自觉地变成与右手一样的敲膝动作,或右手变成与左手一样的搓膝动作。当逐渐习惯后,双手就会逐渐适应各自的动作,这时别人可以大喊一声"换",要求左右手突然变换动作。变换之初,将又是一阵手忙脚乱,但逐渐就会适应。

十、辅助具的选择与使用

当患者负担自身体重的能力发生改变或身体的稳定性下降时,需借助于步行辅助具才可行走。根据患者不同情况,可选择适用于其身体条件的步行辅助具,以实现在室内或室外行走的目的。

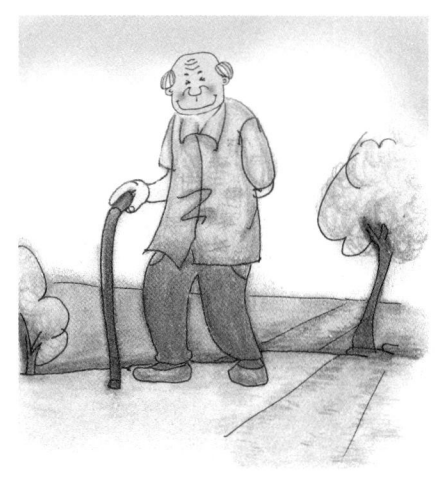

图 11 - 20 当患者负担自身体重的能力发生改变,应借助步行辅助工具

1. 手杖。

手杖是用单侧手扶持以助行走的工具(图 11 - 20)。使用手杖时,上肢及肩的肌力必须正常。单足手杖:呈 T 形或问号形,适用于握力好、上肢支撑力强的老年人等。三足手杖:又称三脚拐,三足呈"品"字形,使支撑面增大,从而增加了手杖的稳定性,适用于平衡能力稍欠佳,用单足手杖不安全的患者。四足手杖:手杖带有四个着地支撑点,使手杖更加稳定,适用于平衡能力欠佳、臂力较弱或上肢患有震颤麻痹,用三足手杖也不够安全的患者。手杖高度的确定:患者穿常用鞋或佩戴下肢矫形器,肘关节屈曲 150°,腕关节背伸,小趾前外侧 15 厘米至腕背伸时手掌面的距离即为手杖的长度。

2. 肘拐。

肘拐又称前臂支撑型拐杖。其特点是以前臂和手共同承重,可单侧使用也可双侧用。肘拐适用于握力差、前臂力量较弱但又不必用腋拐者。

3. 腋拐。

腋拐即腋窝支撑型拐杖,有固定式和长度可调式两种。腋拐可靠、稳定,用于身体情况较差的患者。腋拐高度的确定,以股骨大转子的高度为把手的高度,也可以用精确的测量方法确定拐杖的高度。测量时患者呈仰卧位,穿常用鞋或佩戴下肢矫形器,上肢放松置于身体两侧,腋拐轻轻贴靠腋窝,伸至小趾前外侧 15 厘米处即为拐杖适当的长度;肘关节屈曲 150°,腕关节背伸,手掌面所及处为拐杖把手高度。

4. 助行器。

(1)助行架。适用于站立平衡差、下肢肌力低下的患者(图 11-21)。

(2)助行车。此车有两个或四个轮子使之易于推行移动,适用于步行不稳的患者。

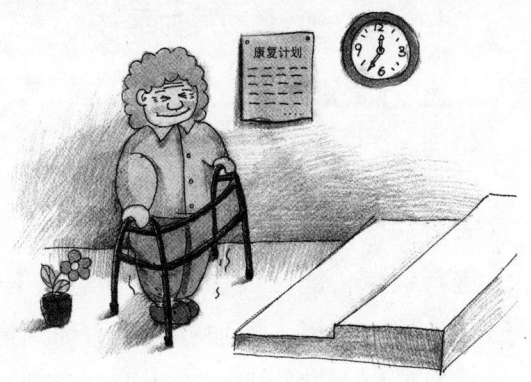

图 11-21 助行架适用于站立平衡差、下肢肌力低下的患者

第五节 运动康复训练的注意事项

为了达到治疗目的,治疗师在工作过程中与患者建立良好的交流、信赖关系十分重要,应注意在训练中鼓励患者,提高其训练欲望和主动训练的积极性,这常常更能提高治疗效果。为使患者能积极配合,在训练前应对患者有充分的交代,尽量让患者了解治疗的目的、方法和预期的结果。

一、禁忌症

对需要选用运动疗法的患者要注意进行身体检查,有如下禁忌症存在时,不宜施行运动疗法技术操作。

1. 感染。有明确的急性炎症,体温超过 38℃,白细胞计数明显升高等。

2. 心功能差。脏器功能失代偿期,如:脉搏加快,安静时脉搏大于 100 次/分;血压明显升高,临床症状明显,舒张压高于 120mmHg(16kPa),或出现低血压休克者;有明显心力衰竭表现,如呼吸困难、全身浮肿、胸水、腹水等;有严重心律失常以及安静时有心绞痛发作。

3. 身体衰弱,难以承受训练者。

4. 剧烈疼痛,运动后加重者。

二、注意事项

训练前应进行身体检查,如有各种临床不稳定的心肺疾病、传染性疾病以及重症关节病变等危险因素者,不主张做有氧耐力训练,必要时应在康复医师监督指导下进行锻炼。能够训练时,要注意以下事项:

1. 持之以恒。参加有氧耐力训练需达到一定的运动量,长期坚持才能见效。

2. 循序渐进。训练要从小运动量开始,逐渐适应后,再进一步按运动处方量进行锻炼。如一开始就进行强力锻炼,会导致疲乏无力和肌肉疼痛,甚至出现不必要的身体损害。

3. 运动量的调整。以训练后无持续的疲劳感和其他不适为准。在训练过程中需要适时调整训练量,以适合患者的需要。运动时如感不适,应停止运动及时就医。

4. 安全第一。痴呆患者运动时,一定要注意安全第一,要有家属或陪护在旁看护或一起进行,防止摔倒和其他意外发生。

5. 饭后及空腹时不做剧烈运动。运动训练结束后不宜立即洗热水澡。

6. 治疗过程中应适时地让患者感受到治疗的效果和自己的进步,增强成功感,提高其治疗的信心和主动性;也可在成组训练时,把功能水平相近的患者组成一个组,尝试在治疗过程中发挥竞争意识,互帮互学,提高训练成绩。

本章作者

张　通　主任医师、教授、医学博士、博士生导师,中国康复研究中心、北京老年痴呆防治协会常务理事。

宋鲁平　主任医师、副教授、医学博士、博士后,中国康复研究中心。

第十二章　日本痴呆患者的照料体系

20世纪80年代前后的日本,在老龄化急速发展的同时,痴呆老人问题也成为不容回避的社会问题之一。长期以来,传统的观点认为,老年期痴呆是由于高龄造成的,因此来自社会各方面的关心比较少。1994年,83岁的前美国总统里根在向人们公布自己的阿尔茨海默病病情时曾经说到:"从现在起,我的生命之船开始沉没。"持有同样心情的痴呆患者及其家属们在不安中相互陪伴,履行着彼此对人生的承诺。这种照料(日语中用"介护")状态在老龄化的日本还常表现为"老老照料",即60多岁的女儿照顾80多岁的母亲,其中的辛苦和无助更是可想而知。

2000年以来,这一深刻的问题在一定程度上得到了解决,通过痴呆患者及其家属们自身的努力,以及福利工作先驱们的实践探索,日本的《照料保险法》明确规定了对老年期痴呆患者照料的形式、范围和内容,把这一弱势群体纳入到社会总体照料服务范围之中。这样不但为痴呆老人提供了一个较好的生活环境,在一定程度上缓解了病情,而且也减轻了家属的照料负担。对痴呆老人而言,即使生命之船开始沉没,也要和普通人一样有尊严地度过自己有限的生命里程。这就是"照料"的基本理念。

日本老年期痴呆患者照料体系是怎样形成的?它有怎样的形式、内容和效果?它对中国的老年期痴呆照料有什么借鉴?通过实际调查和文献研究,仅就这些问题做以下阐述。

第一节 日本社会的老龄化及痴呆老人的现状

一、日本社会的老龄化

据日本总务省统计局2005年的统计,2005年日本的总人口数是12776万。其中65岁以上的老年人有2560万人,即65~74岁的早期老龄人口1403万人,75岁以上的后期老龄人口1157万人。平均寿命男性是78.64岁,女性是85.59岁。全国百岁以上的老年人超过25000人,达到历史上最高人数(其中85%是女性)。2005年65岁以上的老龄人口占总人口比例是19.9%,按联合国规定的老龄化社会划分的标准,日本即将进入超老龄化社会(见表12-1)。

表12-1 日本老龄人口的总数

		2005年10月1日			2004年10月1日		
		总数	男	女	总数	男	女
人口 (万人)	总人口	12776	6234	6542	12769 (12778)*	6230	6539
	老年人口(65岁以上)	2560	1084	1476	2488	1051	1437
	初期老龄者(65~74岁)	1403	655	748	1381	644	737
	后期老龄者(75岁以上)	1157	429	728	1107	407	700
	生育年龄人口(15~64岁)	8460	4250	4210	8508	4270	4238
	少年人口(0~14岁)	1756	901	855	1773	909	865
构成比 (%)	总人口	100.0	100.0	100.0	100.0	100.0	100.0
	老年人口(老龄化率)	20.1	17.4	22.5	19.5	16.8	22.0
	初期老龄者	11.0	10.5	11.4	10.8	10.3	11.3
	后期老龄者	9.1	6.9	11.1	8.7	6.5	10.7
	生育年龄人口	66.2	68.2	64.4	66.6	68.5	64.8
	少年人口	13.7	14.4	13.1	13.9	14.6	13.2

注:引自日本《高龄者白书》2006年。*推算补正的暂定值。

把这个老龄化率与欧美发达国家相比时可以看到,1980 年瑞典和德国均高于日本,1990 年日本大体上与各国的平均值一致。但到了 2005 年日本是 20.0%,与意大利的 20% 相同,远远高于整个发达国家 15.3% 的平均老龄化率。预计 2010 年以后日本的老龄化率将居于世界最高水平。

和亚洲各国相比,日本在 20 世纪 60 年代前期还可以找到一些与其他国家一致的地方,此后将近半个世纪其老龄化率都居于最高位。据 2005 年统计,亚洲主要国家老龄化率从高到低的顺序是日本、韩国、新加坡、中国、泰国、印度尼西亚、印度、菲律宾。世界范围内发展中国家的平均老龄化率是 5.5%。

二、日本老年期痴呆患者的现状

日本 1995 年老年期痴呆的总人数是 126 万,占老龄人口的 6.9%。2005 年增长到 189 万,占老龄人口的 7.6%。10 年间增加了 70 多万人,平均每年增加 6 万~7 万人。在需要提供照料服务的老年人中有一半是痴呆老人,两者之间的比是 2:1。大部分痴呆老人生活在自己的家里,只有少数人生活在有专门设施的护理机构里。厚生劳动省发表的《2005 年照料服务设施、事业所调查结果速报》显示,2005 年对应痴呆老人的"集体生活之家"有 7079 所,利用者人数有 94661 人。但据推算痴呆老人的居家率仍占总数的 3/4 或者 2/3 左右。

老年期痴呆的主要症状表现为:在记忆能力、判断与解决问题的能力以及实际操作能力方面出现了障碍,进而不能控制自己;无识别能力和语言能力,在日常生活中表现健忘、不安、幻觉、徘徊等。这些症状在老年人不同的年龄阶段发病率也有所不同。从 65 岁至 85 岁每 5 岁为一个年龄段,85 岁以上为一个年龄段,这五个年龄段的发病率依次为 0.13%、0.42%、0.89%、2.16%、6.48%,可见年龄与发病率呈正相关。由于老年期痴呆的发病过程是不知不觉地出现的,所以在生活节奏较快的日本,家人们忙于工作,对老人的一些细微变化有时不太重视。一般来说,从感觉有问题到去医院检查的时间差分别是:6 个月以内的占 4.5%,1 年以内的占 10.9%,2 年以内的占 12.7%,2 年以上的占 66.4%。很多人由于延误了早期发现的时机而错过了早期治疗的机会。因此,有关机构加强了关于老年期痴呆的防治及基本常识的普及教育,在医院、照料设施、市和区的健康长寿科、公民馆的主持下经常举行讲座以及报告会,提醒人们对这一疾病的认识和预防。

近几年来,日本的老年期痴呆患者的患病年龄有年轻化趋势,早老性痴呆患者人数有增加的趋势,65岁之前患病的人也常见于报道。前厚生省研究班早在1996年就预计早老性痴呆患者有2.5万～3.7万人左右。根据对病例的分析发现,这种病从发病到死亡的周期比较短,对于生活和事业正处于人生黄金时期的成年人来说,是一个不小的打击。早老性痴呆是对医学和照料提出的又一个新的挑战。

日益不断增加的老年人和痴呆老人,对跨入超高龄社会的日本来说,是一个不能掉以轻心的严峻课题。

第二节 痴呆老人照料政策的形成

一、照料政策形成前的政策走向

从二战后到20世纪70年代中期,日本对老年人的福利政策主要是以设施照料为中心的。1963年颁布了《老人福利法》,在此基础上面向老年人的社会福利范围不断扩大,表现为:兴建了大量的养老设施,实行老人医疗费的免费,减免高额疗养费,提高医疗、养老金中的支付比例等,这是老年福利事业发展的黄金时期。

1974年在石油危机的影响下,日本的经济发展首次出现了战后的负增长。受这种影响,老年人的福利政策开始从设施向居家转换,强调受益者负担原则,取消对收入水平的限制以及扩大服务对象,设立老年人日间服务中心,建立福利器具的租借制度,对在家的虚弱老人提供各种相应的日常生活服务。80年代以来政府加大了对居家服务的投入,1989年制定了《高龄者保健福利推进10年战略》(黄金计划),90年代初对《老人福利法》等8法进行了修改,1994年又制定了《新高龄者保健福利推进10年战略》(新黄金计划)。在这些新推出的政策中面向在家的老人,增加了居家照料服务机构和家庭照料服务员的数量以及其教育和训练费用。经过一系列的政策调整,90年代初居家服务成为老年人福利政策的中心。

居家服务的具体实施主要由三方面的内容构成,即家庭服务,日间服务,短期入所。这三方面也被称为"居家福利服务三支柱",提供这种服务的机构遍布于全国各地,对虚弱老人的自立生活给以帮助。但是,在这一系列的基础整备中,痴呆老人的照料问题没有被提到议事日程上来。

二、民间组织的推动

1980 年,日本的痴呆老人大约有 60 万人,大多数是家庭成员独自承担着对老人们的日常照顾。由于痴呆临床表现的特殊性,家庭成员处于十分疲惫而无奈的状态。在一首歌里这样唱道:"'妈妈,再见! 我再也不想回来了!'但是当道别后关上门时,却不忍离去。人生啊,太痛苦了!"这是一位从早到晚既要照顾双目失明而又痴呆的母亲,又要照顾卧床不起的丈夫的女性发出的叹息。

为了相互鼓励和交流经验,以这些家庭成员为主,还包括有照料工作者、医生、社会福利问题的研究人员在京都组成了"痴呆老人及家庭协会(日本阿尔茨海默病协会)"。这是用自己的力量对老年性痴呆(阿尔茨海默病)的照料问题进行探索的日本全国性的第一个民间团体,他们的活动有以下几个方面:

1. 出版和发行月刊杂志。
2. 建立热线电话,专门解答老年性痴呆照料中出现的一些问题。
3. 对有关老年性痴呆的情况进行调查。
4. 参与国际活动。
5. 向政府的厚生劳动省及其他自治团体提出建议和要求。
6. 以支援痴呆老人及其家庭为目的召开全国研究集会。

"痴呆老人及家庭协会"的一系列活动引起了社会和政府的重视,很快在全国 41 个地区建立了支部,成员扩展到 9000 人左右。它的活动促进了政府在福利政策的制定中对痴呆老人这一特殊社会群体的关注。

三、对痴呆老人照料形式的新探索

长期以来,老年期痴呆患者的治疗和照料形式大体上有两种选择:一种是"家—特别养护老人院(长期照料)—临终关怀",另外一种是"家—临终关怀",这两种形式各有利弊。从老年期痴呆的病症来看,家是令人感到最安心的地方,不仅习惯了,而且充满了回忆。在日本,大多数老人希望在榻榻米上告别人生。从家庭成员来看,在大型养老设施里,几个互不相识的人同住在一个房间里,尽管各自的生活习惯不同,也要遵守统一的作息时间,这种与社会和家庭隔绝的生活环境会加重老人的病情。因此他们宁可自己承受"照料地狱"之苦,不到万不得已的时候,尽量不把老人送进养老机构里去。

对痴呆老人来说,除了家以外还有什么样的照料形式比较好呢?对这一课题先行着手实践的有识之士分别提出了两种形式。

1."宅老所"的创立。

从20世纪80年代开始,在京都首先成立了由家庭协会创办的第一家"托老所"。以后各地陆续出现对这一形式的探索,比较典型的有:1987年创立的高知县安芸市的"勿忘我"托老所,岛根县的"寿园"托老所,福冈的"互助"托老所等。1991年全国的托老所超过50家。

他们的做法是:在社区中利用闲置的房子把家里没人照顾的痴呆老人组织在一起,一方面搞一些文体娱乐活动,另一方面对他们进行生活照料和康复训练等服务。时间一般是早9点到下午3点,有专人接送。这样做的好处有以下几点:(1)为老人解除寂寞;(2)为家人解除疲劳;(3)保持和近邻的良好关系;(4)保持和地域的联系;(5)保持愉快的心情可以缓解或抑制病情;(6)唤起痴呆老人对生活的希望。起初这种形式被称为"托老所",后来"托"字换成了"宅"字,"宅老所"意为像自己家一样的地方。

2."集体生活之家"的创立。

20世纪80年代以前,西欧的福利设施由于大规模收容残疾人和老年人而造成了照料质量低下,针对这一问题,在西欧掀起了一股对大型福利设施进行批判和解散的风潮,并由此转而对小型的痴呆老人集体之家给以较好的评价。一些旧的民宅和咖啡屋经过重新装修以后,成了老人们的世外桃源。在那里没有束缚人的规矩,他们过着和在家时一样的生活,即使已经糊涂了的老人也可以在照料人员的帮助下,与普通人一样地欢度晚年。80年代后期,瑞典对这种改革的形式给以肯定,并在全国逐步推广。

西欧的改革风潮对日本产生了很大的影响,从90年代开始,痴呆老人集体之家在日本也建立起来。早期有代表性的是北海道函馆的"爱的故乡"。

痴呆老人集体之家,就是以5~9位痴呆老人为一组共同生活在一起,建立一个像家一样的生活场所。它的特点是:(1)在老人熟悉的生活环境中;(2)人数少;(3)建筑物的规模与利用的人数相适应;(4)在家庭气氛中共同生活;(5)每个人有自己的单人房间;(6)配备具有痴呆照料专门知识的人员;(7)能够提供必要的各种照料服务。

以上从"宅老所"和"集体生活之家"的形成过程来看,二者的不同之处就在于,一个产生于本土,是在现实的需要中自己独创的日本风格;另一个产生于国外,是向西方先进福利国家学习、引进、改造的西洋风格。但是二者又不约而同地具备了共同性。这就是:(1)小规模,多机能;(2)具有家庭生活的气氛;(3)重视人与人、人与地域的联系;(4)尊重痴呆老人的人格;(5)以生活的趣味性来激发老人们对人生的渴望和乐观的态度。

日本的"宅老所"和"集体生活之家"在实践中收到了良好的效果,到2000年3月照料保险法实施之前已经发展到250个左右。它解决了从家到设施之间的矛盾,是老人在被确诊为老年痴呆以后到死亡之前的一个中间站。实践证明,在这个中间站里通过被社会学、心理学研究上称为"生活环境疗法"的生活照料服务的实施,在一定程度上成为医学手段的延续和补充。一台用过许多年的旧缝纫机,会使烦躁的老人安定下来;一首儿时的民谣,会让老人们在吟唱中想起往事。音乐疗法、回忆疗法、园艺疗法等,都不属于药物疗法,但是却能起到药物所难以发挥的作用,使老人们在日常生活中平静地感受到生活的意义。

四、《照料保险法》的制定和修改

2000年4月,日本开始正式实施《照料保险法》。这个法在对需要照料者提供的居家照料服务内容的第10项中,明确地规定了痴呆对应型共同生活照料,即"集体生活之家"成为其中的一项新内容。这是"痴呆老人及家庭协会"长期努力的结果,也是对痴呆老人问题关心并勇于探索的先驱者们努力的结果。每一位接受了需要照料认定后的痴呆老人既可以去"集体生活之家"生活,也可以在自己的家中享受《照料保险法》所规定的各项居家照料服务。由于《照料保险法》以法律的形式对"集体生活之家"给予了肯定,这一新形式在社会上迅速发展起来。据调查,

2005年10月以前,仅广岛市就建立了88所,这种在生活小区中的一户式建筑形式被称为"独立型"。

与此同时,在已有的大型设施——特别养护老人院里也出现了"小型化"的风潮。许多设施像集体生活之家一样,把大房间改修成单人房间,让痴呆老人有一个属于自己的独立的生活空间,在自己的房间里个人的行动、爱好、隐私受到了尊重,并且把每9位老人组成一个家庭。这种在大型设施里增设的"集体生活之家"被称为"并设型"。到2006年4月《照料保险法》修改之前,日本全国各种类型的集体生活之家总计已达到6273所。

2006年4月,对《照料保险法》进行了第一次修改。其中与痴呆老人照料形式有关的部分,针对集体生活之家远未满足痴呆老人入住需要的问题,增加了新的复合服务形式,即建立地域密集型的"小规模多机能型居家照料"形式。这种新的服务是在"居家照料服务中心"和"日间服务中心"增加了能提供居住的部分,使它们同时具备三种服务的机能,即:走出去上门服务,请进来提供日间照顾,住进来给以家庭式的生活服务;还可以根据利用者的情况自由组合。按规定这种小规模多机能型居家照料的服务,必须要有25位痴呆老人注册登记以后才可以运营。《照料保险法》的修改,不但进一步肯定了"宅老所"和"集体生活之家"这种小规模的新形式,而且对其多机能的内容、运营条件和实施机构也作了明确的规定。它表明了政府尽可能地发挥社会福利机构的潜力,以最大限度地对痴呆老人提供照料的政策走向。

五、从"痴呆症"到"认知症"——名称及概念的转变

2003年末和2004年10月,澳大利亚的国际知名人士、早期老年期痴呆患者克瑞斯泰女士以自己的亲身经历在日本的冈山、京都、广岛作了巡回讲演,引起了日本社会的巨大反响。这是从老年性痴呆被发现以来,近百年的世界历史上第一个患者本人的心声。她呼吁大家:"请对我们抱有希望,请了解我们每一个人都有自己不可被取代的丰富的内心世界","倾听我们的声音,认真细致地对待并了解我们,尊重我们有价值的人生,这一点比什么都重要!"以克瑞斯泰女士的讲演为标志,日本的学者们对老年痴呆照料理论的研究开始了一个新的阶段,也就是以患者本人对此病的表述为依据,来更确切、更深刻地了解他们的需要和痛苦。从克瑞斯泰女士的讲演中我们不难发现,老年期痴呆患者们在精神上的第一需要是尊重,是作为社会中一个有价值的人而应该得到的尊重,这比什么都重要。

2004年12月24日,日本厚生劳动省决定把"痴呆症"改为"认知症"。在经过了半年之久的社会调查及讨论之后,"痴呆"这个从江户末期开始流行的名词被废止了,因为它带有一种贬义。在即将进入超高龄社会的日本,老年期痴呆患者的人数越来越多,无论是在公共场合还是在家里,这种称呼都会使人产生某种被歧视的感觉,并由此而不快,在精神上产生压力。"认知症"是指人的认知能力方面出现了病变,这一概念是对痴呆症的本质特点更为准确和委婉的表达。12月24日以后"认知症"这个新概念在日本社会被理所当然地使用起来。应该看到,这不仅是对一种病症名称简单的界定,而且它是一种理念的转变和革新,它以对痴呆老人的尊重为前提,是人道主义以及平等精神的进一步体现。

第三节 痴呆老人照料体系的形成

一、照料的形式和内容

日本的照料服务分为两种形式:居家照料服务和设施照料服务(见表12-2)。居家照料服务主要是对生活在家里的老年人提供必要的日常生活服务;设施照料服务主要是指对住在设施里的老年人提供必要的服务。这两种形式对痴呆老人和所有需要照料的老人们都适用。特别是对痴呆老人来说,轻度和中度的在家里接受照料服务的较多,重度则进入设施的较多。因为加入了照料保险,所以在接受这些服务的时候,每个人只需交全部照料费的10%就可以了。

具体说来,居家照料服务的内容可分为四个部分。第一,家庭访问、日间通所服务系列,主要是提供各种上门服务,白天到设施里进行康复训练以及开展各种文体娱乐活动。第二,短期入所服务系列,主要是到设施里短期入住,进行生活照料和疗养照料。第三,福利器具服务系列,它包括各种福利器具的借贷事项及支付购买福利器具的费用(购买福利器具的费用,一年最多可以支给10万日元)。第四,房屋改修服务系列,它包括根据老年人的特点进行室内改修(原则上每人一次性支给20万日元左右)。

表12－2　　　　　　　　日本照料服务的两种形式

居家照料服务	设施照料服务
(1)家庭访问照料(帮助做家务等) (2)家庭访问入浴照料(巡回型洗澡) (3)家庭访问看护 (4)家庭访问康复训练 (5)通所照料(日间服务) (6)通所康复训练(日间看护) (7)居家疗养管理指导 (8)短期入所生活照料(生活型短期入所) (9)短期入所疗养照料(医疗型短期入所) (10)痴呆对应型共同生活照料(痴呆老人集体生活之家) (11)特定设施入所者的生活照料(自费老人院等) (12)福利器具的借贷 (13)福利器具购买费的支给(购买后报销) (14)房屋改修费的支给(改修后报销) (15)居家照料支援服务(照料支援服务管理)	(1)照料老人福利设施 　　(特别养护老人院) (2)照料老人保健设施 　　(老人保健设施) (3)照料疗养型医疗设施(疗养型病栋、老年痴呆性疾病疗养病栋、重点照料医院)

注:资料引自2000年日本《照料保险法》

二、照料服务的实施机构

1.居家服务事业所。

居家服务事业所主要负责向痴呆老人和其他需要照料的老人提供各种日常家务服务,如:炒菜做饭,打扫卫生,帮助洗澡,外出散步,聊天购物等。2005年,日本全国各地已有23530所,这是对痴呆老人的日常生活直接提供帮助的机构。

2.访问看护所。

访问看护所主要负责定期上门向痴呆老人和其他需要照料的老人提供各种医疗护理方面的服务,如:测量血压和脉搏,检查身体,了解每人每周的吃药情况,进行康复训练等。访问看护所属于医疗型的照料机构。2005年日本全国各地有

5310所。

3. 日间服务中心。

日间服务中心主要对痴呆老人和有其他疾病的老人提供日常生活的服务,像用餐、洗澡等。时间是早上9点开始到下午3点结束,每天由中心派车负责接送。因为是当天去,当天回家,所以也称为"通所介护"。来这里参加活动的主要是轻度和中度的痴呆老人。它针对痴呆老人的疾病状况安排每周的活动次数,大家在一起唱歌、画画、做手工,以及做各种有趣的活动。这是老人们最喜欢的地方。通过这些活动增加了老人们在家生活的乐趣。2005年,日本全国总计共有23743所,接受日间服务的老人有158万人次。

4. 宅老所和集体生活之家。

这部分在前面已经作了一些说明。集体生活之家是经过长期实践,从2000年开始,被照料保险法规定为痴呆老人共同生活照料的新形式。在照料保险中宅老所和集体生活之家处于同样的地位。在熟悉的自然环境、生活环境、人际环境、语言环境中,痴呆老人们共同生活在一起。通过照料人员有针对性地开展照料活动,唤起痴呆老人们对生活的主动意识和自立精神。从"即使痴呆了也是社会不可缺少的一员"这一观点出发,在尊重他们的前提下,最大限度地唤起他们在日常生活中发挥晚年的余热。这种以重视日常生活为中心的痴呆照料的目的,就是要抑制痴呆症状的发展,帮助痴呆老人在生活中尽量保持个人的自立性。

5. 自费老人院和低收费老人院。

绝大多数的老人照料设施都把自己的照料支援活动置于照料保险的范围之中。但是,也有少部分福利设施的服务内容不在照料保险法范围之内,这就是"自费老人院"、"低收费老人院"、"介护公寓"等特定设施入所的照料。对于不能进入照料老人福利设施的老年人,这些自费的照料设施可以根据个人的需要提供生活照料和疗养照料,即为了满足痴呆老年人及家属对照料的特殊需要,在实行自费原则的同时,提供更为优质的照料服务和技术。2005年,日本共有自费老人院1849所,低收费老人院1556所。

6. 特别养护老人院。

特别养护老人院是以痴呆老人、瘫痪老人等为对象设立的生活型福利设施。

当这些老人的家庭出现不幸,或临时缺乏照顾的时候,特别养护老人院作为与之相对应的机构,向老人提供入浴、伙食、排泄等日常生活的照顾和机能训练。它是一个能够应对突然变化的情况、为痴呆老人的家庭减轻负担,既可以长期,也可以短期入住的照料设施。2005年,日本全国共计有1377所,入居者49762人。

7. 老人保健设施。

老人保健设施是在专门医生的指导下以提供机能训练和看护为目的的医疗型短期入所设施。在这里,痴呆老人或者有其他疾病的老人们在得到日常生活照料的同时,也能得到机能训练以及必要的医疗护理。通过这种医疗型的短期入所,使老人们的病症得以安定,也有减轻家属身体上和精神上负担的作用。2005年,日本共有3278所,向27万人提供了服务。

8. 疗养型医疗设施。

以照料老人为对象的疗养型医疗设施有三种类型:疗养型医院、阿尔茨海默病疗养医院、重点照料医院。当重症的老人经过治疗病情逐渐安定以后,可以进入这种带有照料性的疗养机构继续得到医疗方面的治疗和日常生活的照顾。特别是阿尔茨海默病医院,以精神症状和行动问题表现突出的痴呆老人为对象,提供相应的医疗和生活照料服务。

第四节 对我国的借鉴与参考

21世纪初,我国的总人口已达到13亿。根据2005年第六次人口普查的结果,我国65岁以上的老年人口占总人口11%,已经跨入了国际公认的老龄化社会标准的门槛。在这些老龄人口中,老年性痴呆(阿尔茨海默病)患者大约有600万人以上。对这些人的治疗和照料成为社会不可回避的问题。通过对日本痴呆老人照料问题的研究,"宅老所"、"集体生活之家"和"日间服务中心"对于我们来说,具有许多可取之处。

"宅老所"和"集体生活之家"在我国不仅具有推广的可行性,而且具有广阔的发展潜力,其优点如下。

一、小规模、多功能

小规模的建筑面积不仅投资少,而且普通的民宅稍加改造后就可以利用。旧式的住宅更有利于痴呆老人情绪的安定,与投资庞大的大规模设施相比,比较经济,有利于在各地普遍推广。

二、在社区之中

痴呆老人比较典型的临床表现是健忘、失语和不安。陌生的环境会使痴呆老人产生心理紧张,由此而导致病情恶化。所以在熟悉的社区、街道中设立痴呆老人"集体生活之家",既能解决家庭的负担,又便于老人和家人之间的联系,同时也可以发挥社区在老人服务方面所具有的作用。

三、家庭生活化

痴呆老人的集体生活之家和大型设施的最大区别在于它是一个"家"。服务人员和老人们在一起做力所能及的家务,建立起家庭一样的相互关系,家庭的温暖会给茫然、不知所措的痴呆老人以安全感,可以防止由于焦躁、抑郁等情绪变化所造成的徘徊、失控等行为的出现。同时,通过对下岗失业人员的再培训,使之进入痴呆老人的服务领域,也开辟了一条充分利用人力资源的就业途径,可谓一举两得。就日间服务中心来看,它面向痴呆老人,为其提供直接的日常生活服务的设施,这一形式在西欧已经很普遍了,在日本近几年发展得也很快。我国的老年性痴呆人数众多,针对他们的需要发展这种形式,不仅是必要的,而且也是可能的。

四、收费较低

在一天的活动中,接送、午餐、入浴,都是在服务中心进行,这些费用都很便宜。其他的文体娱乐活动也都来自于日常生活之中,特别是唱歌,它根本就不需要大的经济投入。中心的活动室也可以因地制宜,根据人员构成或大或小。一般收入的家庭每周一次让老人参加服务中心的活动是能够做到的。

五、为痴呆老人解除寂寞

痴呆老人在患病初期有强烈的失落感和羞耻感,健忘和失语使他们失去了和正常人交往的条件。即使在家庭中,儿女们因为工作繁忙、代沟等种种原因对老人的需要和行为有很多不理解的地方。在无奈无语中老人们的寂寞是可想而知的。为他们建立一个集体活动的场所,定期参加活动,在和朋友的快乐交往中解除忧郁和寂寞,恢复自信,这无疑是一剂"良药"。

六、为从事照料的家庭成员减轻负担

我国对痴呆老人的照料大都是靠家庭成员来进行的,但光靠家庭对痴呆老人的照料是比较困难的。如果一边工作一边照料其难度就更大了。特别是当老人半夜出现徘徊、幻觉、举止异常的时候,对老人的陪伴和照料会使照料者更加身心疲惫。送老人去日间服务中心参加活动,照料者可以在获得适当的休息后,能够以更充沛的精力进行工作和照料。

综上所述,从日本对痴呆老人照料政策到照料形式发展过程的追溯中,我们可以看到,从20世纪80年代中期开始,以痴呆老人为对象的照料支援从民间的探索起步,到痴呆老人的集体生活之家在全国普及流行,历经20年左右的时间。在这20年里,痴呆老人群体的社会形象发生了很大的变化,从被"漠视"到被"注视",这实际上是一场深刻的照料理念的革命。它表明了以下几点:

1. 痴呆老人不是一个被社会歧视、遗弃的对象,作为社会的一员而应该得到尊重。为痴呆老人创造一个温馨、和谐的社会环境,这是时代进步的表现。

2. 老年性痴呆这一疾病的攻克是非常艰难的,在医疗上还没有找到彻底治愈的方法之前,利用照料的手段从心理上、生理上给患者以特殊的照顾和帮助是最佳的选择。

3. 老年性痴呆是人类社会在生存中所遇到的一个世界性的难题,因此对它在治疗和照料方面的探索,需要国际间的交流和合作,需要全世界各国的共同努力。

本章作者

刘序坤　社会学博士、研究员,日本广岛大学社会学系。

后 记

许贤豪

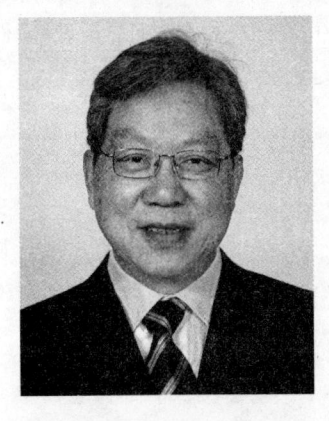

新中国成立以来,有关医学知识和科学文化的普及受到高度重视。这是提高人民素质,保障民众健康,促进社会经济发展,维护民族团结,保持国家统一和强盛的重要基础和象征。

随着人口老龄化趋势的发展,危害老年人健康的疾病——老年性痴呆(阿尔茨海默病)越来越引起人们的重视。这种集躯体、神经、精神及社会各方面问题于一身的主要疾病,已成为继心脏病、肿瘤、脑血管病之后的第四位威胁老年人健康的疾病,老年性痴呆将成为21世纪人类的主要杀手之一。

国际老年痴呆协会中国委员会、北京老年痴呆防治协会由著名的阿尔茨海默病的专家、学者、医生、社会工作者和知名人士所组成,具有很高的学术造诣和权威性。为了普及有关老年性痴呆方面的基本知识,国际老年痴呆协会中国委员会和北京老年痴呆防治协会在中国科协和北京市科协的支持和资助下,联合十个全国性学会,二十余家医院和大学、科研机构,组织了近三十位有丰富工作经验和阿尔茨海默病学科研究基础的临床、精神卫生、音乐、营养、康复、护理等方面的著名专家,历时三年多,经过精心撰写,反复修改,顺利完成了本书的撰写任务。是他们的辛勤劳动和付出,保证了这本科普专著的出版。希望本书的问世能使广大读者对老年性痴呆这一危害老年人身心健康的疾病有所了解。由于本书成于多人之手,尚有不尽人意之处,恳请广大读者和有关专家予以指正。

2007年12月

图书在版编目(CIP)数据

关注老年期痴呆:中国享寿工程/国际老年痴呆协会中国委员会,北京老年痴呆防治协会,享寿科技(北京)有限公司,海莹英利国际文化传媒(北京)有限公司编著.—开封:河南大学出版社,2009.12(2011.3重印)
ISBN 978-7-81091-936-4

Ⅰ.关… Ⅱ.①国…②享… Ⅲ.老年精神病学-痴呆-防治 Ⅳ.R749.1

中国版本图书馆 CIP 数据核字(2009)第 024710 号

责任编辑　刘小敏
责任校对　何　蛟
封面设计　马　龙

出版发行　河南大学出版社	
地址：河南省开封市明伦街85号	邮编：475001
电话：0378—2825001(营销部)	网址：www.hupress.com
排　版　河南新华印刷集团有限公司	
印　刷　郑州文华印务有限公司	
版　次　2010年8月第1版	印　次　2011年5月第3次印刷
开　本　787mm×1092mm　1/16	印　张　16.5
字　数　259千字	印　数　5001—30000册
定　价　30.00元	

(本书如有印装质量问题,请与河南大学出版社营销部联系调换)